V&R

Georg Milzner

Archetypen in der Familie

Wie unbewusste Bilder die hypnosystemische Arbeit bereichern

VANDENHOECK & RUPRECHT

Bibliografische Information der Deutschen Nationalbibliothek:
Die Deutsche Nationalbibliothek verzeichnet diese Publikation in der Deutschen Nationalbibliografie; detaillierte bibliografische Daten sind im Internet über https://dnb.de abrufbar.

Umschlagabbildung: Shutterstock AI Generator

Satz: SchwabScantechnik, Göttingen
Druck und Bindung: BALTO print, Vilnius
Printed in the EU

Vandenhoeck & Ruprecht Verlage | www.vandenhoeck-ruprecht-verlage.com
E-Mail: info@v-r.de

ISBN 978-3-525-40836-0

Inhalt

Worum geht es in diesem Buch und was habe ich davon, es zu lesen?

Die Welt der Archetypen, unserer seelischen Urbilder und Urmuster, kann uns für die hypnosystemische Familienberatung eine Menge anbieten. Mit dieser Behauptung möchte ich einsteigen. Vielleicht sind Sie jetzt erst einmal skeptisch, denn wenn wir an Archetypen denken, dann gehen Bilder in uns auf, die nicht unbedingt etwas mit Familientherapie zu tun haben. Wir sehen Krieger und Magierinnen, Königinnen und Heiler. Diese Archetypen gibt es und sie werden uns im Verlauf dieses Buchs an verschiedenen Stellen begegnen.

Es gibt aber auch eine andere Kategorie von Archetypen, die für die Arbeit mit Familien mindestens genauso wichtig ist. Diese Archetypen betreffen die Strukturen, in denen Menschen mit Kindern gelebt haben und die sich in großen Bildern wie in Verhaltensmustern abgeformt haben.

Zu ihnen gehören matriarchale Strukturen, die ins Bild der Großen Mutter eingeflossen sind, patriarchale Strukturen, die im Bild des Vater-Königs aufscheinen, sowie eine Vielzahl von Bildern, die sich Menschen immer wieder von Kindern gemacht haben und die in unsere kollektive Psyche eingesickert sind.

Archetypen können uns als Konstanten der Menschheitsgeschichte dabei helfen herauszufinden, warum Familie zu leben oft mit solchen Schwierigkeiten behaftet ist. Sie erlauben uns entlastende Erkenntnisse, indem wir finden, dass wir mit unseren heutigen Nöten in einer Reihe mit denen stehen, die vor uns waren, und dies weltweit.

Zugleich aber bieten Archetypen uns an, Wege der Veränderung, der Beziehungsheilung und der Familienharmonisierung zu gehen. Sie zeigen uns Muster auf, die nicht dem modernen Verstand entspringen, sondern einem alten Wissen, das sich beständig neu aktualisiert. In diesem Sinn sind sie Ressourcen, die es neu zu entdecken gilt, weil sie in ihrem Ausmaß die individuellen Ressourcen übersteigen.

Ich möchte als Hypnotherapeut und Begründer einer hypnoanalytischen Arbeitsform (Milzner, 2000) aber auch zeigen, dass ein hypnosystemischer Betrachtungswinkel uns neue Erkenntnisse über Archetypen vermitteln kann. So werde ich den Versuch unternehmen, das kollektive Unbewusste, das vielfach selbst als eher mythische Vorstellung gilt, mithilfe von wissenschaftlichen Konzepten wie der Systemtheorie neu zu begründen.

Dies hat ganz praktische Konsequenzen und ist also mehr als Theoriebildung. Denn wenn wir zeigen könnten, dass wir in der hypnosystemischen Arbeit nicht nur mit einem Familiengedächtnis arbeiten, sondern mit einer Art Menschheitsgedächtnis, dann würden unsere Möglichkeiten gerade da größer werden, wo wir mit den steigenden Anforderungen durch Aufgaben der Integration zu tun haben.

Gegenwärtig können wir beobachten, dass Archetypen vor allem im Sinn von menschlichen Grundtypen betrachtet werden. Hierbei bekommen einige besondere Aufmerksamkeit, etwa der Krieger und die Kriegerin, die Magierin und der Magier, Königin und König sowie die Liebenden. Diese vier archetypischen Muster wurden Ende der 1980er Jahre vor allem zur Bestimmung archetypischer Verhaltensweisen des Mannes beschrieben (Moore u. Gillette, 1990) und fanden später Eingang in die hypnotherapeutische Arbeit Stephen Gilligans (2011), wo sie nicht mehr nur auf ein Geschlecht reduziert wurden.

Ein anderer bedeutender Archetypus, der viel Aufmerksamkeit erfährt, ist der der Helden- und Heldinnenreise, die als Weg der Selbstfindung beschrieben und mit jeweils unterschiedlichen archetypischen Konstellationen in Verbindung gebracht wird. So hat die Helden- und Heldinnenreise in Hypnotherapie und Neurolingistisches Programmieren (Gilligan u. Dilts, 2013) ebenso Eingang gefunden wie in die feministisch geprägte Psychotherapie (Murdock, 1999) und die systemische Beratung (Lindemann, 2023).

Die psychoanalytische Forschung hat uns gezeigt, dass da, wo Erziehung und Bildung gesellschaftlich konzeptioniert werden, immer auch etwas Unbewusstes im Spiel ist. Wie Erik Erikson fand, ist dies Unbewusste weniger am Kindeswohl orientiert als vielmehr an einer Vorstellung davon, wie der erwachsene Mensch sein soll (Erikson, 2005).

Auch die neueren Erziehungsmodelle und pädagogischen Konzepte basieren vor diesem Hintergrund nicht auf Forschungen allein, sondern werden von unbewussten Motivationen und Weltbildern mitbestimmt. Diese Weltbilder aber sind von alten, mitunter sehr alten Mustern geprägt und wir können finden, dass diese durch die Geschichte hindurch immer wiederkehren.

Es lohnt sich daher, diese Muster zu kennen und die Möglichkeiten der Arbeit mit ihnen auszuloten. In der hypnosystemischen Beratung tun wir dies durch individuelle oder die ganze Familie einbeziehende Trance-Erkundungen sowie durch das Ausloten suggestiv erzeugter innerer Wirklichkeiten, die archetypisch durchströmt sind.

Ich bin gewiss, dass die Arbeit mit Archetypen in der Familienberatung in den kommenden Jahren und Jahrzehnten immer wichtiger werden wird. Archetypen sind das, was uns interkulturell zu verbinden vermag. Sie sind zumeist Jahrhunderte, manche Jahrtausende alt und haben sich in der Menschheitsgeschichte als bedeutsam erwiesen. Das macht sie zu Bildern, die zu Brücken werden können, wenn beispielsweise Befunde moderner Bindungsforschung oder aktuelle erziehungswissenschaftliche Entwürfe Menschen aus traditionellen Kulturen fragwürdig erscheinen.

Ich arbeite mit Archetypen seit etwa der Mitte der 1990er Jahre. In dieser Zeit war ich als junger Psychotherapeut nach Abschluss einer verhaltenstherapeutischen und einer Hypnoseausbildung in eine Reihe von Weiterbildungen in Analytischer Psychologie nach C. G. Jung gegangen. Die Verbindung von archetypischem Material mit meinem Trance-orientierten Hintergrund brachte eine Vielzahl an Selbsterfahrungen und therapeutischen Interventionen hervor, die mich bis heute begleiten.

Seitdem Jung in den 1930er Jahren die Welt der Archetypen erstmals erkundete, haben seine Erkenntnisse nicht nur Analytikerinnen und Therapeuten, sondern auch Forschende in den Kulturwissenschaften und in der Bewusstseinsforschung beschäftigt. Hierbei kam es immer wieder zu neuen Erkenntnissen, die darauf hindeuten, dass

Archetypen keinesfalls Fantasien sind (Grof, 2007), sondern dass sie das moderne Leben in weit umfassenderer Weise beeinflussen, als viele von uns im Zeitalter der modernen Hirnforschung und der Digitalisierung annehmen.

So stellte ich als Forschender zum Beispiel fest, dass sich archetypische Muster sogar in verstörenden Phänomenen wie dem modernen Amoklauf finden (Milzner, 2010a). Beeindruckt registrierte ich, dass anscheinend uralte Muster auch im therapeutischen Geschehen wirken und dass die therapeutische und die künstlerische Welt, so weit sie heute auseinander liegen, demselben archetypischen Hintergrund verpflichtet sind, nämlich der Kunst der Verwandlung.

Endlich begegne ich archetypischen Mustern auch da, wo ich mit Familien oder als Bildungsreferent über die digitale Entwicklung, über Social Media und insbesondere über Computerspiele spreche. Letztere thematisieren ebenso wie Fantasy-Bücher und -Filme eine Fülle archetypischer Themen und sind in Hinsicht auf die Vermittlung von mythologischem Wissen eine weithin unterschätzte Ressource.

Archetypisches Wissen ist altes Wissen. Wissen bedeutet, es sind keine Vermutungen, keine Spekulationen. Sondern Archetypen geben wieder, was sich an Urbildern in der Psyche eingravierte und was an Urmustern in der menschlichen Psyche entstand.

Archetypen zeigen also nichts, was so oder anders sein könnte, sondern sie zeigen, wie etwas ursprünglich und dann immer wieder war. Archetypen sind keine Blickwinkel, sondern sie sprechen von dem, was der Menschheit – nicht einzelnen Kulturen, nicht einzelnen Völkern – immer wieder geschah.

Archetypen können in der hypnosystemischen Familienberatung auf vielfältige Weise vorkommen: Einmal können wir erkunden, inwieweit in Familienmitgliedern ein archetypisches Geschehen zu wirken scheint. Sodann können wir uns fragen, inwieweit in einer Familie archetypische Bilder vom Kind wirken. Überdies können wir erkunden, ob Einzelne in der Familie sich mit einem Archetyp übermäßig identifizieren. Und endlich können wir in Trancen und Imaginationen individuell und kollektiv erkunden, inwieweit die Einführung alternativer archetypischer Bilder und Muster dem familiären Geschehen möglicherweise guttut.

Die Beschäftigung mit Archetypen kann uns aber auch dahin bringen, allzu sentimentale Klischees mit Blick auf Abstammung und Geschwisterschaft zu relativieren. Sie macht offenbar, dass Familie etwas sehr anderes ist als bloß eine bürgerliche Lebensform und dass in ihr Kräfte wirken, die archaisch sind und viele Varianten des Zusammenlebens ermöglichen.

Eine wichtige Frage betrifft die Geschlechterdifferenzierungen hinsichtlich der Archetypen. Die uns allmählich vertrauter werdende Art, männliche, weibliche und diverse Identitäten sprachlich abzubilden, indem wir etwa von Krieger:innen sprechen, würde im Fall der Archetypen zu Verzerrungen führen. Diese sind ja sehr alt und entsprechen daher dem modernen, differenzierenden und integrierenden Denken oftmals nicht. So wurde der Archetyp der Heldenreise ursprünglich nur auf Männer bezogen und zur Inspiration für eine ganz eigene Heldinnenreise, die aber anders angelegt ist als die Reise des Helden.

Um die Qualität der archetypischen Ströme angemessen zu würdigen, werde ich daher keine vereinheitlichende Schreibweise wählen, sondern eine differenzierende, die weibliche und männliche Formen berücksichtigt. Was Transmenschen angeht, so gibt es hierfür durchaus archetypische und mythische Vorbilder. Diese herauszupräparieren und angemessen zu würdigen, wird jedoch Zeit und Arbeit erfordern, da das Augenmerk von Psychotherapie und Psychoanalyse ja lange Zeit hier nicht lag. Wenn das vorliegende Buch für diese Arbeit einen Anstoß geben kann, würde mich das freuen.

Was ist hypnosystemische Familienberatung und was hat sie mit Archetypen zu tun?

Eine Einführung ins Thema mit Erläuterung einiger Methoden

Das hypnosystemische Hilfsangebot

Jede Familie kann in Situationen geraten, in denen sie sich selbst anscheinend nicht helfen kann. Die Familie erscheint dann in Konflikte verstrickt wie in ein Netz, aus dem sie selbst nicht herauskommt.

Familienberatung bedeutet, in solchen Situationen Hilfestellungen anzubieten. Dabei kommen ganz unterschiedliche Modelle zum Zug. Psychoanalytische Familientherapie bedeutet zum Beispiel, unbewusste Themen zu beleuchten, die in der Familie wirksam sind. Kommunikationsorientierte Ansätze schauen nach dem, was die Beteiligten für kommunikative Muster verwenden, und arbeiten daran, diese zu verändern.

Die hypnosystemische Familienberatung hat ein paar Grundannahmen mitgebracht, die hier neue Akzente setzen. So sagt sie, dass die an einem Konflikt beteiligten Menschen immer mehr Potenziale zur Lösung dieses Konflikts in sich tragen, als ihnen selbst bewusst ist. In der Erickson'schen Hypnotherapie nimmt man an, dass diese Potenziale ins Unbewusste abgesunken sind und deshalb auf der Benutzeroberfläche des Bewusstseins nicht zugänglich sind. In Trance können die Beteiligten dann zu diesen Potenzialen wieder Zugang gewinnen.

In der Systemischen Therapie finden wir, dass Menschen den Bezug zu ihren Ressourcen auch durch die im System wirkenden Kräfte verlieren können. Wird das System verändert und variieren die Positionen der Beteiligten, so werden Blickwinkel möglich, die zuvor nicht gelangen. Und mit einem Mal erscheinen jene Menschen, die zuvor vor allem über ihre Probleme definiert wurden, gesünder und kreativer als zuvor.

Hier kommt dann mein Konzept der hypnosystemischen Arbeit mit Archetypen ins Spiel. Archetypen gehören nämlich weder ins Familiensystem noch sind sie ins Unbewusste abgesunkene individuelle Potenziale. Vielmehr sind sie Teile einer anderen Schicht des Unbewussten, die C. G. Jung das »kollektive Unbewusste« nannte. Diese Schicht bündelt gewissermaßen menschliches Wissen, wie es sich über die Jahrtausende der menschlichen Existenz angesammelt hat. Wie wir uns dies vorstellen und auch unseren Klientinnen und Klienten erklären können, zeige ich Ihnen im Verlauf des Buchs.

Hier können wir erst einmal festhalten: Wie wir haben Millionen von Menschen schon gelitten und sich verstrickt, lässt das kollektive Unbewusste uns wissen. Aber es zeigt auch: Diese Millionen von Menschen haben immer wieder Lösungen gefunden und neue Wege der seelischen Heilung gebahnt. Die Leiden und Probleme ebenso wie die Formen der Heilung und die Problemlösungen bilden die Essenz jener seelischen Urbilder, die »Archetypen« genannt werden.

Familientherapie, archetypisch betrachtet

Stellen wir uns Familienberatung mit ihren hypnotherapeutischen und systemischen Wurzeln als ein Wesen vor, so hätte es verschiedene Ahnen. Gunther Schmidt hat das hypnosystemische Konzept maßgeblich begründet und in die Welt gebracht. Dazu könnten wir Virgina Satir und Milton Erickson versuchsweise als die Großeltern der Hypnosystemischen Familientherapie bezeichnen.

Erickson'sche Hypnotherapie und Systemische Familientherapie weisen eine Reihe von Überschneidungen auf, die eine Assoziation oder eine Integration beider Verfahren erleichtern (Schmidt, 1985). Beide sehen problematische Phänomene als Verhaltensmuster innerhalb von konstruierten Wirklichkeiten an und beide haben einen unbedingten Ressourcenbezug (Schmidt, 2022). Respekt voreinander und familiäre Verbundenheit sind nach Ansicht von Michael Yapko (1985) überdies integrale Bestandteile der Hypnotherapie nach Milton Erickson.

Ab wann es so etwas wie eine Familientherapie überhaupt gab, bleibt jedoch eine offene Frage. Wenn indigene Heilerinnen und Schamanen Angehörige um sich herum haben, während sie dem

Leiden eines einzelnen Menschen nachgehen, dann kann man sich dies durchaus als eine Urform der Familientherapie vorstellen. Dass Familienarbeit uns heute dennoch modern erscheint, ist vor allem ihren wissenschaftlichen Hintergründen geschuldet.

Ursprünglich war auch die Hypnose keineswegs etwas Privates. Jean-Martin Charcot inszenierte die Hypnose an als hysterisch (heute würden wir sagen »histrionisch«) diagnostizierten Frauen Ende des 19. Jahrhunderts noch vor einem großen Publikum. Das war zwar kein Familienkontext, obschon Angehörige der bedauernswerten Patientinnen anwesend waren oder dies zumindest sein konnten. Aber es handelte sich um einen öffentlichen Ritus, der die Bühne, die für die systemische Aufstellungsarbeit bedeutsam wurde, bereits nutzte.

Erst nach und nach wurde die Trance-Arbeit dann zu etwas, was unter zwei Menschen in einem geschlossenen Raum stattfindet. Für die Hypnose bildete das Labor, in dem keine Öffentlichkeit mehr zuguckte, hierfür die Zwischenstufe, während der Schritt in die Intimität der Behandlungszimmer dann von der Psychoanalyse vollzogen wurde (Mayer, 2003).

Von dieser Intimität wieder zurück zu einer Arbeit im größeren Kontext zu gelangen, war kein kleiner Schritt. Gruppenpsychotherapie und Selbsthilfegruppen wiesen in diese Richtung. Und doch wird dort, wo Familienangehörige nicht stellvertretend besetzt werden, sondern tatsächlich anwesend sind, der persönliche Schutzraum eines Menschen wieder aufgebrochen und zu einem sozialen Feld.

Vielleicht am dramatischsten wurde dies in der Arbeit Bert Hellingers sichtbar (Thielbörger, 2014), der nicht nur systemisch, sondern auch hoch suggestiv arbeitete. Ich habe Hellinger selbst erlebt und der Eindruck einer Gratwanderung zwischen archaischem Ritus und Show-Hypnose ist mir in bleibender Erinnerung geblieben. Zugleich rief Hellinger ein archetypisches Muster auf, nämlich den Priester-Heiler, der nicht nur heilkundlich arbeitet, sondern sich zugleich höheren Ordnungen verpflichtet weiß. Dass das Aufrufen eines solchen Archetyps nicht nur Ressourcen mobilisieren, sondern auch zur Selbstverblendung führen kann, ist unbestreitbar.

Fantastische Familienreisen

In der Hypnotherapie mit Einzelnen arbeiten wir mit Trancen, die mitunter tief in die Sphäre des Unbewussten führen. Hierbei können Klientinnen tief mit einem Archetyp aufgeladen werden oder Analysanden in weit zurückliegende Ereignisse eintauchen, um von dort erinnertes Material mitzubringen.

In der hypnosystemischen Beratung können wir solche Erfahrungen nicht anbieten, weil sie verlangen, dass wir als therapeutisch Tätige ganz im Kontakt mit der Trance-reisenden Person sind. So wird auch die Art, mit archetypischen Bildern und Mustern in Kontakt zu kommen, eine andere sein. Ich stelle Ihnen im Folgenden einige hilfreiche Wege vor.

Eine Familie auf eine innere Reise mitzunehmen ist zum Beispiel mit dem Bild eines fliegenden Teppichs möglich. Der Teppich kann auch ein fliegender Koffer sein wie in dem Märchen von Hans Christian Andersen. Oder aber die Familie ruht auf dem Rücken eines mächtigen Vogels, der sie über Stadt und Land dahinträgt.

Auch ein Eintreten in eine andere Welt ist möglich, wie es in den »Chroniken von Narnia« von C. S. Lewis durch einen Schrank hindurch geschieht. Wir lassen dann in leichter Versenkung ein ausgewähltes Familienmitglied vorangehen und der Rest der Familie folgt nach in die archetypische Sphäre.

Und endlich können wir archetypische Erzählungen anbieten, die helfen können, den engen familiären Rahmen aufzusprengen. Das kann zum Beispiel die biblische Geschichte vom verlorenen Sohn sein, der vom Vater niemals aufgegeben wird. Oder die Geschichte von Odysseus, der nach der Schlacht von Troja eigentlich nur zu seiner Frau und seinem Sohn nach Hause möchte, aber stattdessen zu jahrelangen Irrfahrten gezwungen wird. Beide Erzählungen können nützlich sein, um Entfremdungsprozesse in Familien in einen größeren mythischen Zusammenhang einzubetten und so zu zeigen, dass unser aktuelles Leid einen großen menschheitsgeschichtlichen Hintergrund hat.

Erzählungen dieser Art ermöglichen es uns, das hervorzubringen, was Paul Watzlawick eine »Hypnotherapie ohne Trance« nannte (Watzlawick, 1985). Um solche Geschichten erzählen zu können, gibt es keinen besseren Weg, als möglichst viele von ihnen zu lesen, zu hören oder anzuschauen.

Problemtrancen

Manchmal sind Menschen so auf ein Problem oder eine Erkrankung fixiert, dass ihr Blick sich verengt und sie für konstruktive Sichtweisen oder alternative Diagnosen verschlossen erscheinen. So ein Muster nennen wir in der Hypnotherapie und der hypnosystemischen Beratung eine »Symptomtrance« oder »Problemtrance«.

Symptomtrancen lassen sich für kurze Zeit unterbrechen, indem wir etwas gänzlich Unerwartetes in die Beratung einstreuen. So gelang es mir einmal, eine sich immer mehr steigernde Wut bei einem Klienten dadurch zu unterbrechen, dass ich in großer Ruhe meine Tasse Kaffee auf den Fußboden ausleerte.

Indem die Symptomtrance für einen Augenblick durchlässig wird, haben wir die Möglichkeit, eine alternative Trance oder Imagination anzubieten. Das kann etwa so klingen:

»Ich schlage Ihnen vor, wir betrachten alles das, was Ihnen widerfuhr, wie vom Balkon in einem alten Theater oder Kino. Da gibt es diese Logen, wie zum Beispiel in manchen Filmen, da ist man ganz entrückt und kann doch alles sehen. Vielleicht sogar besser als andere.

Und während Sie alles das, was Ihnen zurzeit geschieht, woran Sie leiden und was Sie ändern möchten, aus dieser erhöhten, erweiterten Perspektive betrachten, merken Sie, dass das guttut, dass sich eine solche Betrachtung lohnt und dass sich etwas dadurch verändert, besser wird.

Und vielleicht merken Sie, dass es guttut, verschiedene Betrachtungswinkel einzunehmen. So wie ein einziger Winkel von uns selbst ein ganz falsches Bild ergäbe, so wird auch ein einziger Betrachtungswinkel Ihrer Familie nicht gerecht. Manchmal können Sie glänzen miteinander wie ein Häufchen Juwelen. Und dann erscheinen Sie stumpf, als hätte sich Staub über Sie alle gebreitet. Vielleicht möchten Sie beginnen, mit mir zusammen herauszufinden, wie Sie als Familie am schönsten sind – und während Sie nun die Augen wieder öffnen, können wir miteinander herausfinden, was das jeweils Schönste für Sie denn ist.«

Die letzten Sätze eröffnen, nachdem die Symptom- oder Problemtrance aufgelöst wurde, suggestiv die Möglichkeit, einander und die Familie insgesamt anders zu betrachten. Dabei wird die vorherige Problemfixiertheit mit keinem Wort mehr erwähnt, es kommt also zu keiner Kritik des Vorhergegangenen. Vielmehr wird konsequent, aber sanft die andere Sichtweise möglich gemacht.

Familientrancen und »embodied emotions«

Um hilfreiche Familientrancen leichter zu machen, empfehle ich, hierfür einen kleinen Hinweis auf die geeignete Körperhaltung zu geben. Wenn Teile der Familie nach oben schauen, während andere nach unten gucken, wird das auf ihre Erlebnisweise Einfluss nehmen. Die, die nach oben schauen, sind schon bereit, sich auf eine träumerische Erlebnisebene einzulassen. Die, die nach unten gucken, sind zumeist noch skeptisch.

Etwas Ähnliches gilt, wenn Teile der Familie aufrecht sitzen und andere betont lässig in den Sesseln liegen oder sich zusammenrollen. Ihre Gefühle und inneren Muster werden durch Körperhaltungen gebahnt oder zumindest erleichtert. Und wenn sich die Haltungen betont unterscheiden, sind die betreffenden Personen in jeweils anderen inneren Schaltkreisen unterwegs. Es ist dann in etwa so, als wären die einen ein bisschen angetrunken und die anderen stocknüchtern – man versteht einander nicht mehr so gut. Ich würde dies ansprechen und Haltungen vorgeben, zum Beispiel:

»Wir machen als Therapeuten und Beraterinnen immer dieselbe Erfahrung: Wenn die Körperhaltungen zu weit voneinander entfernt sind, entfernen sich auch die Denkweisen voneinander und die Arten, sich etwas vorzustellen.

Ich möchte Ihnen daher vorschlagen, dass Sie sich alle in eine ähnliche Körperhaltung begeben, also alle sitzen gerade auf dem Stuhl oder alle liegen dösend herum – aber immer eben alle.

Es ist dann ein bisschen wie bei einer Gruppe, in der alle dieselben Bewegungen machen. Wir kennen das aus der Musik, aus dem Sport, aus spirituellen Traditionen: Die Menschen sind verschieden, aber die Ähnlichkeit der Bewegungen und der Haltungen nähert sie einander an.«

Wir sprechen bei dem Phänomen, dass Gefühle und innere Haltungen von Körperhaltungen mitbedingt werden, von »embodied emotions«. Beispielsweise ist es unmöglich, gänzlich depressiv zu sein, wenn man nach oben schaut. Ein anderes Beispiel, das nicht nur Emotionen betrifft, sondern auch unsere mentalen Muster: Wenn wir die Beine übereinanderschlagen, das Kinn in die Hand stützen und leicht nach unten schauen, werden kritische Haltungen eher gefördert und die Fähigkeit zu kreativen Entwürfen lässt nach. Um zu vermeiden, dass die körperlich bedingten Bereitschaften in der Familie weit auseinanderdriften, ist also eine gemeinsame oder im Verbund zumindest ähnliche Körperhaltung zu empfehlen.

Suggestion in der systemischen Familienarbeit

Systemische Beratung ist auch als Kunst des subtilen Fragens bekannt (Kindl-Beilfuß, 2023). Hypnotherapie dagegen ist weniger eine Therapie des Fragens als der Suggestion. Was Hypnotherapeutinnen und Hypnoanalytiker als »Suggestion« bezeichnen, bedeutet wörtlich genommen »Vorschlag«. In der Hypnose aber meint sie mehr: nämlich die Erzeugung einer inneren Wirklichkeit.

Typisch für Suggestionen sind u. a. die folgenden Merkmale: Sie erzeugen vor allem einen inneren Eindruck und können von äußeren Geschehnissen unabhängige Erlebnisse begünstigen. Sie können Erlebnisse intensiver oder schwächer werden lassen, begünstigen eine Handlungsbereitschaft und: Sie wirken unterhalb unserer bewussten Kritikfähigkeit. Suggestionen können daher segensreich sein, aber auch schrecklich wirken.

Grundsätzlich können wir *direkte* Suggestionen von *indirekten* Suggestionen unterscheiden. Ein Beispiel für direkte Suggestionen:

»Sie entspannen sich tiefer, Ihr Körper ruht, ruht angenehm. Alles andere beginnt unwichtig zu werden, nur Ihr Wohlgefühl zählt – hier jetzt, im Miteinander und zugleich ganz für sich …«

Indirekte Suggestionen sind schwieriger zu erkennen, denn sie sprechen eine Person nicht direkt an. Vielmehr können sie von anderen erzählen und etwa in kleine Geschichten eingebettet sein:

»Ich muss an eine Kollegin denken, die, immer wenn sie sich entspannen will, zunächst zu sich selbst sagt, dass nun nichts anderes mehr zählt als das tiefe Fühlen, dass alles andere unwichtig ist, nur ihr Körper ruht …«

Suggestionen, die in dieser Weise in die Beratung eingestreut werden, wirken in der Folge, als sei einem familiären Gewebe etwas Neues, Konstruktives gewissermaßen »eingenäht« worden (Loriedo, 1985). Suggestionen legen hiermit Perspektivwechsel nahe und ermöglichen da, wo wir mit Archetypen arbeiten, konstruktive Wendungen, wenn die archetypische Energie im Begriff ist, ins Negative zu schlagen. Die Wirkung von Suggestionen bemisst sich nach:
- Intensität,
- unterschwelliger Bereitschaft,
- Wiederholung.

Auch der psychische Spannungszustand, den Klientinnen und Klienten mitbringen, wirkt auf die Suggestibilität ein.

Der suggestive Raum

Der suggestive Raum erfasst alles das, was Mitglieder eines Systems miteinander für möglich halten. Ich entwarf das Konzept des suggestiven Raums ursprünglich für die Arbeit mit Angehörigen von Psychosebetroffenen (Milzner, 2001). Es erwies sich dabei, dass die Angehörigen mitunter alle dieselbe Vorstellung von den Entwicklungsmöglichkeiten der Betroffenen hatten. Diese sollten ihre Medikamente nehmen, und der Rest würde sich schon geben.

Das hierin wirkende suggestive Modell war äußerst simpel. Es besagte, wer seine Medikamente nimmt und ein ruhiges Leben führt, bekommt keine Rückfälle. Dass dies nicht immer zu guten Prozessen führte, kann man sich leicht vorstellen. Ich entwarf in Auseinandersetzung mit den Familienmitgliedern daher andere Vorstellungen, die ich jeweils fragend einführte, beispielsweise so:

»Können Sie sich vorstellen, dass es auch noch etwas anderes gibt, was Ihren Sohn gesund macht? Etwas, was kein Medikament ist?«

Oder:

»Wenn nun manche Menschen glauben, dass es vor allem die Beziehungen sind, die uns heilen, könnte das dann auch für Sie stimmen?«

Nach jeweils fünf bis zehn solcher Fragen und den Antworten darauf hatte sich mir erschlossen, wie die autosuggestiven Muster in den Angehörigen aussahen. Nun ergänzte ich noch einige eigene Erfahrungen, danach stellten wir die Schnittmenge unserer Annahmen fest. Ich wusste nun, was wir miteinander für möglich hielten und wie also der suggestive Raum aussah, in dem wir arbeiten würden.

Um in der Familienberatung Archetypen anzuwenden, müssen wir den suggestiven Raum entsprechend »möblieren«. Das bedeutet, wir müssen ihn auf eine Weise aufladen, in der archetypische Bilder und Erkenntnisse für wahr genommen werden.

Hierfür eignet sich ein Einstieg wie dieser:

»Als moderne Menschen glauben wir, wir wüssten mehr über unser Menschsein und über das, was mit uns geschieht, als frühere Generationen. Das stimmt auch, aber es gibt so vieles, das uns Menschen – Einzelnen und Familien – immer schon passiert ist, auch in den Generationen vor uns, sich nicht verstanden zu fühlen zum Beispiel. Und dieses Unverständnis tut so weh, trotz oder gerade wegen der Liebe, die man füreinander empfindet.«

Suggestion in der hypnosystemischen Beratung bedeutet auch, auf den suggestiven Gehalt von Begriffen zu achten. Ein schönes Beispiel ist der Umgang mit einem Wort wie »Stiefvater« oder Stiefmutter«. Jesper Juul hat hierfür die alternativen Begriffe »Bonusvater« und »Bonusmutter« geprägt (Juul, 2011). Sie machen von dem archetypischen Ballast der Stiefeltern frei, die ja in Märchen und Mythen nahezu immer als bösartig, neidisch, ausnutzend oder blockierend in Erscheinung treten. Ein Bonus dagegen ist etwas, das hinzutritt und das zugleich den ursprünglichen biologischen Müttern oder Vätern ihre Bedeutung lässt.

Ein anderer Begriff, der sich suggestiv verwandeln lässt, ist das »Patchwork«. So gebräuchlich er auch ist und so sinnvoll es ist, ihn ebenso wie das Wort »Stiefmutter« oder »-vater« auch in positiver Form zu benutzen (Koester, 2023), so sehr lohnt es sich doch, ihn gelegentlich zu variieren oder zu ergänzen. Patchwork bedeutet so viel wie »Flickwerk«, worin auch abwertend »Flickschusterei« mitschwingt. Beides meint, aus etwas Kaputtem so gut als möglich noch irgendetwas Taugliches hinzukriegen. Und das ist ein bisschen wenig.

Obwohl Patchwork eigentlich etwas neu Verbundenes bezeichnet, spürt man, wie eng die Verbindung zu anderen Begriffen ist, mit denen Trennungen beschrieben werden. Ehen »zerbrechen« oder »scheitern«, Beziehungen »gehen kaputt«. Nichts davon entspricht dem, was Menschen durchleben, die sich verlieben und wieder entlieben, die ineinander Hoffnung setzen und investieren und womöglich um Hoffnungen beraubt dann wieder zusammenklauben, was sie zuvor investierten.

Wir können hier adäquatere und lebensnahe Begriffe und Wendungen finden, die etwa so klingen:

»Beziehungen scheitern eigentlich nie, sie zerbrechen nicht und können auch nicht kaputtgehen, denn sie sind kein Stuhl und keine Gartenliege. Vielmehr entstehen sie und gehen zu Ende oder dauern weiter – und wie alles, was lebt, sind sie durch Bewegung gekennzeichnet und Rhythmus …

Würden wir bei einem wunderbaren Film sagen, er sei gescheitert, nur weil er irgendwann zu Ende ist? Nein, wir kämen nicht auf den Gedanken, das erschiene uns komisch. Und nichts hindert uns, eine gelebte Beziehung wie einen Film zu betrachten, der zu Ende ging und an den wir uns erinnern.«

Den Begriff des Patchworks ersetze ich als Berater nach und nach durch »Collage«. Im Gegensatz zum Patchwork, das alles Mögliche, auch ersichtlich Unharmonische bedeuten kann, lässt die »Familiencollage« an etwas Schönes, Harmonisches denken.

Wer möchte, kann als Therapeutin oder Berater der Familiencollage durch bildnerische Mittel zuarbeiten und etwa Zeichnungen oder Fotografien aller Familienmitglieder anfertigen, die dann in ein möglichst harmonisches Bild eingefügt werden.

Imagination und Suggestion bei Kindern

Die meisten Ausführungen zur Hypnose beziehen sich auf Jugendliche oder Erwachsene. Es gibt jedoch eine Reihe von Unterschieden, die bei der Hypnose mit Kindern zu beachten lohnt.

Kinder gehen zwar leicht in Trance; spontane Versunkenheit taucht bei ihnen als Teil ihrer natürlichen Selbstregulation auf. Sie lassen sich aber nicht unbedingt leicht in Trance *führen,* vor allem das Schließen der Augen erleben viele als verstörend.

Die leichtesten Wege in die Hypnose gehen bei Kindern über das »Storytelling«, in das dann positive Imaginationen eingebaut werden (»Ich stelle mir vor, du hast einen Helfer bei dir, freundlich und stark, und nur du kannst ihn sehen …«).

Eine andere gute Möglichkeit sind imaginative Veränderungen der äußeren Wahrnehmung (»Schau dir mal deinen Fingernagel an.

Sieht er nicht ein bisschen aus wie ein Tablet? Stell dir vor, da ist gerade ›Minecraft‹ zu sehen, und du beginnst zu spielen …«).

Der dritte Weg sind Suggestionen ohne Trance-Vertiefung, wie sie die sogenannte Schule von Nancy benutzte und Paul Watzlawick sie später wieder aufgriff, als er von »Hypnotherapy without Trance« sprach (Watzlawick, 1985). Dem Kind werden in der Therapiesitzung immer wieder kleine, sehr positive Suggestionen eingestreut: »Wenn ich dich jetzt so anschaue, dann spüre ich, du hast unheimlich viel gute Kräfte in dir. Und wenn wir uns nach Weihnachten wiedersehen, dann sind deine inneren Kräfte schon gewachsen.«

Reframing und Repicturing

Eine in Hypnotherapie und systemischer Beratung verbreitete Methode ist das Reframing. Hierbei wird ein Phänomen – ein Symptom, eine Verhaltensweise oder eine bereits bestehende Diagnose – in ein anderes Interpretationsmuster überführt, wodurch das betreffende Phänomen anders erscheint und konstruktiver bearbeitet werden kann.

Das Phänomen wird beim Reframing wie ein Bild betrachtet, das durch die Interpretation in einen Rahmen gebracht wird. Reframing findet beispielsweise da statt, wo wir einem Kind, das schulischen Aufgaben gegenüber Widerstand an den Tag legt, bescheinigen, es wisse schon ganz gut, was es lernen wolle und was nicht.

Reframing kann helfen, indem ein Diagnosedruck gemindert oder ein Blickwinkel in helfender Weise modifiziert wird. Reframing kann aber auch in Richtung Relativierung oder im schlimmeren Fall Beschönigung gehen, wenn einem Heranwachsenden dadurch Hilfe verweigert wird. Das ist zum Beispiel da der Fall, wo ein Sozialarbeiter über ein Kind mit Dyskalkulie sagt, man wisse ja, auch Einstein habe mit Mathe Probleme gehabt. Zwar würde hier der Erfolgsdruck in Hinsicht auf das Rechnenkönnen gemindert. Doch würde unterschlagen, dass Heranwachsende, die nicht rechnen können, viele Probleme haben und zum Beispiel an Verkaufsständen leicht übers Ohr gehauen werden können.

Reframing mit Archetypen kann jedoch den Druck von Eltern nehmen, wenn die archetypische Zuordnung konstruktiven Spielraum lässt. Dies ist im folgenden Beispiel nachzuvollziehen.

Es geht um Roland, einen als aggressiv verschrienen Jungen. Roland wird von einer Lehrerin als »notorisch bösartig« beschrieben, angeblich schlägt er Mitschülerinnen und Mitschülern bewusst Spielzeuge aus der Hand und zerstört in der Außenanlage der Schule die Sandburgen anderer Kinder.

Insbesondere Rolands Mutter, die die regelmäßig stattfindenden Kontakte mit der Schule wahrnimmt, leidet unter der Etikettierung ihres Sohnes. Wohl bekommt sie mit, dass keineswegs alle Lehrpersonen ihn für »bösartig« halten, sondern eben nur eine Lehrerin. Diese aber hat die Mutter mit ihrer forschen Sprache und der Vehemenz ihrer Beurteilung nachhaltig beeindruckt. Zunehmend ist sie sich sicher, dass doch etwas daran ist – und dass ihr Kind bösartige Neigungen in sich trägt.

Der Sozialarbeiterin in der Beratungsstelle erscheint Roland zugewandt und ein wenig treuherzig. Freimütig räumt er ein, manchmal in Sandburgen zu springen. »Das fetzt voll«, sagt er und lacht dabei.

Nach der Begegnung mit Roland findet ein kleines Gespräch nur mit der Mutter statt. Die Sozialarbeiterin erzählt von Kindern, die wild, aber eben nicht bösartig sind. Sie hauen schon mal auf etwas drauf, aber sie quälen nicht absichtlich. Ungestüm sind sie, aber grausam sind sie nicht. Ein bisschen wie eine Figur in der »Avengers«-Reihe.

Kennt Rolands Mutter die Marvel-Filme? Die Mutter muss lachen. *»An wen denken Sie da?« »Ich denke an Thor. Stellen Sie sich den doch einmal vor«,* ermuntert die Sozialarbeiterin.

Die Mutter schließt für eine kurze Weile die Augen, während die Sozialarbeiterin weiterspricht: *»Sie kennen ihn, Thor, den mit dem Hammer und dem starken Temperament. Ungestüm, aber auch schön, gutherzig und wild zugleich. Und so war er schon als Junge, als kindlicher Gott – so wild und ungestüm und so gut und schön, schwierig manchmal, ganz bestimmt, aber auch gut und anständig.«*

Die Sozialarbeiterin ruft hier ein archetypisches Bild auf, das ich »das wilde Kind« nenne und das sowohl in Vorstellungen vom »richtigen Kind« als auch in Vorstellungen vom »bösen Kind« auftaucht (▶ S. 138 ff.). Indem sie es mit dem Gott Thor verknüpft, der ja eigentlich eine mythische germanische Instanz ist, gibt sie der Wildheit eine Art spiritueller Bedeutung. Und indem sie die Brücke zu Thor über die »Avengers«-Filme bildet, kommt das Mainstream-Kino mit dazu, eine Welt, die alle kennen und über die man leicht neue Blickwinkel erzeugen kann. Thor als Avenger (deutsch: Rächer) ist attraktiv, wild und gutartig, nicht derb und womöglich rotgesichtig, wie er in manchen älteren mythologischen Werken erscheint, in denen er, der auch der Gott des Ackerbaus ist, selbst als bäuerlich beschrieben wird (Dahn u. Dahn, 1899, S. 59). Er wirkt eher wie ein kalifornischer Surfer, der nicht so ganz weiß, wohin mit seiner Kraft.

Indem Rolands Wildheit in einen anderen Rahmen gestellt wird, kann die Mutter leichter mit ihm umgehen. Wild erscheint nicht mehr als böse, sondern als ungestüm. Vielleicht ein bisschen viel Energie, aber nichts zum Erschrecken.

Neue Bilder

Nicht immer ist das Reframing in der hypnosystemischen Arbeit mit Archetypen ausreichend. Wo Kinder oder Jugendliche mit einem dunklen archetypischen Bild in Verbindung gebracht werden, da reicht es nicht, die Rahmen auszutauschen. Es müssen andere Bilder her.

Denn innere Bilder sind etwas anderes als die Rahmungen, mit denen einem Geschehen eine Bedeutung zugeschrieben wird. Bilder, die ein heranwachsender Mensch mitbringt, können hochgradig autosuggestiv wirken. Sie tragen dann nicht mehr dazu bei, Dinge in Bewegung zu bringen (Schuler, 2023), sondern engen den Bewegungsraum des Kindes auf eine destruktive Weise ein.

Wenn wir dahin kommen wollen, innere Bilder wieder zu Methoden der Veränderung werden zu lassen (Hoffmann-Biesinger, 2023), müssen wir in die Bilder selbst hinein. Das sieht dann zum Beispiel so aus:

Svetlana beschreibt, wie sie sich selbst empfindet, wenn ihre Mutter sich mit ihrem neuen Freund trifft. Obschon der Freund nett ist und respektvoll mit der Zwölfjährigen umgeht, ist da immer wieder das Bild eines hässlichen Entleins, das in der Gesellschaft der glanzvollen Mutter, die einem Schwan gleicht, übersehen wird.

Die Therapeutin erhebt Einspruch: *»Svetlana, nein! Du kennst das Märchen vom hässlichen Entlein, und du weißt, dass das angebliche Entlein nur auf andere Enten hässlich wirkt, weil es eben ein Schwan ist!«*

Sie pausiert kurz und lässt die Intervention wirken, ehe sie hinzufügt: *»Also für mich stimmt das ganze Bild nicht. Das wäre ja schöner Quatsch, ein attraktiver Typ trifft sich mit einer Schwanenfrau und deren Ententochter. Nein, das ist einfach Blödsinn.«*

Svetlana und die Therapeutin kennen sich seit etwa einem halben Jahr, die Beziehung ist tragfähig und normalerweise von Freundlichkeit und Respekt geprägt. Jetzt sagt Svetlana zögernd und mit einem schiefen Lächeln: *»So kenne ich Sie gar nicht, so … aufgebracht.«*

»Weil es nötig ist, du schönes Wesen! Weil du eher das schöne Kätzchen einer schönen Katze bist. So wie Marie und Duchesse in ›Aristocats‹.«

Die Therapeutin zeigt Svetlana auf dem Computer einige Szenen, in denen die schöne und elegante Pariser Katze Duchesse mit ihren Kindern Berlioz, Toulouse und eben Marie zu sehen ist. Man erkennt gleich, dass Marie einmal eine ebenso schöne erwachsene Katze werden wird wie ihre Mutter. Jetzt aber ist sie ein bezauberndes Kätzchen. Und der kommende Lebensgefährte von Duchesse, der streunende Kater Thomas O'Malley, wird nach einer Weile zeigen, dass ihm die Kinder ans Herz gewachsen sind.

Was sind Archetypen? Und was sind sie nicht?

Einige Begriffsklärungen und Hintergründe

Alte Begriffe neu belebt

Der Begriff »Archetyp« ist sehr alt, er taucht bei Platon auf, bei Plotin kehrt er wieder und wird später auch bei Immanuel Kant und bei Henri Bergson zumindest am Rand erwähnt. Bei Platon sind Archetypen so etwas wie Urbilder. Das Urbild eines Pferdes ist sowohl sein basaler Bauplan als auch seine unveränderliche Gestalt. Platon kannte das Konzept der Evolution der Lebewesen nicht, ihn konnte der Gedanke, dass alle Wesen auf eine Urform ihrer jeweiligen Gattung zurückgehen, noch leicht überzeugen.

Auch in der Biologie gibt es den Archetyp. Hier wurde er von Richard Owen (1848) eingeführt, der damit den elementaren Bauplan meinte, der insbesondere für Wirbeltiere gelten sollte. Owen war Zeitgenosse und in Teilen Weggefährte Charles Darwins (Rupke, 1995). Obschon er also die Evolutionstheorie in ihrer Entstehung mitbekam, hing er in seiner Vorstellung noch platonischen Mustern an.

Ungefähr zur selben Zeit, in der Owen und Darwin arbeiteten, bekam der Begriff »Familie« in der Biologie seine heutige Bedeutung (Winston, 1999). Ursprünglich als »Hausgemeinschaft« gemeint, vermochte Familie nun eine Rangfolge zu beschreiben und Abstammungen festzulegen.

Es erscheint mir wichtig, unsere Erkundung über Archetypen in der Familienberatung mit diesem kleinen wissenschaftshistorischen Schlenker zu beginnen. Er zeigt uns nämlich, dass wir es im Fall von Archetypen wie im Fall der Familie ursprünglich mit Vorstellungen zu tun haben. Vorstellungen von dem, wie ein Urbild denn wohl beschaffen ist, und Vorstellungen davon, wie eine Rangfolge aussieht.

Wir werden im Kapitel über den Familien-Archetyp sehen, dass dieser keineswegs ein festgefügtes Bild davon vermittelt, wie Familie immer war. Vielmehr wird sich zeigen, dass unseren Vorstellungen von Familie nicht ein einziges Urbild zugrunde liegt, sondern dass es eine Vielzahl archetypischer Familienbilder gibt, die ineinander übergehen und einander nicht ausschließen, sondern ergänzen.

Archetypen vor und nach C. G. Jung

Wenn der Begriff »Archetyp« auch schon sehr alt ist, so verbinden ihn die meisten Menschen doch mit C. G. Jung. Bis heute gilt er als der Entdecker der archetypischen Welt und in mancher Hinsicht stimmt das auch. Insbesondere fand Jung, dass Archetypen bezogen auf das Seelische nicht individuell sind, sondern Teil einer anderen Schicht des Unbewussten, die Jung als kollektiv ansah. Das bedeutet, Archetypen gibt es überall – gerade der Umstand, dass sie in den weltweit erzählten Geschichten immer wieder gefunden werden können, macht sie zu dem, was sie sind.

Die Auseinandersetzung mit Archetypen hatte bei Jung ursprünglich zwei Seiten. Die eine bezog sich auf seine Arbeit als Psychiater, denn hier gelang es ihm, den scheinbar wirren Hervorbringungen schizophrener Menschen Sinngehalt abzugewinnen, indem er menschheitsgeschichtlich bedeutsame Bilder darin fand. Jungs Wirken ist noch in den Arbeiten etwa Ronald D. Laings spürbar, dessen Versuche, im schizophrenen Geschehen Muster einer Daseinskrise zu erkennen, in Teilen hieran anknüpfen (Serra, 2023). Auch meine eigene Forschungsarbeit zu psychotischen Zuständen wurde hiervon beeinflusst, indem ich Verknüpfungen psychotischer, religiöser, künstlerischer und schamanischer Ausnahmezustände aufzeigen konnte, die gleichfalls archetypischen Mustern folgen (Milzner, 2010b).

Die zweite Seite von Jungs Auseinandersetzung mit Archetypen hatte etwas mit seiner eigenen Selbstwerdung zu tun. Er begriff das archetypische Geschehen als Teil einer inneren Reise und erkannte Begegnungen mit Boten aus seinem Unbewussten als eine Form der inneren Führung.

Gegenwärtig werden Archetypen vor allem als Bilder angesehen oder aber als Möglichkeiten, die in uns stecken. Eine andere zeitgenössische Variante des Umgangs mit Archetypen besteht darin, sie als Rollenmuster oder als Typen zu begreifen (Vogler, 2010). So werden Archetypen weniger zu Bildern als vielmehr zu Grundmustern, die etwa in Filmen dann die Rollenverteilung bestimmen: Diese Figur steht für den Helden, jene für die alte Weise, dieser für den Trickster, jene für die Königin.

Der Trend, Archetypen im Sinn einer Typologie zu behandeln, weist bereits in die 1990er Jahre zurück (Moore u. Gillette, 1990). Insbesondere in esoterisch berührten Gruppen und von Selbstfindungs-Coaches wurde seither in immer neuen Varianten versucht, die eigene Person als einen Archetyp zu begreifen und so zu ermitteln, wo man in dieser Welt hingehört (Myss, 2013).

Der Trend ist nicht unsympathisch, aber gefährlich. Nicht unsympathisch ist er, weil er sich einreiht in eine ganze Kette von Typologien, die allesamt dazu da sind, Selbstfindungsprozesse zu erleichtern. Sie entstammen keineswegs nur esoterischem oder magischem Denken, sondern sind auch ein wiederkehrendes Phänomen in Psychologie und Psychiatrie. Astrologische Zuordnungen, Zuordnungen nach »Körperbau und Charakter« (Kretschmer, 1977), die Typologie der Psychoanalyse und die Typologie des Ayurveda, die Mittel-Typen in der Homöopathie und die Typologie des Human Design – immer wieder werden Typologien gebildet. Dies ist auch sinnvoll, denn Typologien erleichtern das Handeln da, wo wir die Tiefe und Besonderheit einer Person noch nicht verstanden haben.

Eines ist allerdings doch wichtig zu betonen: Mit Archetypen hat dies nur wenig zu tun. Archetypen werden hier vor allem als Grundtypen aufgefasst. Als solche stehen sie für das, was eine Person diesseits ihrer Individualität prägt. Wie bei einem Trichter können die Merkmale einer Person erfasst und dann der individuellen Ausprägung zugeführt werden. So die Verheißung.

Die Lesart von Archetypen als Persönlichkeitstypen hat Jung jedoch nicht geteilt; ja, er hat sie für falsch gehalten. Jung nannte Archetypen vielmehr »Grundsteine der psychischen Ganzheit« – ein Begriff, in dem aufscheint, dass Archetypen in ihrer Vielfalt unser

Selbst prägen (Jung, 1951). Und dass sie keineswegs nur personal oder rollenhaft zu verstehen sind.

Vielmehr gibt es auch archetypische Bilder von Szenarien und Ereignissen, der großen Flut etwa, die im Christlichen zur Sintflut wird, oder des Weltendes. Tiere können archetypischen Charakter haben, der Archetyp der Schlange zum Beispiel (Schacht, 2012). Es gibt einen Drachen-Archetyp und einen Archetyp des Engels, und beide sind in der kindlichen Entwicklung bedeutsam.

Und dann gibt es Archetypen, mit denen Jung sich wenig befasst hat und die auch für seine Schülerinnen und Schüler geringere Faszination besaßen. Dies sind die Archetypen von Familien, insbesondere die Archetypen der Kindheit. Man kann sie in Kulturen immer wieder finden und in Märchen und Legenden spielen sie eine verbreitete Rolle.

Ich habe in den dreißig Jahren, die ich mit Archetypen arbeite, eine ganze Anzahl an Archetypen der Kindheit gefunden, die hier erstmals vorgestellt werden. Andere archetypische Muster wie die Verbindung von Mutterschaft und Magierinnentum sind bislang noch kaum beleuchtet worden. Auch das heute so verbreitete Mandala-Malen hat einen archetypischen Hintergrund, den zu betrachten lohnen wird.

Jungs analytische Arbeitsform war noch recht weit entfernt von dem, was sich uns an Aufgaben im hypnosystemischen Feld stellt. Anders als vor hundert Jahren ist der »information overflow« auf eine Weise prägend, der sich nur wenige entziehen können. Und archetypische Rollenmuster prägen die Vorstellungen unserer Klientinnen und Klienten bewusst oder unbewusst so sehr, dass wir nur die Wahl haben, diese als Ressourcen zu nutzen oder aber mit ihrem destruktiven Potenzial konfrontiert zu werden. Dass die konstruktive Nutzung hier der bessere Weg ist, liegt auf der Hand.

Gibt es eine feste Anzahl von Archetypen?

Sie habe, sagt eine Kita-Praktikantin, mit der ich arbeite, gehört, dass es eine ganz bestimmte Anzahl von Archetypen gebe. Waren es nicht sechs oder zwölf? Ja, so etwas kann man im Internet lesen. Mal sind es zwölf, mal sieben oder neun – und jedes Mal ist es Unsinn. Denn weder fand Jung eine endliche Anzahl von Archetypen noch kann es so eine überhaupt geben.

Versuche, jeweils eine entscheidende Anzahl von Archetypen zu benennen, finden sich vor allem bei Moore und Gillette, die von vier ausgingen (Moore u. Gillette, 1990), sowie bei Carol S. Pearson. Pearson nahm ursprünglich sechs Archetypen als besonders wesentlich an (Pearson, 1986) und erweiterte diese Zahl dann auf zwölf (Pearson, 1991).

Hier kann man zweierlei spüren: zunächst das Bedürfnis, eine feste Anzahl von Archetypen gleichermaßen dingfest zu machen und so etwas zu schaffen wie eine feste Anzahl der Himmelsrichtungen, der Aminosäuren der DNA oder der Elemente des Periodensystems. Und sodann fällt auf, dass die von Moore und Gillette bzw. von Pearson benannten Archetypen allesamt eher menschliche Grundtypen beschreiben und andere archetypische Bilder wie etwa die große Flut oder das mit dem germanischen Gott Wotan verbundene Bild der großen Wanderbewegungen, das von Jung selbst im Zusammenhang mit dem aufkommenden Nationalsozialismus interpretiert wurde (Jung, 1946), außen vor lassen.

Die Frage nach der Zahl der Archetypen ist gleichwohl eine verständliche Frage, die aber niemand beantworten kann. Jung selbst neigte zu der Ansicht, dass die Zahl der Archetypen vermutlich begrenzt sei, es zu ihnen jedoch eine unbegrenzte Anzahl an Bildern gäbe. Diese Ansicht wird nicht von allen, die sich mit Archetypen beschäftigen, geteilt. Einige Autorinnen und Autoren gehen von mehreren Hundert Archetypen aus (Rosso, 2017). Das ließe sich folgendermaßen erklären: Wenn wir den Begriff »Archetyp« im Sinn eines Urbildes nehmen, dann sind alle Erscheinungen zum Beispiel eines Vogels Teil des Archetyps »Vogel«. Wenn ich aber sage, dass für den Adler vielleicht ein anderes archetypisches Bild zuständig ist als für die Möwe oder den Kolibri, dann entsteht natürlich eine Fülle möglicher Archetypen.

Man könnte sagen, wir haben es hier mit einem enger oder weiter gefassten Begriff von Archetypen zu tun. Für welche Variante wir uns dabei entscheiden, hat Folgen. In der Jung'schen Analyse wird die Stiefmutter zum Beispiel als Ausformung des Mutter-Archetyps betrachtet, wobei die in Märchen aufzufindende Figur eine emotionale, nach Herrschaft gierende und eifersüchtige Aufladung verrät. Hier ist der Begriff der »Bonusmutter«, den Jesper Juul prägte, von anderen archetypischen Quellen gespeist (Juul, 2011).

Ich selbst plädiere als Familienberater für einen eher weit gefassten Begriff von Archetypen. Es lässt sich nämlich zeigen, dass gerade in Bezug auf Familien, Kindheit und Elternschaft ganz andere Differenzierungen notwendig sind, als das zum Beispiel in Hinsicht auf den Krieger- bzw. Kriegerinnen-Archetypus der Fall ist. Dieser Archetyp, in dem es um das Streiten, das Verteidigen, aber auch um den Angriff und damit auch um Terror und Attentate geht, ist ziemlich klar abzustecken und seine hellen und dunklen Aspekte sind gut zu bestimmen.

Das ist beim Kind-Archetyp ganz anders und bei den so verschiedenen Formen von Betreuung und Elternschaft noch einmal mehr. Der Schritt vom Schwertkämpfer zum MG-Schützen mag riesig erscheinen, aber wenn man ihn mit dem evolutionären Schritt vergleicht, der getan werden musste, um den Mord an unehelichen Nachkommen zu überwinden und zu Patchworkmodellen vorzustoßen, erscheint er lächerlich klein.

Fördern Archetypen reaktionäres Denken?

Archetypen gelten ihrer Natur nach als universell. Sie werden jedoch kulturell oder national eingefärbt und so auch mitunter politisch benutzbar. Daher verwundert es nicht, dass immer wieder der Vorwurf erhoben wurde, das Modell der Archetypen und insbesondere des kollektiven Unbewussten sei reaktionär und fördere rückwärtsgewandtes Denken. Ein Vorwurf, dem sich Familienberater und Familientherapeutinnen durchaus ausgesetzt sehen könnten.

Bei näherem Hinsehen zeigt sich aber, dass hier Altes und Überdauerndes mit einer Sehnsucht nach dem Zurück gleichgesetzt wird. Und das ist natürlich falsch. Denn so selbstverständlich manche Jungianerinnen und Fantasy-Autoren konservativ sein mögen (Cersowsky, 1987), so selbstverständlich kann archetypisches Wirken und können mythische Inhalte auch in emanzipatorischer Hinsicht wirken. Denn sie zementieren keine Gesellschaftssysteme, sondern geben Urbilder und seelische Ströme wieder, in denen gerade *keine* festgelegten Rollenmuster wirken.

Überdies können Archetypen in der fantastischen und Science-Fiction-Literatur auch modifiziert werden und so neue Rollenmuster erspielen. Ein Beispiel hierfür ist die Herausbildung neuer feministischer Archetypen in der Science-Fiction-Literatur (Pope, 2012).

Archetypen sind also nicht konservativ und schon gar nicht reaktionär, denn sie haben keine Blickrichtung und setzen keine Ziele. Sie sind ganz einfach überdauernd, so wie die Wirbelsäule und das Dopamin überdauernd sind.

Weil Archetypen überdauernd sind, kehren sie in verwandelter Gestalt auch immer wieder. Würde eine Gesellschaftsform sich zum Ziel setzen, das Archetypische hinter sich zu lassen und radikal neu zu werden, so könnten wir nur umso sicherer sein, dass sich archetypische Prinzipien in ihr neu ausformen würden, nur ohne begleitende Reflexion.

Überhöhung und Begrenzung

Die Arbeit mit Archetypen wird nach zwei Seiten hin sinnvoll begrenzt, zum einen in Bezug auf Technologie und zum anderen in Hinsicht auf Praktiken, die die Grenze zur Spiritualität überschreiten.

So wird das Feld des Archetypischen zum Beispiel da überschritten, wo Runen in der Paartherapie eingesetzt werden (Aswynn 2022). Das bedeutet nicht, dass dies nicht gemacht werden dürfte – spirituelle Gruppen mögen dies tun und Gewinn daraus ziehen. Aber die Grenzen hypnosystemischer Beratung würden hier ebenso überschritten wie die der Tiefenpsychologie.

Was das Feld der Technologie betrifft, so lässt sich eine Übertragung archetypischer Muster auf digitale Systeme beobachten. Suchmaschinen erscheinen als übergeordnete Instanzen mit kaum hinterfragbarem Wissen. Dass das Suchmaschinen zugrunde liegende Prinzip schon Jahrhunderte alt ist (Tantner, 2015), wird dabei nicht eingerechnet. Vielmehr wirkte der Computer schon in seinen früheren Ausprägungen wie eine übermächtige Gottheit (Campbell, 2007). Heute lassen viele angstvolle Erwartungen, die die künstliche Intelligenz betreffen, diesen archetypischen Strom erkennen.

Eine noch neue Verwendung des Begriffs »Archetyp« findet sich bei Peter M. Senge, der von »Systemarchetypen« spricht (Senge,

2011). Systemarchetypen beschreiben keine Urbilder und auch keine weit zurückreichenden Verhaltensmuster, sondern geben wieder, zu welchen Handlungsverläufen es in immer wiederkehrenden, charakteristischen Situationen kommt. Hiermit wurde Senge weniger in der therapeutischen Welt als vielmehr im Management berühmt. Ich meine jedoch, dass Senges Erkenntnisse gut mit denen der Analytischen Psychologie zusammenpassen. Nur dass sie weniger individuell und stattdessen systemorientiert sind.

Warum Archetypen keine Metaphern sind

Metaphern sind ein großes Thema in der Psychotherapie und Beratung (Schmitt u. Heidenreich, 2019; Lindemann, 2022). Sie bieten Schlüssel zur Veränderung (Gordon, 1995), fördern Akzeptanz (Lotz, 2016), können Sinnzusammenhänge sichtbar machen (Fischer, 2003) und eignen sich zur Unterstützung der Entwicklung Heranwachsender (Signer-Fischer, 2022). Sie sind oft eingängiger als abstrakt anmutende Erklärungen, was sie auch in der Beratung von Erziehenden hilfreich macht. Ihre Einbindung in therapeutische Geschichten (Lankton u. Lankton, 2008) hat selbst etwas Archetypisches, weil hier Therapeutinnen und Berater mit dem uralten Muster des Märchenerzählens in Kontakt gehen, dem selbst ja etwa in der Hypnotherapie heilsame Aspekte zugeschrieben werden (Freund, 2009). So nimmt es nicht wunder, dass die Metaphernsprache gern als irgendwie magisch beschrieben wird (Hücker, 1998; Dilts, 2016).

Metaphern zu verwenden, erscheint uns alltäglich. Wir sagen zum Beispiel, dass ein empfindsamer Mensch eine »Mimose« sei oder ein emotional stabiler Mensch »ein Fels in der Brandung«. Auch Kinder werden gern über Metaphern charakterisiert, sie sind zum Beispiel »wilde Feger« oder »Feuerköpfe«.

In der Beratung und Therapie werden Metaphern und auch bildhafte Vergleiche vor allem in drei Funktionen benutzt: um eine Problematik bildhaft zu erfassen, um Lösungsprozesse zu begünstigen und um Gefühle begreiflich zu machen. Von Virginia Satir erinnere ich, dass eine Teilnehmerin bei einer Aufstellung sagte, sie fühle sich wie eine »nasse Spaghetti« (»wet spaghetti«). Virginia Satir spiegelte dies, wobei sie den Vergleich einmal sprachlich wiederholte und zugleich ins Körperliche brachte, indem sie sich bewegte wie eine weich gekochte Spaghetti, die nicht aufrecht irgendwo angelehnt werden kann, sondern alsbald in sich zusammensinkt.

Metaphern bilden Geschehnisse und Strukturen komplex ab. Sie leisten damit etwas, was Analysen und Erläuterungen allein nicht können. Auch wirken Metaphern ins Unbewusste hinein und können so als Antwort auf Fantasien, die aus dem Unbewussten aufsteigen, verstanden werden.

Archetypen sind jedoch keine Metaphern. Sondern sie stellen Bilder und Muster von individuell und kollektiv immer wieder Erlebtem dar. Sie liegen in uns bereits vor und müssen nicht eingefüttert werden. Das bedeutet, man kann sie als Metapher verwenden – wenn wir etwa die Heldinnen- oder Heldenreise als Metapher für einen Selbstfindungsprozess nehmen. Wo jedoch der Archetypus der Helden- und Heldinnenreise tatsächlich zu wirken beginnt, da geschieht dies vor allem emotional und bringt wirkmächtiges Handeln hervor, das durchaus verstörend sein kann, weil diese Reise auch bedeuten kann, vertraute Sphären zu verlassen und sich allein auf den Weg zu machen. Die archetypische Reise ist also keine Metapher. Sie ist ein uraltes, in uns zur Wirkung kommendes Programm.

Warum Archetypen nicht mit Ego-States verwechselt werden sollten

In den letzten zwei Jahrzehnten ist die therapeutische und beratende Arbeit mit Ego-States (Ich-Zuständen) immer bedeutsamer geworden. Sie erlaubt, eine Situation von mehreren Seiten her zu erfassen, und gibt so der Möglichkeit Raum, die Vielfalt der inneren Stimmen und Tendenzen, die es in uns allen gibt, in der beratenden Arbeit mit einzubeziehen.

Die Arbeit mit Ego-States setzt eine Tradition fort, die man als »Arbeit mit Teilen« bezeichnet. Es gibt diese Arbeit zum Beispiel im Psychodrama und in der Gestalttherapie. Auf der Kommunikationsebene hat Friedemann Schulz von Thun das Modell des »inneren Teams« entwickelt (Schulz von Thun, 1998). In meiner eigenen Arbeit mit Trance und Theater spielt die »innere Truppe« eine wichtige Rolle, die auch derben, wilden und komischen inneren Anteilen Platz gibt (Milzner, 1999a).

Sind dies nun aber Archetypen? Oder kann man diese inneren Rollenspiele und die Arbeit mit inneren Zuständen mit Archetypen in Verbindung bringen? Ich habe hierüber einmal mit John Watkins sprechen können, der gemeinsam mit seiner Frau Helen die Ego-State-Therapie entwickelt hat (Watkins u. Watkins, 2019). Als noch junger Hypnotherapeut begegnete ich ihm anlässlich einer von mir und Bernd Borckmann entwickelten Performance zu »Film und Hypnose«.

John, ein würdiger und ungemein freundlicher alter Herr, lobte zunächst unseren Beitrag und ließ sich dann auf eine kleine Diskussion mit mir ein. Für mich, der ich mich der Jung'schen Sichtweise sehr verbunden fühlte, schien unklar, inwieweit Ego-States auch eine Form von Archetypen waren.

Klar verneinte John. Ein Archetyp war seiner Ansicht nach etwas Umfassendes, Universelles, das sich in der individuellen Persönlichkeit aktualisieren konnte, ohne doch Teil dieser Persönlichkeit zu sein. Ein Ego-State dagegen war in seinen Augen etwas Individuelles und gehörte einer Persönlichkeit an, in deren bisherigem Leben er entstanden war. Um das, was ich von John Watkins lernte, heute mit meinen eigenen Worten zu schreiben: Ein Archetyp gehört zur *Menschheits*geschichte, ein Ego-State dagegen zur *persönlichen* Geschichte. Ersterer ist Teil der Ontogenese, Letzterer Teil der Biografie.

Jung selbst hat immer wieder betont, dass ein Archetyp ein Verhaltensmuster ist, das aus dem kollektiven Unbewussten stammt und nicht individuell ist. Wie alt es jeweils ist, hat Jung wenig interessiert – es ist die Dynamik, die über das Archetypische entscheidet, und es ist das Über-Individuelle, das einen Archetypus zum Archetypus macht. Ein Ego-State aber ist genau dies nicht, er ist vielmehr *hoch* individuell.

Ego-States mit Archetypen gleichzusetzen ist also vordergründig attraktiv, dabei aber eine Nachlässigkeit, die wir vermeiden sollten. Sie beraubt uns möglicher Ressourcen. Denn indem wir differenziert arbeiten, können wir zur Arbeit mit den Ego-States die archetypische Ebene hinzuziehen und sind nicht allein auf das angewiesen, was im individuell gelebten Leben eines Menschen vorkam oder fehlte.

Um unsere eingangs gestellte Frage nach dem, was Archetypen sind und was sie nicht sind, zu beantworten, können wir also sagen:

Archetypen *sind:*
- seelische Urbilder,
- Urmuster unseres Verhaltens.

Archetypen sind *nicht:*
- Ego-States (Ich-Zustände),
- Persönlichkeitstypen,
- Metaphern.

Helle und dunkle Seiten von Archetypen

Es gibt keinen Archetyp, der nur gut oder nur böse, nur hell oder nur dunkel wäre. Als Urbilder und Urmuster enthalten die im Archetypus wirkenden Energien stets beide Seiten. Wir können dies anhand einiger Beispiele leicht erkennen.

So kann der Krieger-Archetyp den Kampf für das Richtige ebenso stimulieren wie die Ausnutzung körperlicher Überlegenheit gegenüber Schwächeren. Im ersten Fall sehen wir vielleicht einen Vater vor uns, der mutig für sein Kind eintritt, wenn diesem Ungerechtigkeiten geschehen. Im zweiten Fall sehen wir, wie sich die kriegerische Energie des Vaters gegen das Kind wendet, so als wäre dies ein Feind.

Auch der Archetyp der Liebenden besitzt zwei Seiten. Während die lichte Seite dieses Archetyps eine tiefe, gewähren lassende Liebesfähigkeit und Fürsorge mit sich bringt, fördert die dunkle Seite eher den Aspekt der Gier und der Bedürftigkeit und äußert sich zum Beispiel im anscheinend unstillbaren Wunsch nach Geliebtwerden, der dann Suchtcharakter bekommt.

Eine andere Problematik ergibt sich mit den Archetypen der Herrschaft, die wir mit den Bildern von Königin und König verbinden. Eine gute Königin wird für Gerechtigkeit sorgen und zeigt die Kraft, Ordnung herzustellen. Wenn sie Lob spendet, so hat dies Gewicht. Eine dunkle Königin dagegen verlangt Verehrung und erniedrigt andere, um ihrer Bedeutung sicher zu sein.

Auch im archetypischen Bild der Sorge, der Cura, lassen sich verschiedene Richtungen erkennen. Ist die Sorge in ihrer schönsten Form Fürsorge und Sorgetragen, so kippt sie in der Entartung in das Bedürfnis um, immer fürsorgen zu können, um sich so der eigenen Bedeutung zu vergewissern. Mütter, die vom Münchhausen-Stellvertreter-Syndrom betroffen sind, einer psychischen Störung, bei der sie das eigene oder ein ihnen anvertrautes Kind verletzen, um es versorgen und in ärztliche Obhut geben zu können, leiden aus der Perspektive der Therapie mit Archetypen an einer Dominanz der dunklen Seite des Archetypus der Sorge (Milzner, 2024).

Wandlung und Ausdifferenzierung von Archetypen

Definieren wir einen Archetyp als Urbild oder Grundmuster, so bringt der Mutter-, der Vater- oder der Kind-Archetyp eine Anzahl von kleineren, aber jeweils hoch suggestiven Bildern und Mustern hervor. Wir können diese jeweils als gewissermaßen kleinere Formen von Archetypen begreifen – was für die beratende Praxis erheblich hilfreicher ist, als einen großen Archetyp anzubieten, der dann in seinen möglichen Hervorbringungen schlicht nicht mehr überschaubar und damit unpraktisch ist.

Auch kann es hilfreich sein, kindliche wie elterliche Grundmuster selbst als archetypisch zu betrachten. So hat der Jungianer Donald Kalsched (1996) verschiedene archetypische Muster traumatisierter Kinder ausdefiniert.

Hunter Beaumont (2008) hat einmal gemeint, dass Archetypen ebenso wie systemische Aufstellungen dem Erlebten eine Form geben. Ich empfinde dies als sehr überzeugend und es steckt ein gutes Argument darin gegen die Neigung, sich mit einem einzigen Archetypus zu verbinden und sich so zu reduzieren. Würde ich mich zum Beispiel allein als Heilenden erleben, so täte ich der Komplexität des mir möglichen Erlebens Gewalt an, indem ich bloß einen Ausschnitt dieses mir möglichen Erlebens plötzlich zu meiner Identität ernennen würde.

Ich stimme mit dem psychedelischen Psychologen und Therapeuten Ralph Metzner überein, der meinte, dass die vollkommen neuen Erfahrungen, die wir im 20. Jahrhundert gemacht haben und im

21. Jahrhundert machen werden, zu archetypischen Ausformungen führen werden, die wir bislang nicht kannten (Metzner, 2008). Was meine eigene Erfahrung als Familienberater angeht, so erscheint mir das »Computerkind«, das die Smartphone-Technologie und die Game-Architekturen leichthändig erschließt und zu bedienen weiß, in diese Richtung zu deuten. Dabei wäre dann die lichte Seite dieses Bildes das Kind, das dies in naher und liebevoller Betreuung für sich erschließt, während die dunklere Seite ein vereinsamtes, vernachlässigtes Kind zeigen würde, das versucht, mithilfe der Technologie irgendwie zurechtzukommen.

Wir sollten daher in der Familienarbeit mit Archetypen nicht nur mit den vertrauten Rollenmustern – Kriegerin und Krieger, Liebende, alte Weise usw. – arbeiten. Neuere biologische Arbeiten weisen darauf hin, dass evolutionär erheblich mehr innovative Möglichkeiten erzeugt werden, als dann auch zur Nutzung gelangen. Der Biologe Andreas Wagner (2023) spricht hier von schlafenden Schönheiten (»sleeping beauties«), die darauf warten, erweckt zu werden.

Wer gehört zu meiner Familie?

Helle und dunkle Seiten des Familien-Archetyps

Familie als assoziatives Feld

Familie. Schon das Wort zu benutzen, setzt eine Fülle von Assoziationen frei. Wo fangen Familien an und wo enden sie? In der Biologie steht Familie für einen Begriff, der dem der Ordnungen, Gattungen oder der Arten an die Seite gestellt wird. Er soll die Tierwelt auf eine Weise ordnen, die Gemeinsamkeiten und Trennendes herausstellt. Hiermit wird freilich eine Ordnung *erzeugt* und nicht etwa vorgefunden. Und den Wesen, um die es geht, ist diese Ordnung herzlich egal.

Menschen aber ist Familie niemals egal. Familie ist Herkunft und Sehnsucht zugleich. Familie kann wie der Zufluchtsort erscheinen, wo Wärme und Geborgenheit warten, wenn es draußen in der Welt grausam und kalt wird. Familie ist aber auch mitunter der Käfig, durch dessen Gitterstäbe man nicht hindurchkommt. Noch wo wir als Psychotherapeutin oder Sozialarbeiter mit Menschen konfrontiert sind, die voller Hass von ihren Familien sprechen, spüren wir, dass es unmöglich ist, Mensch zu sein, ohne mit Familie etwas zu verbinden.

Familie ist, anders als Archetypen wie Krieger und Kriegerin, Magierin oder König, kein individueller, sondern ein kollektiv ausgerichteter Archetyp. Er richtet sich auf Verbindendes und bündelt menschliche Erfahrungen hinsichtlich dessen, was Nähe schafft und Verbindung. Anders als Stämme oder Völker haben Familien immer etwas Überschaubares.

Auch da, wo das Wort »Familie« vermieden wird, ist der Familien-Archetyp wirksam. Für die Vermeidung kann es verschiedene Gründe geben, eine Abkehr von der Fixiertheit auf das Genetische etwa, wie sie sich auch im Zurückweisen von Begriffen wie »Volk« und »Rasse« kundtut. Oder der Begriff »Familie« wird mitunter da vermieden, wo mit ihm die *bürgerliche* Familie assoziiert wird.

Gleichwohl bekommen Gemeinschaften auch da Namen, wo nicht von Familie gesprochen wird. So wurde in der Gegenkultur der 1960er Jahre das Modell der Stammeskultur neu belebt (Snyder, 1969), während heute das Modell des »Clans« da geläufig ist, wo Paare oder Alleinerziehende sich zusammenschließen, um gemeinsam Kinder zu betreuen (Milzner, 2022).

Archetypische Muster können nämlich nicht zerstört oder abgeschafft werden. Daher brachte jeder Versuch, Familie als Ganzes zu überwinden, nur neue Formen familiären Verbindens hervor. Wie bedeutsam der Familien-Archetyp in der modernen Welt ist und wie vielfältig er in Erscheinung tritt, lässt sich an Beispielen zeigen. Seit den 1960er Jahren, als aus der Gegenkultur heraus tradierte Familienmuster vor allem in westlichen Gesellschaften infrage gestellt wurden, entfaltet der Familien-Archetyp eine ungewöhnliche Aktivität.

Von der »family of things« sprach beispielsweise die Dichterin Mary Oliver (1986, S. 14) in ihrem Gedicht »Wild Geese«. Aber auch Firmen benutzen den Begriff der Familie seit den 1990er Jahren, wenn sie Zusammengehörigkeit suggerieren möchten, und machen damit ihren Arbeitskräften, Kundinnen und Kunden etwas vor. »Familie der Liebe« nannte sich eine Sekte, die zuvor »Kinder Gottes« geheißen hatte und in der vornehmlich junge Erwachsene in verschiedener Hinsicht ausgebeutet wurden. Auch die mörderische Gruppe um Charles Manson herum nannte sich »the Family«.

Dies alles deutet darauf hin, dass der Archetyp Familie sich in neue Strukturbildungen hinein entwickelt, die wir uns wie Triebe an einem Busch vorstellen können, die in verschiedene Richtungen wachsen, aber alle denselben Ursprung haben. In diesem Kapitel spüren wir einigen besonders beratungsrelevanten Aspekten des Familien-Archetyps nach.

Archetypische Familienkonstellationen

Wer mit Familien arbeitet, wird oft dem Begriff »Ordnung« begegnen. Ordnung, das bedeutet dann zum Beispiel: Alles hat seinen Platz, ist dort, wo es hingehört. Mütter hierhin, Väter dahin, Kinder an einen anderen Platz. Oder Ordnung meint: Es gibt etwas Höheres, das uns zugewiesen hat, wie die Dinge zu sein haben. Wer sich um die Kinder kümmert zum Beispiel oder wem die Aufgabe zufällt, das Geld zu verwalten.

In einer modernen Welt erscheint dies alles seltsam und fragwürdig. Warum kommen die »Ordnungen« also immer wieder zur Sprache? Und warum erscheint manches als wohlgeordnet, anderes hingegen als ungeordnet und problematisch?

In der Systemischen Therapie wurde immer wieder nahegelegt, dass in einem wohlgeordneten System alle Beteiligten ihren Ort haben. Und dass, sobald sie diesen einnehmen, Symptome verschwinden und das System in eine gute Balance gerät. Archetypen scheinen etwas Ähnliches nahezulegen. Nämlich, dass es feste, überlieferte Muster gibt, denen wir folgen müssen, um zu gutem Handeln zu gelangen.

Das klingt verführerisch. Aber ganz so ist es nicht. Archetypen sagen ja nicht, wie etwas sein soll, sondern wie es immer wieder war. Sie geben also keinen Grundriss gelingender Familienkonstruktion, sondern zeigen auf, was immer wieder geschah. Und dennoch sind Familien und Erziehung, so zeigen Studien, keineswegs in ihren Grundstrukturen überall gleich, sondern unterscheiden sich weltweit erheblich (Ahnert, 2020).

Archetypen sind ihrer Natur nach universell. Sie können kulturell eingefärbt werden, aber ihrer ursprünglichen Natur entsprechend sind sie an keine Kultur gebunden. Wo wir daher Menschenbilder und mythische Bilder betrachten, da tun wir gut daran, ihre Widerspiegelung auch durch andere Kulturen mit einzubeziehen (Mbuti, 2022).

Überdies sind Archetypen nicht ganz eindeutig und können in unterschiedlicher Weise zugeordnet werden. Jung meinte zum Beispiel, dass der Archetyp des Kindes der erste ist, der uns erfahrbar wird. Sein Biograf Anthony Stevens (1999) ist dagegen der Ansicht, dass der erste Archetyp, der uns begegnet, der der Mutter ist. Aus alledem folgt, dass der Familien-Archetyp *keine* feste Ordnung mit sich bringt. Sondern in uns anstelle von ausschließlicher Blutsverwandtschaft verschiedene Muster der Verbundenheit aufruft, mit denen wir arbeiten können.

Wo beginnt Familie?

Wann entsteht eine Familie? Was immer Gesetzgebungen und kulturelle Muster vorgeben mögen, die alten Bilder in unserer Psyche besagen: Familie ist erheblich weniger etwas Definiertes als etwas Gefühltes. Wer mit Kindern arbeitet, erlebt schnell, dass sie einerseits feste Vorstellungen von Familie mitzubringen scheinen, andererseits aber sehr rasch bereit sind, diese auszuweiten. Ein geliebter Hund etwa gehört für sie weit eher zur Familie als ein sich kühl und distanziert gebender Großvater.

Im Sinn einer Urform begegnen uns Familien-Archetypen da, wo Kinder »Mutter, Vater, Kind« spielen. Dieses Spiel wird oftmals ohne bewusste Anregung von außen gespielt, die Kinder scheinen ihren eigenen Hintergrund unbewusst hochzurechnen und dabei einem Bild von Familie zu folgen, das zwar der Ursprung des Familiären ist, aber nicht unbedingt dessen gesellschaftliche Realität. Virginia Satir ist diesem Urbild gefolgt, wenn sie als primäres Familiensystem die »Triade« benennt. Triaden als Urbild von Familien zu nehmen, hat ebenso einleuchtende wie problematische Seiten. Es ist ja auch keineswegs das einzige archetypische Bild, das uns zur Verfügung steht. Vielmehr erscheint es vor allem als ein Bild des christlichen Abendlandes, in dem die Heilige Familie das Zentrum darstellt.

Jung und insbesondere auch Marie-Louise von Franz (1990) haben sich immer wieder mit der archetypischen Bedeutung von Zahlen beschäftigt. Jung war sich bewusst, dass die Drei als symbolische Zahl seit Platon und insbesondere im Christentum als hoch bedeutsam galt. In Hinsicht auf seelische Harmonie misstraute er ihr jedoch. Denn die Drei wirkt seltsam unbalanciert. Sie wird als Glückszahl vorgestellt und doch beobachten wir schon bei Kindern, dass die sogenannte Triangulierung, also das Erweitern einer ausschließlichen Zweierbeziehung auf eine dritte Person, eine Herausforderung darstellt (Abelin, 1986). Die Psychoanalyse sieht das Urbild hierfür in der Kleinfamilie, wo die Erweiterung der Mutter-

Kind-Dyade auf die Person des Vaters dem Kind seelisches Wachstum abfordert. Misslingt die Erweiterung von der Dyade auf die Triade, so kann eine Fixierung bleiben (Ehrmann, 1985), oder aber der fehlgegangene Versuch, selbst autonomer zu werden, mündet in eine histrionische Entwicklung ein (Rupprecht-Schampera, 1997).

Wir werden später im Kapitel über Geschwisterbeziehungen noch sehen, dass die Drei auch hier eine besondere Zahl ist und, wie Mythen und Märchen zeigen, leicht Imbalancen hervorbringt.

Die Vier dagegen erschien Jung als eine Zahl werdender Ganzheit (Miller, 2011). Das Bild der heilen Seele, auf das er sich mehrfach bezog, ist das einer Stadt, die von vier Türmen bewacht wird. So erscheint die Vier in ihrer Symbolik gewissermaßen ausbalanciert und als Vorstufe zum geschlossenen Kreis, der das Bild des integrierten Selbst abgibt.

Wo immer ich mit jungen Familien arbeite, die unter der neuen Lebenssituation leiden, flechte ich einen Verweis darauf ein, dass die neue Dreiheit schnell unbalancierte Züge bekommt. Und dass wir die Drei leicht als »zwei zu eins« erleben oder im schlechtesten Fall als »zwei gegen einen«. Dass dies der Jung'schen Psychologie zufolge in der Dreizahl angelegt sein könnte, entlastet viele. Und der Vorschlag, das unbalancierte System immer wieder tageweise zu erweitern, wird gern angenommen.

»Wie könnten Sie sich eine gelegentliche Erweiterung der Dreiheit auf eine Vierheit vorstellen?«

Auf diese Frage gibt es viele Antworten. Freundinnen, die zu Besuch kommen, Arbeitskollegen. Auch Online-Kontakte können das System erweitern, die physische Präsenz ist nicht immer zwingend erforderlich. Im besten Fall jedoch sind es Menschen, die vor Ort bleiben und das neue System so entlasten. Aber auch Tiere kommen infrage, wie ich noch zeigen werde.

Wer ist Familienmitglied?

»Wer gehört alles zu Ihrer Familie?« Eine einfache Frage, aber sie setzt vieles in Gang. Zumeist wird sie von den Befragten so beantwortet, dass alle, die dieselbe Abstammung haben, irgendwie zur Familie gehören.

Seit Virginia Satir ist es üblich gewesen, nur Blutsverwandte in eine Familienaufstellung hineinzunehmen. Satir berief sich auf eine Vorstellung von Ordnung, die in archetypischer Hinsicht nicht ganz begründet erscheint. In archetypischen Bildern spielt nämlich die Blutlinie – die eigentlich eine auf Gene gegründete Verwandtschaft ist – eine geringere Rolle, als man annehmen sollte. Sie kommt vor, das ja. Aber in frühen Zeugnissen schon finden wir Wendungen wie »an Kindes statt«, was bedeutet, hier wurden Kinder, die nicht der Blutlinie entstammten, in die Familie aufgenommen.

Verhaltensbiologisch erklären wir die patriarchale Bevorzugung der Blutlinie mit der Unsicherheit eines Vaters bezüglich seiner Vaterschaft. Man kann hier jedoch auch einen »Genfetischismus« (Haraway, 2017) am Werk finden, der unser Denken in allzu engen Grenzen hält.

Verwandtschaft und Familie können nämlich auch hergestellt werden: durch Adoption, den Austausch von Blut oder die rituelle Aufnahme in eine Stammesgemeinschaft, der eine Zuteilung zur jeweiligen Familie folgt. Überdies kann Familie durch seelische Nähe als fühlbare Struktur in uns entstehen. Begründet werden über diese ganz unterschiedlichen Wege »Blutsverwandtschaften«, »Wahlverwandtschaften«, »Soul Mates«, »Seelenschwestern« und »Brüder im Geist«.

Ein sicher schönes, aber vor dem archetypischen Hintergrund eher naiv erscheinendes Bild ist das der »Menschheitsfamilie« (Kimpfler, 2005). Ich selbst empfinde es auch als fragwürdig, weil es die Mitwesen ausschließt und einen anthropozentrischen Blickwinkel fördert. Gerade da, wo es ums Ganze geht, müssten wir Motive und Bilder finden, die über die Menschheit für sich hinausgehen.

Virginia Satir unterschied zwischen geschlossenen und offenen Familiensystemen. Wenden wir dies auf die Frage nach der Bedeutung genetischer Abstammung an, so ergibt sich: Geschlossene Familiensysteme zeichnen sich oftmals durch eher autoritative Strukturen aus und sind bemüht, Einflüsse von außen fernzuhalten. Dies wird überall da, wo die Fixierung auf Gene besteht, begünstigt. Offene Familiensysteme dagegen stehen im Austausch mit der Welt drum herum; ihre Strukturen sind daher leichter wandelbar. Das ermöglicht auch ein Überschreiten genetisch vorgegebener Grenzen.

Zu vermuten ist, dass die Genfixierung die dunkle Seite des Archetyps der Familie begünstigt. Die dunklen Aspekte äußern sich dann in allzu engen Regeln in Hinsicht auf außerfamiliäre Kontakte, in der Bestrafung von Regelverstößen sowie in einem erhöhten Gewaltpotenzial. Um die helle Seite des Familien-Archetyps hervorzuheben, betone ich deswegen, dass das Überschreiten genetisch vorgegebener Grenzen keine neue Erfindung ist. Der Familien-Archetyp kennt hierfür viele Beispiele. Überdies lassen sich Belege dafür finden, dass selbst die Grenze zwischen Mensch und Tier mit Blick auf Familien keine fest gemauerte ist.

Welche Faktoren wirken im Familien-Archetyp?

Die Einbettung in einen größeren familiären Zusammenhang sprengt viele Vorstellungen darüber, wie Familie denn beschaffen sein müsste. Mehr noch geschieht dies mit den modernen Lebensformen wie Patchwork- und Regenbogenfamilie. Der Aufwand an Erklärung und Vermittlung, der für die Akzeptanz dieser Lebensformen nötig war und in Teilen noch ist, zeigt, wie stark vermeintlich eindeutige Urbilder wirken.

Aber es sind eben nur *vermeintliche* Urbilder. Wenn wir zugestehen, dass durch die sich wandelnde Gesellschaft immer auch Therapie und Beratung im Wandel sein müssen (Stierlin, 1994), so bedeutet dies, dass wir fluide Systeme brauchen, die alte, archaische Inhalte ebenso aufzunehmen vermögen wie neue, innovative. Eine aufs Archetypische gerichtete Haltung hilft uns hierbei.

Denn wir können uns nun daranmachen herauszufinden, welche Faktoren im Archetyp der Familie eigentlich wirken. Ich bin auf drei Faktoren gestoßen, die hier bedeutsam sind, nämlich erstens Ähnlichkeit, zweitens Verantwortlichkeit und drittens Nähe.

Ähnlichkeit als Bestandteil des Familien-Archetyps bedeutet, ich empfinde Verwandtschaft aufgrund von Gemeinsamkeiten. Diese können im Schwerpunkt körperliche Merkmale betreffen, ebenso gut aber auch seelische Aspekte. Erstere werden für Blutsverwandtschaft als dominant angenommen, Letztere prägen Seelenverwandtschaften.

Verantwortlichkeit bedeutet, sich zuständig zu fühlen für eine gelingende Zukunft der Familienangehörigen. Verantwortlichkeit ist bei Patchworks und Adoptionen besonders bedeutsam, bei denen die Ähnlichkeit durch Abstammung nicht gegeben ist.

Nähe meint: Distanz wird aufgehoben zugunsten von Nahekommen oder im Fall der Mutterschaft von elementarem Verbundensein. Nähe vermag aber auch Abstammungsgrenzen zu überwinden.

Familie als heilige Instanz

»Sagen Sie ihr in Hypnose, dass Familie das Wichtigste ist und sie das einsehen muss. Familie vergeht nicht, Familie bleibt. Und Familie ist heilig.« Die ältere Frau, die diese Sätze spricht, ist schon vor zwei Jahrzehnten aus Mazedonien nach Deutschland gekommen. Sie war Chemikerin und brachte neben ihrem Mann, für den sie gegenwärtig mit verdient, eine kleine Tochter mit, Chrysoula. Um dieses Kind, heute eine junge Frau Mitte zwanzig, geht es. Sie hat sich einem Künstlerkollektiv angeschlossen, das neben dem Kunstmachen auch andere Formen des Zusammenlebens erprobt. Alte Bindungen werden infrage gestellt, herkömmliche Familienmuster sollen durch gegenseitiges Coachen und Unterstützen abgelöst werden. Als Ziel wird die Verwirklichung des eigenen Potenzials ohne jeglichen ererbten Ballast angestrebt.

In der weiteren Entwicklung hat sich Chrysoula von ihrer Stammfamilie getrennt und sich tiefer in das Kollektiv eingebracht. Die Hausärztin, der Chrysoulas Mutter zuerst davon erzählte, sprach von »sektenähnlichen Strukturen«, wofür es jedoch keine Anhaltspunkte gibt. Ein Verwandter meint, Chrysoula sei ja eher ein schwacher Charakter und werde ohne Zweifel manipuliert.

Als Chrysoulas Mutter den Therapeuten aufsucht, möchte sie vor allen Dingen wissen, ob es Sinn hat, Chrysoula hypnotherapeutisch zu behandeln. Sie müsste nach einer gelingenden Hypnosebehandlung dann doch einsehen, dass der Weg des Kollektivs für sie falsch und die Ablösung von den Eltern schrecklich ist.

Zu ihrer Überraschung sagt der Therapeut nicht nur, dass dies wenig bringen würde, weil erstens Chrysoula ja gar nicht zu ihm käme und zweitens Hypnose grundsätzliche Gefühle höchstens kurzfristig verändern könne. Sondern er lässt auch einen Satz fallen, der Chrysoulas Mutter tief irritiert. Er sagt: *»Mir scheint, Ihre Tochter* *hat ihre Familie gewechselt.«* Es entsteht ein längeres Gespräch über das, was Familie ist oder sein kann. Hält die Mutter am mythischen Bild einer kleinen Familie fest, die auf Abstammung gegründet ist, so sagt der Therapeut: *»Aber schon Josef war nicht der Vater des kleinen Jesus, soweit wir es aus der Bibel wissen. Und als Jesus später fortging, da waren weder seine Mutter Maria noch Josef bei ihm, sondern er erwählte sich eine eigene Gruppe von ihm Zugehörigen.«*

Der Therapeut hat mit diesen Worten ein archetypisches Bild gewissermaßen gebrochen, das Chrysoulas Mutter mitgebracht hat. Es ist das Bild einer Heiligen Familie, die in sich geschlossen ist und geschlossen bleibt. Es ist hoch suggestiv einerseits und andererseits der Realität nur in Ausnahmefällen gewachsen.

Als Chrysoulas Mutter einen verdüsterten Ausdruck zeigt, erkundigt sich der Therapeut, ob sie die biblische Geschichte vom verlorenen Sohn kenne. Die Mutter schaut erstaunt auf und bejaht. Darauf folgt eine suggestive Passage, in der der Therapeut langsam weiterspricht:

»Vielleicht ging es Ihnen ähnlich wie mir. Denn als ich klein war und die Geschichte vom verlorenen Sohn zum ersten Mal hörte – und dann immer öfter –, da fand ich den Sohn ganz doof und gemein. Gemein, weil er einfach davonging, Geld wollte, sein Erbe, und sich einfach davonmachte. Kein Gefühl für die Trauer des Vaters, den Schmerz der Mutter, nur von sich selbst erfüllt und von dem, was er selbst wollte.

Später dann verstand ich den jungen Mann besser. Er machte eben, was junge Leute tun, nicht unbedingt empathisch, aber voller Zuversicht, dass sie in der Welt schon zurechtkommen werden. Und so brachte der junge Mann das Geld dann durch, ahnungslos, wie er war.

Aber junge Menschen müssen Erfahrungen machen, müssen Fehler machen, auch wenn sie Jahre dauern. Und wenn ich die Geschichte heute lese, dann denke ich, es gibt so viele verlorene Kinder – Töchter, Söhne …

Aber wir wissen, der Sohn kam zurück. Und wenn ich mich heute frage, was ich da empfinde, dann denke ich: Es ist eher eine Geschichte von großartigen Eltern: einem Vater, der den Sohn beglückt begrüßt, einer Mutter, von der wir nichts hören, aber ich kann mir ihre Muttertränen vorstellen, so erleichtert, so glücklich.

Wie kam es nun, dass der junge Mann zurückkehrte – oder heute und irgendwann junge Menschen zurückkommen? Ich denke, es ist, weil die Eltern gewachsen waren – oder immer noch wachsen –, im Schmerz nie die Hoffnung verloren haben, dem jungen Menschen Raum ließen, keinen Detektiv hinterherschickten und keinen Juristen beauftragten, selbst Stärke zeigten und Ruhe und Tapferkeit. Für mich ist es weniger die Geschichte von einem verlorenen Sohn als vielmehr die von tapferen Eltern.«

Die Mutter ist während der letzten Passagen in Tränen ausgebrochen. Als sie sich vom Therapeuten verabschiedet, bedankt sie sich und fragt nach, ob sie ihrem Mann die Geschichte von den tapferen Eltern auch erzählen sollte. Der Therapeut nickt.

Die Heilige Familie weiterdenken

Archetypische Familienerzählungen wie die Heilige Familie tauchen in verschiedenen Kulturen auf. In unserer Kultur sind Maria und Josef mit dem kleinen Jesuskind die vertrauteste Variante dieses Bildes. Das Bild der Heiligen Familie kann eine große Kraft entfalten, die in verschiedener Hinsicht Wirkung zeigt. Zum einen scheint jegliche Möglichkeit der Kritik durch den Aspekt des Heiligen gebannt. Der Religionswissenschaftler Rudolf Otto (2014) hat den Begriff »das Numinose« geprägt für etwas Göttliches, das aber nicht selbst in Erscheinung tritt. Man spürt sein Wirken, aber man sieht keine Gottheit. So wirkt es zugleich anziehend (»fascinosum«) und erschreckend (»tremendum«). Es ist dieser Aspekt, der die Hirten wie die Weisen aus dem Morgenland veranlasst, in Ehrfurcht vor dem göttlichen Kind niederzuknien.

Wo Kritik gebannt ist, da nimmt auch die Wahlfreiheit Schaden. Wider besseres Wissen fahren viele über das Weihnachtsfest, das sich vielfach vom christlichen Fest der Erlösung durch Jesu Geburt zu einem Fest der Stammfamilie gewandelt hat, zu ihren Herkunftsfamilien, mit denen sie lange schon auf Distanz leben. Die neuerlich erzeugte Nähe bringt dann nach einer kurzen Phase der Harmonisierung schnell alte Konfliktthemen nach oben, die zeigen, wie marode Stammfamilienstrukturen sein können. Gleichwohl bleibt der Bann der als »heilig« angesehenen Familie bestehen, sodass sich kaum jemand die Sphäre des destruktiven Miteinanders zu verlassen traut.

Der Bann, der von der »heiligen Familie« ausgeht, hat aber nicht nur auf diejenigen problematischen Einfluss, die einander über Weihnachten besuchen. Vielmehr hat er auch auf vereinsamte Menschen eine verheerende Wirkung. Alle in der psychotherapeutischen Arbeitswelt Tätigen kennen die Angst alleinstehender Klientinnen und Klienten, die Feiertage ganz für sich verbringen zu müssen. Ich selbst erarbeite alljährlich mit einigen Klientinnen und Klienten eine Strategie, das Bild der Heiligen Familie konstruktiv aufzunehmen und so der Last drohender Einsamkeit zu entgehen.

Teil dieser Strategie ist eine kleine Trance, die ein archetypisches Muster aufgreift, nämlich die Verbindung zur Natur im Sinn einer familiären Beziehung:

»Auf diesem Bild, da sehen Sie neben Maria, Josef und dem Kind auch die Tiere im Stall, den Ochsen und den Esel. Und ich stelle mir vor, wie der warme Atem der Tiere womöglich das Kindlein wärmte ... und wie es keinen Unterschied machte zwischen den Menschen und den Tieren.

Vielleicht haben Sie das schon einmal erlebt: Kinder tun sich manchmal mit Erwachsenen schwer, aber wenn die einen jungen Hund dabeihaben, wird manches einfacher. Das Tier wird zum Gefährten, einfach so ...

Und ich stelle mir vor, wie Sie an Weihnachten die Vögel wahrnehmen, ihnen womöglich Futter hinstreuen, und es kann sein, Sie spüren, wie die Vögel und Sie kommunizieren, wie da ein Miteinander entsteht.

Wer die Welt tief erfühlt, merkt schnell, wir sind überall verbunden. Menschen mit Menschen, das wäre viel zu wenig. Weise Menschen aller Zeiten wussten das immer, dass man mit der Natur tiefer und leichter leben kann als mit den immer ein bisschen schwierigen Mitmenschen.

Und wenn Sie nun um sich schauen, dann merken Sie, überall ist da Familie, die Möglichkeit zur Verwandtschaft und zur Gemeinsamkeit, zu tiefer Bezogenheit, ganz ohne großes Gerede, elementar und verlässlich.«

Wilde Familien als archetypische Vorstellung

»Grüß die Kinder«, sagt mein Kollege, als er seine Mütze aufsetzt und das Institut verlässt. *»Mache ich. Grüß die Hunde«,* sage ich und winke ihm vom Schreibtisch aus hinterher. *»Mache ich«,* sagt auch er. Beide wissen, dass wir es ernst meinen. Er wird seine Hunde grüßen, ich meine Kinder. Beide grüßen wir unsere Familien.

Eine schöne Formulierung besagt, dass wir uns »verwandt machen« können. Am Beispiel ihrer Gefährtinnenschaft mit dem Hund Cayenne arbeitete Donna Haraway (2016) heraus, dass die von der menschlichen Sicht begründeten Unterscheidungen von Gemeinsamkeit und Bezogenheit nicht zu halten sind.

Sie ging hiermit auf ein Muster zurück, das uns in archetypischer Form bereits bekannt ist. Hierfür ist aber zumeist nicht die Menschenwelt das vorgegebene Muster, sondern die Sphäre der Gottheiten. So ist Cerridwen, die keltische Göttin, stets von Schweinen umgeben (die sie keineswegs aufisst). Und die germanische Freya wird von Katzen begleitet, mit denen sie ein familiäres Miteinander pflegt.

Auch mit den Pilzen stellt das kollektive Unbewusste Bezüge einer Verwandtschaft her, so wenn in ihm der Pilz als »Kahlkopf« repräsentiert wird (Haseneier, 1992). Dies meint: Wir können verwandt sein mit allem, was uns umgibt. Wie schon gesagt, allein der »Genfetischismus« hält unser Denken in zu engen Grenzen (Haraway, 2017). Und das archetypische Erbe kann uns helfen, diese Grenzen immer wieder zu erweitern.

Als Therapeut habe ich häufig erlebt, wie Erwachsene, indem sie Eltern wurden, ihre eigene frühe mangelhafte Versorgung schmerzhaft wieder erlebten. Ich selbst war, als ich Vater wurde, hiervor einigermaßen geschützt, da ich in Selbsterfahrungen meine eigenen Entbehrungen schon durchgearbeitet hatte. Zugleich spürte ich, wie recht der Körpertherapeut Franz Renggli (2014) hatte, als er das Tragen und Versorgen kleiner Kinder als einen Weg beschrieb, eigene Verletzungen und Mangelerfahrungen heilbar zu machen.

Manche Mütter oder Väter, denen dieser Weg verstellt ist, gehen unbewusst nährende Verbindungen ein, zum Beispiel mit dem Familienhund. Ein Klient erzählte mir unter Tränen, der Tod des

Hundes sei ihm nähergegangen als der Tod der eigenen Mutter. Ich konnte ihm seine moralische Zerknirschung und seine Selbstvorwürfe nehmen, indem ich darauf hinwies, dass unsere Mythen und Märchen so etwas kennen und dass es immer wieder in der Menschheitsgeschichte vorgekommen ist und vorkommt, dass Menschen bei einem Tier die Wärme erfuhren und erfahren, die ihnen in der Familie versagt blieb.

Wir können, wo so etwas möglich wird, vom archetypischen Bild einer wilden Familie sprechen. Mit ihr korrespondiert das Bild des Kindes, das von Tieren aufgezogen wird, auf das ich im Zusammenhang mit archetypischen Mustern der Elternschaft noch eingehen werde.

Wilde Familien im archetypischen Sinn knüpfen an die Archetypen vom wilden Mann und der wilden Frau an (Milzner, 2024). Sie stehen dafür, dass menschliche Wesen sich in Naturbeziehungen einschmelzen. Wilde Familien sind daher solche, die aus einem Gefühl der Zusammengehörigkeit heraus wirken und handeln. Familie fragt hier nicht danach, was die Gene sagen, sondern was uns zusammengehören lässt. Familie ist, was sich sucht und was sich verantwortet.

Wer erzählt den Familienmythos?

Familienmythen als Probleme und Ressourcen

Das Wesen von Familienmythen

Familie lässt sich auch als Metapher auffassen (Stone, 1985). Familie meint dann vor allem Zusammengehörigkeit. Zusammengehörigkeit aber lässt sich jenseits der Metaphorik auch erleben. Nach einer psychedelischen Erfahrung kann zum Beispiel der Eindruck zurückbleiben, mit buchstäblich allem verwandt zu sein – ein Eindruck, den Meditationserfahrene gleichfalls kennen, nur zumeist tiefer und vor allem dauerhafter. Und der der Kern aller mystischen Erlebnisse ist, in denen wir uns als entgrenzt und allgemein zugehörig erleben.

Alle diese Erlebnisse aber müssen erzählt werden, um allgemein zugänglich zu werden. Familien sind daher auch das, als was sie erzählt werden. Wir erzählen von dem, was uns wichtig ist. Und wir erzählen es Menschen, die uns wichtig sind. Alles, was wieder und wieder erzählt wird, durchläuft dabei Veränderungen, weil Erinnerungen nur in Ausnahmefällen exakt sind. Und nur ganz wenige Bestandteile werden immer wieder ähnlich erzählt, teils sogar mit demselben Wortlaut. So entstehen Familienmythen.

Mit Mythen verbinden wir Erzählungen über Gottheiten, Heldinnen und Könige, die in einer früheren Zeit für wahr genommen wurden und von uns heute als eindrucksvolle Geschichten erinnert werden. Mythen sind jedoch auch eine Chiffre für das, was als unwahr oder unwissenschaftlich angesehen wird. Das Mythische wird dabei als etwas Spinnertes dargestellt, das nicht weiter ernst zu nehmen ist.

Und dann gibt es die Mythen, die Menschen um sich herum spinnen und aus denen eine »persönliche Mythologie« (Feinstein u. Krippner, 1995) erwächst. Aus ihnen wird im angenehmsten Fall eine kohärente Erzählung, in der Widersprüche und Unverständlichkeiten aufgehoben und einem größeren Ganzen eingeschmolzen werden.

Ein solches größeres Ganzes sind auch Familienmythen. Familienmythen bündeln das, was eine Familie von sich glaubt und erzählt. Unabhängig davon, ob Familienmythen im faktischen Sinn korrekt sind, schaffen sie eine eigene Wahrheit, die je nach Inhalt und Erfahrung als bereichernd oder als beengend erlebt wird. Familienmythen sind wie alle Mythen Geschichten, die man immer wieder erzählt. In uns gibt es so etwas wie einen »mythischen Schaltkreis« (Milzner, 2013), der das Tradieren und Immer-wieder-Erzählen repräsentiert. Mit dem Erzählen wird das Erzählte selbst zu etwas immer wahrer Erscheinendem. Es geht uns dann wie J. R. R. Tolkien, der nach Aussage seines Biografen gegen Ende seines Lebens die von ihm erzählten Geschichten immer mehr für wahr nahm (Carpenter, 1979).

Familienmythen erfassen vor allem, was eine Familie über sich selbst meint, erzählt und tradiert. Sie können ebenso potenziell fördernd (»Wer zur Familie X gehört, ist kreativ begabt«) wie potenziell hemmend sein (»Wer zur Familie X gehört, kann kein Mathe«). Sie stellen Kinder wie Eltern in »Lebenszusammenhänge« (Riess, 2007) und können so deren Sicht auf sich selbst maßgeblich beeinflussen.

Familienmythen können beträchtliche Probleme herbeiführen, wenn nämlich zum Beispiel ein Familienmitglied in die mythische Erzählung nicht hineinpasst. In der Arbeit mit psychotischen Patientinnen und Patienten werden Familienmythen oftmals so erzählt, dass die betroffene erkrankte Person als »Drop-out« (im Sinne eines Herausfallens aus der Familie) kenntlich wird (Milzner, 2001). Und endlich bieten Familienmythen eine Möglichkeit an, Familiengeheimnisse zu bewahren (Bradshaw, 1997).

Die erzählte Familie

Lange vor der Entstehung der Familientherapie setzte Otto Rank sich als Psychoanalytiker bereits mit dem Bezug von Mythen und Familie auseinander und untersuchte etwa mythische Aspekte der erotischen Geschwisterliebe (Rank, 1926). Er erkannte dabei, dass die immer wiederkehrenden Geschichten von dem, was sich faktisch oder symbolisch in Familien ereignete, manches ans Licht brachten, was die konventionelle Kultur übersah.

Hierzu gehörten zum Beispiel Grenzüberschreitungen in Hinsicht auf Sexualität und Gewalt, brutale Revierkämpfe und Rivalitäten. Urmuster dieser Art durchziehen mythische Geschichten und Märchen immer wieder und so erscheint es erstaunlich, dass die meisten von uns immer noch Wunschbilder von solidarischen und liebevollen Abstammungsbeziehungen in sich tragen, die von der Realität weit entfernt sind. Man spürt hierin die lichte Seite des Familienarchetyps, in dem Liebe und Solidarität dominieren. Während die dunkle Seite des Familienarchetyps Enge und Grausamkeit hervortreten lässt.

Im vorangegangenen Kapitel stellten wir heraus, dass Familie im archetypischen Sinn nicht vor allem an Gene geknüpft ist, sondern an Ähnlichkeit, Verantwortlichkeit und Nähe. Wie aber bauen wir dies in die Beratung von Menschen ein, die sich auf immer wieder erzählte Geschichten zurückziehen, ohne sich dabei dem wirklich Gelebten zu öffnen?

Als Therapeutin oder Therapeut kennen wir viele Geschichten aus dysfunktionalen Familien. Wir werden geradezu zu Expertinnen und Experten für misslingende Beziehungen und für das, was eine Kindheit schlimm macht. Gewalttätige Väter, abwesende Väter. Fordernde Mütter, kalte Mütter. In Watte gepackt, im Regen stehen gelassen. Neidische Geschwister, vernachlässigte Geschwister. Eltern in schlimmen Ehen, die aber um der Kinder willen zusammenbleiben. Eltern, die einander verlassen und in der Folge bekriegen.

Das Gegenstück hierzu bilden die Erzählungen von Familienikonen. Als »Familienikonen« bezeichne ich Vorfahren, die in Erzählungen idealisiert werden und vor denen die Nachkommen im übertragenen Sinn niederzuknien haben, um sie sich zum Leitbild zu nehmen.

»Oma würde sich im Grab umdrehen«, heißt es etwa in einer Familie. Es geht darum, dass die einzige Tochter Nette sich weigert, den von den Eltern betriebenen Feinkostladen zu übernehmen, den die Großmutter einst gegründet hatte.

Ich erkunde mit Nette und ihren Eltern, um was für eine Frau es sich bei der Großmutter denn wohl handelte. Ich erfahre von ihrer ungeheuren Tatkraft, ihrem Mut, sich nach dem Tod des herzkrank aus der Kriegsgefangenschaft heimgekehrten Großvaters allein etwas aufzubauen.

»Und ich nehme an, sie hat dies nicht nur für sich, sondern für alle anderen mit aufbauen wollen?« Bedeutsames Nicken. Tatsächlich ist der Sohn, Nettes Vater, schon früh mit in den Laden eingestiegen. Lernte, woher der Kaviar kam, was beim Champagner zu beachten war und wie man die teuren französischen Käse schnitt und verpackte. *»Sie können mir glauben, da hatten Fehler gleich üble Konsequenzen«*, erzählt er.

Auch Nettes Mutter stieg nach der Heirat mit ins Feinkostgeschäft ein. Sie beschreibt jedoch, sie habe sich nie so richtig wertgeschätzt gefühlt. Aber für Unbehagen oder Kritik war da kein Raum, das Ethos der Gründerin in der Nachkriegszeit wirkte noch lange nach. Ich lade die Familie an dieser Stelle zu einer gemeinsamen Imagination ein:

»Vor mir ist in den letzten Minuten ein Bild entstanden, das Bild einer Frau, der das Leben hart mitspielte. Erst in den Trümmern ohne ihren Mann, dann mit einem kranken und wohl auch von seinen Erfahrungen gezeichneten Mann, und immer musste sie alles ordnen und dafür sorgen, dass es lief.

Und ich stelle mir vor, wie sie fühlte, sich zusammennahm, vielleicht weinte, wenn sie allein war, und dann weitermachte.

Hilfe vom Sohn dann und von der Schwiegertochter, aber einen Geliebten gab es nicht mehr. Das Glück des Erfolgs, aber ob sie sich dies erträumt hätte?

Ich kann Schmerz spüren und Tapferkeit – und auch Härte, so wie Menschen hart werden können, die gelitten haben, die aber nicht wollen, dass alles den Bach runtergeht, und die sich also zusammennehmen und weitermachen.

Und was wird das Vermächtnis dieser Frau sein: dass man einen Laden niemals aufgeben darf, den sie gegründet hat? Vielleicht, aber sie wusste doch sehr gut, wie schnell Zeiten sich ändern können, hatte das selbst ja erlebt. Vielleicht gab sie denen, die mit ihr waren, noch etwas anderes mit – eine Botschaft, ein Lebenswissen.«

Nachdem die Familienikone so als Mensch fühlbar geworden ist, frage ich reihum, was alle glauben, von ihr als Persönlichkeit mitgenommen und gelernt zu haben.

»Dass es schwer ist, Menschen gut zu behandeln, wenn man gelernt hat, sich zuzumachen.« Dies kommt von Nettes Mutter, die noch hinzufügt: *»Offen gestanden, sie hatte immer etwas Verehrungswürdiges. Aber nach dieser kleinen Übung tut sie mir leid.«* Ihr Mann nickt. *»Ich kannte meine Mutter ja. Und klar, ich wusste, sie hatte Hartes erlebt. Aber irgendwie kommt sie mir gerade näher.«*

Ich lasse eine kleine Weile vergehen, ehe ich mich der gemeinsamen Tochter zuwende und frage, was sie denn mitgenommen hat von dieser Annäherung an die Oma. *»Dass man sein Ding macht und sich auf eigene Beine stellt«*, sagt Nette. Ich reiche ihrem Vater ein Taschentuch, als er zu weinen beginnt.

Wer erzählt die Familiengeschichte?

In Familienmythen gewinnen einzelne unserer Ahnen anscheinend Unsterblichkeit (Manthey, 1997). Es werden Modelle und vorbildhafte Instanzen geschaffen (Didion, 2021). Zugleich belegen Studien, wie erzählte Familiengeschichte von nachprüfbarer Familiengeschichte abweicht.

Familienmythen sind daher eine Spielart des kommunikativen Gedächtnisses (Welzer, 2002). Verschiedene Hirnareale wirken bei ihrem Zustandekommen zusammen, so etwa sinnliche Erinnerungen, Interpretationen oder Befunde, die aus Fotos oder verbliebenen Briefen abgeleitet werden. Was sie zu Mythen macht, ist das beständige Wiederholen durch Neu-Erzählen. Jedes neuerliche Erzählen festigt dann den mythischen Faktor, in dem einzelne Muster immerfort wiederholt werden.

Mitunter sind dies recht simple Aussagen wie »Bei uns sind die Unmusikalischen zu Hause« oder: »In unserer Familie hatten alle immer Ballgefühl«. Sie gleichen den Aussagen, die in mythischen Geschichten über Helden und Gottheiten erzählt werden, indem sie jeweils ein oder zwei Merkmale überbetonen und eine differenzierte Darstellung vermeiden. Um ein Beispiel zu geben: Von Herakles wissen wir, dass er ungewöhnlich stark war und als kleines Kind schon zwei Schlangen erdrosselte, die ausgesandt waren, um ihn zu töten. Ob Herakles aber zum Beispiel gut im Kopfrechnen war, wissen wir nicht, denn dieser Faktor taucht in den Erzählungen nicht auf.

Welche Aspekte eine Familienmythologie betont und welche sie unter den Tisch fallen lässt, wird von denen bestimmt, die die Familiengeschichte erzählen. Wer aber ist dies im jeweiligen Einzelfall? Ich erkunde dies in Gesprächen, indem ich die fiktive Figur der Skaldin oder des Skalden einführe. In der nordischen Welt waren dies Sänger und Geschichtenerzählerinnen, deren Aufgabe es war, die Geschichte einer Sippe oder eines Volkes sowie seiner Gottheiten weiterzutragen.

Nachdem ich die Figur der Skaldin und des Skalden kurz eingeführt habe, möchte ich von einem älteren Elternpaar wissen: *»Nun, wer also erzählte Ihre Familiengeschichte? Wer war der entscheidende Skalde, die entscheidende Skaldin? Und wer hat Ihrem Sohn Lorenz seine Rolle zugewiesen?«*

Hintergrund meiner Frage ist die Entzweiung des Paars angesichts der Suchtentwicklung des einzigen Sohnes. Ich kenne den etwa 40-jährigen Mann und habe ihn eine Zeit lang behandelt, nachdem er in einer Suchtklinik gewesen war. Damals bereits war die Einbeziehung seiner Eltern Teil der Behandlung. Jetzt haben jedoch die Eltern das Gefühl, irgendetwas sei bei ihnen selbst kaputtgegangen. Und sie möchten sich damit beschäftigen, wie es wieder möglich werden könnte, dass alle in der Familie zusammenfinden.

Als wir dies erkunden, kommt plötzlich die Rede darauf, dass Lorenz immer schon als ungewöhnlich sensibel galt. Er war Musiker, ein großartiger Entertainer, aber trank immer zu viel, sodass er schließlich auch Gigs ausfallen ließ.

»Er kriegt den Nobelpreis oder landet in der Gosse« – so lautete ein Satz, der immer wieder gesagt wurde, auch von Onkeln und Tanten. Dass Lorenz hiermit eine mythisierte Position zugeschoben wurde, die des kaputten Genies nämlich, schien niemandem klar zu sein.

Tatsächlich haben Störungen in der Familiendynamik oft eine mythische Qualität, indem sie in ihrer Genese weit zurückreichen (Reiter, 1997) und Fakten hier nicht sicher von Interpretationen und Verzerrungen zu unterscheiden sind. Zudem haben Familienmythen auch Funktionen, indem sie beispielsweise Einzelnen Rollen zuweisen, die diese beschränken und mitunter auch stigmatisieren. Wer aber spinnt diese Mythen und ist so der Skalde oder die Skaldin der Familie?

Ich beobachte, dass Lorenz' Eltern sich einander physisch näherkommen, als sie mit meiner Unterstützung auf eine innere Erkundung gehen: *»Sie kennen die Geschichte und wie sie erzählt wurde, aber wer begann sie so zu erzählen? Und woher hatte sie oder er die Legitimation dafür, womöglich den Auftrag? Skaldinnen und Skalden handeln im Sinn von Familien, Sippen und Völkern. Aber ist es nicht legitim, dies auch neu zu erzählen?*

Und wenn ich Sie frage, wohin der Satz ›Lorenz kriegt den Nobelpreis oder endet in der Gosse‹ Sie tragen mag, wie weit zurück – was wird dann wohl sichtbar werden, spürbar oder ahnbar?«

Ich wiederhole diese imaginative Reise in zwei Sitzungen mehrmals. Und beobachte, dass hiermit ein Suchprozess in Gang kommt, der dem Paar guttut. Am Ende steht die Vermutung im Raum, dass es ein verstorbener Onkel war, der wohl eine eigene Wunschvorstellung auf Lorenz projiziert hatte. Dieser Onkel wäre gern Maler geworden, hatte sich aber um der materiellen Sicherheit willen zu einer Karriere in einer Versicherung entschieden. Auch war er für seine Freude an alkoholgesättigten Feiern bekannt.

»Ein Skalde ohne den Auftrag dazu«, sage ich, »kann schnell die eigenen Bedürfnisse mit denen der Familie verwechseln.«

»Ich sehe unseren Sohn jetzt anders«, sagt der Vater. *»Aber Onkel Martin auch.«* Seine Frau blickt ihn ernst, aber nicht unfreundlich an. *»Lorenz muss kein Genie sein und er muss auch nicht in der Gosse landen. Es reicht, dass er ein guter Musiker ist und mit einer Krankheit kämpft.«*

Erzählte Begabung und erzählte Minderbegabung

Wer die Geschichte der Familie erzählt, erzählt ihre Gegenwart. Wer die Familie erzählt, nimmt eine Machtposition ein. Denn mit der Erzählung der Familie sind Möglichkeiten verbunden, aber auch Grenzen. An ganz einfachen Beispielen kann dies deutlich werden:

»Wir Schuberts, Herr Milzner, können alle mit Mathe nichts anfangen. Die ganze Familie. Gibt es doch, so wie Familien, in denen niemand musikalisch ist.«

»Eigentlich nicht, würde ich meinen. Ich würde eher sagen, es gibt ungewöhnlich musikalische Familien. Die Bachs waren so eine, Johann Sebastian Bach, seine Söhne und die kleine Anna Magdalena. Aber auch bei denen bin ich mir nicht sicher, wie sie auf Rhythmen reagiert hätten, auf Jazz oder auf Techno.«

»Na, das ist aber doch ein Extrembeispiel. Kein Mathe zu können, ist doch wohl etwas anderes.«

»Lassen Sie uns mal darüber nachdenken, was damit denn gemeint ist. Können Sie alle nicht kopfrechnen und werden an jeder Kasse im Supermarkt unsicher, ob der Betrag denn stimmt? Oder fehlt Ihnen das Gefühl für Maße und Sie können mit Metern und Kilometern nichts anfangen? Oder Sie wissen ein Quadrat nicht von einem Rechteck zu unterscheiden?«

Die Klientin und ich kennen uns schon eine Weile, und als ich meine Beispiele aufliste, muss sie lachen: *»Nein, nein, so weit reicht es noch. Aber zum Beispiel dieser Satz des Pythagoras, den habe ich bis heute nicht kapiert …«*

»Vielleicht liegt es an der Art, wie er vermittelt wird. An den Begriffen zum Beispiel. Aber ich wüsste gern etwas anderes: Wie klänge der Familienmythos von den matheunfähigen Schuberts denn wohl, wenn er von einer anderen Person erzählt würde? Also etwa so: Ein Schubert bist du? So. Die können ja alle nicht rechnen.«

»Na, dem würde ich was erzählen!«

Dieselbe Erzählung wird offenbar, kaum dass sie von einem Außenstehenden wiedergegeben wird, ganz anders erfahren und setzt andere Kräfte frei. Der Familienmythos bleibt dabei erhalten. Aber die Machtverhältnisse haben sich gewandelt. Dienen Familienmythen wie die von einer familiären Minderbegabung zumeist dem Selbstschutz, so wird mit dem Übergang des mythischen Spiels auf eine fachliche Autorität – einen Erzieher, eine Studienrätin – plötzlich eine Entwicklungschance verbaut. Denn Urteile und Diagnosen von Fachpersonen haben durch die Hierarchie, in der sie gefällt werden, eine gesteigerte Suggestivkraft, die auch da wirken kann, wo man sich gegen sie wehrt.

Die erzählte Familienwunde

»Gibt es in Ihrer Familie so etwas wie ein familiäres Trauma? Etwas, das einschneidend war, Schlimmes bewirkte und zu einem wiederkehrenden oder immer wieder erzählten Thema wurde?«

Mit dieser einleitenden Frage wird in einer hypnosystemischen Beratung die Chance erwirkt, Probleme von den Einzelnen abzulösen und einem größeren, früheren Geschehen zuzuordnen. Familienmythen stehen mitunter mit etwas in Verbindung, das wir als »Familientrauma« (Neuburger, 2007) bezeichnen können. Ein Familientrauma kann etwas bereits weit Zurückliegendes sein, dessen Auswirkungen aber alle betreffen. Insbesondere Kinder erleben häufig Traumafolgen, die mit dem von ihnen gelebten Leben nichts zu tun haben (Renggli, 2016; Wilkins-Smith, 2023). Beispiele für solche nachwirkenden Traumata können Bombardierungen, durch Krieg zerrissene Familien sowie Vertreibungen oder Umsiedlungen sein, wie sie im Zusammenhang mit Eroberungen und Rückeroberungen stattgefunden haben und noch stattfinden.

Familientraumata in ihrer archetypischen Gestalt tauchen gern in Form eines Fluchs auf, der ein und dieselbe Familie immer wieder heimsucht. Eine andere Variante ist, dass ein Familienmitglied es sich mit einer Gottheit verdorben hat und diese Gottheit das Familienganze hierfür büßen lässt.

Eine moderne Interpretation des »Familienfluchs« (Cowitz, 1992) besteht in der nicht aufgearbeiteten Misshandlung von Kindern. Sowohl das Leiden des betroffenen Kindes in seiner Entwicklung als auch die fehlende Auseinandersetzung mit der seelischen Gewalt bedingen, dass es in der betroffenen Familie immer wieder Bruchstellen gibt.

Als Therapeut verwende ich alternativ zum Traumabegriff das Wort »Familienwunde«. Dies einmal, weil »Wunde« suggestiv etwas anderes auslöst als das gegenwärtig inflationär gebrauchte Wort »Trauma«, dessen Verwendung ursprünglich einen klinischen Hintergrund hat. Zudem stehen bei einer Wunde immer die Frage nach deren Heilung im Raum sowie das im Hintergrund liegende Wissen, dass Wunden auch von selbst heilen können. Zur Bearbeitung der Wunde ist aber die Frage zu stellen, was die Heilung denn begünstigen würde und was zu tun sein kann, um die Wunde dazu zu bringen, sich aus der Tiefe und von den gesunden Rändern her zu schließen.

Wenn zum Beispiel ein Vater gegenüber seinen Kindern gewalttätig oder sexuell übergriffig wird, dann betrifft das, was geschieht, aus systemischer Sicht immer alle. Nicht nur die ersichtlichen Opfer und Täter, sondern auch die Zuschauenden und die, die feige die Augen davor verschließen. Und endlich die, die einige Jahre später geboren werden und von den Sünden »von früher« lieber nichts wissen wollen.

Therapeutinnen wie Cloé Madanes (1997) haben Riten entwickelt, in denen etwa Täter ihre einstigen Opfer auf den Knien um Verzeihung bitten müssen. Und auch dies betrifft nur vordergründig den einen, den Täter. Wer es mit ansieht – mit ansehen *muss* –, wird unweigerlich mit der eigenen Rolle (stiller Duldung, feigem Verschweigen, ängstlicher Leugnung) konfrontiert.

Am Beispiel Vertreibung

Mir sitzt ein Mann von knapp vierzig Jahren gegenüber, mit dem ich versuche, ein Familienmuster zu verstehen. In einer Familienskulptur, die er mir aufgezeichnet hat, erscheinen ungewöhnlich machtvolle Großeltern, die er zugleich schattenhaft schraffiert hat. Ich erkundige mich, ob die Großeltern tatsächlich so viel Macht besaßen oder ob etwas anderes sie so übermächtig erscheinen lässt.

Die Antwort des jungen Mannes erstaunt mich: *»Nein, das ist die alte Heimat.«* Er intoniert »alte Heimat« mit einem scharfen, gepressten Geräusch. Ganz offenbar ist hieran nichts Angenehmes geknüpft. *»Alte Heimat, kalte Heimat. Schon mal gehört?«*, fragt er.

Gehört sicher. Nicht immer mit derselben zynischen Aufladung. Aber dass Menschen aus Schlesien oder dem Sudetenland, aus Pommern oder Ostpreußen als Ewiggestrige angesehen und manchmal auch herablassend betrachtet wurden, das weiß ich und habe ich auch schon erlebt.

Dass Menschen, denen Vertreibung widerfuhr, oftmals schwer traumatisiert sind, ist unbezweifelbar. Sie mögen äußerlich zurechtkommen, aber die Innenbeleuchtung zeigt etwas anderes. Zugleich geraten ihre Kinder und Enkel oft in emotionale Strömungen, die mit ihrem individuellen Leben wenig, mit der Familienwunde jedoch viel zu tun haben. Das Erlebnis von Fremdheit zählt hierzu, das sich oft erst in der zweiten oder dritten Generation vertriebener Menschen massiver aktualisiert. Dies kann wie eine innere Besetzung erlebt werden, verbunden mit der Auflage, am neuen Ort – dort, wo das Kind geboren wurde – nicht heimisch werden zu *dürfen.*

Im Fall des Klienten hilft eine Trance weiter, die ihn auf eine Reise in die mythische Familienheimat schickt. Ich bereite die Trance vor, indem ich davon spreche, dass man manchmal wie ein Archäologe oder eine Paläontologin mit einem Forschungsansatz ganz weit in der Zeit zurückgehen muss, um zu entscheidenden Erkenntnissen vorzustoßen. Auch rüste ich den Klienten für diese Reise so aus, als wäre er eine Filmgestalt. Auf diese Weise erreiche ich, dass die Reise zwar ernsthaft, aber nicht zu ernsthaft angetreten werden kann.

»Während Sie nun zu reisen beginnen, in eine Vergangenheit zu reisen beginnen, die nicht die Ihre ist und die trotzdem etwas mit Ihnen zu tun hat, sind Sie sich gewiss, dass Sie eine Mission erfüllen, eine Familienmission, eine Mission, die zugleich der ganzen Familie dient und auch Ihnen ganz und gar …

Sie spüren den Bogen von hier nach dort, einen Bogen der Zeit, einen Bogen der Orte, weit geschlagen, genau richtig berechnet, sodass Sie ankommen, wo anzukommen wichtig ist. Und Ihr Unbewusstes weiß das, weiß Ort und weiß Zeit, ganz richtig, genau richtig. Mit der Sicherheit einer Instanz, die alles Wesentliche weiß und bewahrt, führt das Unbewusste Sie an die richtigen Plätze zu den richtigen Zeiten.

Dort sammeln Sie etwas, sammeln Bilder und Klänge, vielleicht Stimmen und Gesichter, vielleicht nichts von alledem, aber Eindrücke, Stimmungen, etwas, das herumliegt oder das in der Luft liegt …

Und wenn Sie zurückkommen werden, zurück in die heutige Welt und an heutige Orte, wird etwas in Ihnen sein, und auch was Sie mitgebracht haben, wird Sie dabei unterstützen zu klären und sich zu orientieren, sich zu helfen und zu heilen.

Was immer es sein wird, dieses Mitgebrachte, stofflich oder wie etwas Geistiges, greifbar oder eher ahnbar – es wird bedeutsam sein, wird helfen zu verstehen oder zu erfühlen, wird Ihnen helfen zu heilen, auf welchen Wegen auch immer.«

Die bewusst vage gehaltene Trance lässt offen, worin ein Erkenntnisgewinn bestehen und wie ein Mitbringsel aus der anderen Zeit oder vom anderen Ort aussehen kann. Manchmal sind es konkrete Dinge – ein Ring, eine Haarbürste, ein Buch, eine Erinnerungstafel –, manchmal ist es eher eine emotionale Spur, etwas wie ein Berührtsein von einer anderen Sphäre. In jedem Fall aber wird das Vergangene in seinem Wirken gewürdigt und die Perspektive erzeugt, dass nun etwas besser werden wird.

Familienmythen unterschiedlich erzählen

Erzählungen können Wunden heilen, aber auch offen halten. Wer die Familienwunde erzählt, kann von sehr verschiedenen Interessen geleitet werden. Von dem Bedürfnis, eine Legende zu weben beispielsweise. Oder auch von der Angst vor dem Vergessen alter, als bedeutsam erlebter Ereignisse. In verschiedenen Beratungssituationen habe ich Wege erkundet, wie das Erzählen von Familie und Familienwunde in konstruktive, also heilsame Bahnen gelenkt werden kann. Zunächst wird die Art erkundet, wie die Erzählung jetzt – und zumeist also immer wieder – entwickelt wird. Oftmals geschieht dies in einer Weise, die wir als Tragödie bezeichnen. Etwas Schreckliches geschieht unausweichlich.

Nun thematisieren wir die Rolle, die Hoffnung und Erinnerung in der Erzählung spielen. Häufig erweist sich hierbei, dass die Hoffnung darauf, das Geschehene irgendwie ungeschehen zu machen oder aber hinter das Geschehene zurückzukönnen, mit der Erzählung der Familienwunde zusammenhängt.

Wie ich es in einem Projekt zu den Zusammenhängen von Trance, Suggestion und Theater einmal entwickelt habe, stellt die Hoffnung einen wesentlichen Faktor dar, der eine Geschichte zur Komödie oder zur Tragödie macht. Das Prinzip der Tragödie wird benannt als »Das Leben ist zwar ernst, aber nicht hoffnungslos«. Das Prinzip der Komödie dagegen lautet in dieser Intervention: »Das Leben ist hoffnungslos, aber nicht ernst« (Milzner, 1999a).

Um die Familienwunde heilen zu können, muss daher die Ambivalenz der Hoffnung anerkannt werden. Hoffnung ist wichtig da, wo wir uns in einem Zustand des Leidens befinden und das Hoffen uns fühlen lässt, dass dies anders werden kann. Hoffnung kann aber auch passiv machen und bewirken, dass wir *nur* hoffen, ohne neu zu handeln. Therapeutinnen oder Berater können an dieser Stelle mit folgender Intervention helfen:

»Wir brauchen nicht zu hoffen, wo wir handeln können. Hoffnung auf Rettung ist da gut, wo wir hilflos sind. Hier aber können wir helfen, neue Ordnungen schaffen, umgestalten. Alles Verwundete möchte ja heilen. Und wir werden nun, anstatt zu hoffen, genau dies tun. Neue seelische Ordnungen erzeugen, indem wir das Vergangene neu erzählen.«

Nun heißt es, die erlebte und immer wieder erzählte Geschichte nicht als Tragödie, sondern als Komödie zu erzählen. Oder als Märchen. Oder als Erlösungsgeschichte. Entscheidend ist, dass nicht die Fakten infrage gestellt werden, sondern die Erzählweise. Hierdurch entsteht ein Spiel mit den familiären Mythen, das deren Verkrustungen aufweicht und zugleich die Bedeutung derer würdigt, die die Familienmythen erzählen.

Wie werden wir Eltern?

Archetypen von Elternschaft und Betreuung

Die betreuende Horde

Familie beginnt, so meinen wir, mit einem Paar. Aber das stimmt nicht. Familie beginnt weit eher mit einem Kind. Wohl muss dieses Kind im biologischen Sinn Eltern haben, um ins Leben zu kommen. Aber das Gelebt-Familiäre hängt in archetypischer Hinsicht nicht zwingend an einem Elternpaar. Sondern an der Beelterung eines Kindes.

Unser vom bürgerlichen Leben geprägtes Bild von einem Liebespaar, dem dann Kinder geschenkt werden, stellt eine friedliche Variante von etwas dar, das im historischen, im archetypischen und mythischen Sinn ganz anders aussehen kann. Kinder werden nicht nur in Liebe gezeugt, sondern auch bei Gewaltakten, sie werden als »Kuckuckskinder« untergeschoben und man empfängt sie nicht nur als Frucht der Liebe, sondern auch als Störenfriede und Konkurrenz. Sie werden weggegeben und bedroht, Opfer von Stiefmüttern und um ihre Macht bangenden Vätern. Man setzt sie aus, wirft sie wilden Tieren vor und lässt sie mit sich selbst allein.

Wir müssen uns den Ursprung von Familie daher anders vorstellen, als es uns die verkitschte Vorstellung vom glücklichen Paar mit glücklichen Kindern nahelegt. Der wahrscheinlichste Ursprung von Familie ist vielmehr die Horde, eine Lebensgemeinschaft, die wir von verschiedenen Affenarten her kennen und die als Bild einer Urhorde in Darwins und Freuds Schriften eingegangen ist (Cobabus, 2004). In der Urhorde kommt es auch zu sexuellen Kontakten, denen aber kein verbindliches Muster der Paarbildung zugrunde liegt. Insofern ist die väterliche Rolle eher minderbesetzt, Unterstützung erhält die Mutter von anderen Müttern (Ahnert, 2020).

Diesseits und jenseits von Väterlichkeit und Mütterlichkeit

In der jungianischen Welt ist viel über den Mutter-Archetyp geforscht und geschrieben worden. Väter dagegen spielen eine eher untergeordnete Rolle. Gerade heute, wo das Mitwirken von Vätern in der Betreuung so bedeutsam ist (Ahnert, 2023; Milzner, 2022), erscheint dies als etwas rückschrittlich, zumindest aber als Versäumnis. Denn wenn sich als Folge gelebter Menschheitsgeschichte auch kein Archetyp des »Großen Vaters« ausgeprägt hat, so gibt es doch Muster der Väterlichkeit, die archetypisch repräsentiert sind.

Ein Gleiches gilt für die Mütterlichkeit, von der Helga Krüger-Kirn (2024) gezeigt hat, dass es wenig sinnvoll ist, diese an die Frau und den weiblichen Körper zu binden. Mütterlichkeit, so verstanden, ist vielmehr *menschlich.*

So richtig dies ist, so richtig ist aber auch: Es gibt einen Archetyp der Großen Mutter als einer Urkraft, die uns hervorgebracht hat, die uns trägt und schützt und nährt. Ihr haben viele Kulturen ganz unterschiedliche Bilder gewidmet, von der Erdmutter Gaia bis zur Himmelskönigin (Milzner, 2024). »Mother Nature« und »Mutter Erde« sind sprachliche Ausformungen dessen, was in diesem Archetyp wirkt.

Die andere, dunkle Seite des Archetyps der Großen Mutter soll freilich auch nicht unterschlagen werden. Es ist die herrische, die Anbetung fordernde Machtinstanz, die, tiefenpsychologisch gesprochen, ihren Verlust an Autonomie und Möglichkeiten der Selbstverwirklichung durch Unterdrückung kompensiert.

Ich zeige im nächsten Kapitel, wie dem entgegenzuwirken ist und dass der Mutter-Archetyp seine lichten Seiten da am verlässlichsten entfaltet, wo er von anderen archetypischen Mustern ergänzt wird. Hier möchte ich anstelle von Mutter- oder Vater-Archetyp zunächst von einem Archetyp der Elternschaft oder des Beelterns sprechen.

Elternschaft als Krönung und Entthronung

Eine umgangssprachliche Wendung besagt, dass Elternschaft die Liebe eines Paars krönt, ihr also die Krone aufsetzt. Im archetypischen Sinn bedeutet dies: Werdende Eltern lassen den Status von Prinz und Prinzessin allmählich hinter sich und werden im Elternsein zu Königin und König.

Der Archetyp von Königin und König wird mit Herrschaft in Verbindung gebracht, mit Macht und Führungsstärke. Das greift freilich zu kurz, denn die Mythen zeigen uns, dass die gute Herrschaft von Königin und König immer auch bedeutet, dass es einem ganzen Volk gut geht. Daher ist der Archetyp der Königin und des Königs nur in der dunklen Variante primär an die Ausübung von Macht gekoppelt. Eher ist es die umfassende Verantwortung, um die es hier geht und die eine Regentschaft strahlend macht und glanzvoll.

So können wir Eltern diesen Archetyp anbieten als prachtvoll gelebte Verantwortlichkeit. Nicht mehr prinzlich und prinzessinnenhaft, dies wäre im seelischen Sinn nicht hinreichend, weil zu klein.

Zugleich jedoch erleben insbesondere Väter oftmals so etwas wie eine Entthronung. Es ist, als hätte das winzige Wesen, das zu ihnen gekommen ist, ihnen ihren Platz genommen.

Freuds Wendung »His Majesty the Baby« nahm den natürlichen Narzissmus des neu geborenen Kindes in einer humorvollen und warmen Weise in den Blick. Bis heute ist diese Wendung Anlass für Diskussionen und Erörterungen, die sowohl die klinische Praxis betreffen (Blumenberg, 2006) als auch ins politische Feld hineindriften (Schwartz, 1989).

Nicht nur Freud, auch Ellen Key (2006) sprach dem Kind in ihrem im Jahr 1900 erschienenen Werk »Das Jahrhundert des Kindes« Majestätisches zu. Im Unterschied zu Freud, der den kindlichen Narzissmus wohlwollend betrachtete, fand sie jedoch eher zu einem pathetischen Ton, als sie erklärte, das Wort »Kind« könne nur stellvertretend für den Begriff »Majestät« verwendet werden.

Als Freud und Ellen Key dem Baby Regentschaft zusprachen, war in ihnen möglicherweise ein mythisches Bild wirksam, nämlich der Archetyp des göttlichen Kindes. Dieses Bild ist bezogen auf die Kindheit der einzige Archetypus, dem in der jungianischen Welt größere Aufmerksamkeit zuteilwurde (Jung u. Kerényi, 1951; Jasnow, 2007). Freilich ist dieses Urbild eher Teil einer spirituellen Intelligenz (Milzner, 2024), als dass es den Umgang mit dem konkreten, mit uns lebenden Kind fördern würde. Ja, es kann dahin kommen, dass der Archetyp vom göttlichen Kind dem konkreten Kind sogar schadet.

Denn das göttliche Kind hat in mythischen Erzählungen und Legenden nicht nur eine überlegene Einsicht in die tieferen Zusammenhänge der Welt und die Hierarchie der Werte. Es ist überdies auch eigentümlich bedürfnislos. Als der zwölfjährige Jesus im Tempel den Schriftgelehrten eine eindrucksvolle Lehreinheit erteilt, da fühlt er sich dort ganz zu Hause und hat seine Mutter Maria und ihren Mann Josef nicht vermisst.

Zudem erscheint das göttliche Kind auf eine Weise beschirmt, dass ihm trotz mannigfaltiger Bedrohungen kein Übel widerfährt. Der kleine Moses, im Binsenkörbchen ausgesetzt, wird ausgerechnet von des Pharaos Tochter gefunden. Der nur wenige Monate alte Herakles, den zu töten zwei Schlangen gesandt wurden, erdrosselt diese mit seiner übermenschlichen Kraft.

Wo der Archetyp des göttlichen Kindes also auf ein konkretes Kind projiziert wird, da besteht die Möglichkeit, dass das Kind in seinen Bedürfnissen nicht mehr erkannt wird, dass es so wirkt, als hätte es eigentlich alles. Und bräuchte keinerlei emotionale Wärme, keinen Halt und keine Förderung mehr.

Das größte Problem aber besteht darin, dass der Archetyp des göttlichen Kindes in Eltern – erfahrungsgemäß zumeist Vätern – die Projektion einer Übermacht auszulösen vermag, die sie selbst in Gefahr bringt. Tatsächlich reklamieren etwa gewalttätige Väter die Kindposition für sich, wenn sie von ihren Gefährtinnen Verständnis für ihre Gewalt erwarten, das sie selbst dem geschlagenen Kind verweigern. Auch erleben sie, spricht man eingehender mit ihnen, eine innere Parallelführung von Herrschaft und fehlender Selbstkontrolle – so, als dürfe ein König ab und zu ausrasten und es könnte seinem Status nichts anhaben.

Es ist also wichtig, dass wir den Archetyp des göttlichen Kindes vom tatsächlichen Kind unterscheiden. Das göttliche Kind ist ein »Gottesbild« (Schwarzenau, 1988, S. 11) und nicht etwa das Urbild eines Kindes.

Elternschaft als zweite Geburt

Mit der Geburt kommt ein Kind ins äußere Leben, das zuvor im Leib der Mutter gewesen war. Aber auch für die Eltern findet so etwas wie eine »Geburt« statt, indem sie nämlich von zwei Erwachsenen zu »Eltern« werden.

Das hiermit zusammenhängende archetypische Bild ist die »zweite Geburt«. Die zweite Geburt wird für gewöhnlich mit dem Finden einer Bestimmung assoziiert (Prinz, 2009). Dass zwischen dem Finden einer Bestimmung und moderner Elternschaft vielfach ein Spalt klafft, kann eine schmerzliche Erkenntnis sein. Aber es besteht kein Zweifel daran, dass das Erlebnis der Geburt eines Kindes in den Eltern etwas in Gang setzt, das wir mit der Geburt eines neuen Persönlichkeitsanteils gleichsetzen können.

Wird dieser Teil zurückgewiesen, so stagniert der Vorgang der zweiten Geburt in Hinsicht auf die Elternidentität. Margaret Mahler meinte, dass es mit Blick auf die individuelle Persönlichkeit sein kann, dass wir seelisch nicht zu Ende geboren werden (Mahler, Pine u. Bergman, 2008). Ich glaube, dass sich dieser Vorgang an bedeutenden Schwellenübergängen wiederholt, dass wir also unter Umständen auch im Elternsein nicht zu Ende geboren werden. Das bedeutet, dass biologisch und formal Elternschaft besteht, psychisch aber nicht, weil der innere Schritt zu Mutter- oder Vaterschaft nicht vollzogen wurde.

Wie nun diese Form der Elterngeburt vollenden? Ein vertrauter und richtiger Schritt könnte sein, die Erfahrungen mit den eigenen Eltern aufzuarbeiten. Ein anderer besteht darin, den Vorgang der eigenen zweiten Geburt in eine Trance zu überführen, die die Blockade thematisiert und langsam aufweicht, etwa so:

»Und dann waren Sie da. Vorher war etwas, aber jetzt waren Sie. Sie waren da. Sie regten sich, spürten sich und Sie entdeckten – nach leichtem Befremden –, dass es etwas gab, das waren Sie, und etwas anderes, das waren nicht Sie.

Und Sie erkundeten sich, erkannten sich und Sie nahmen das andere wahr, das es auch gab, aber Sie waren Sie, und das fühlten Sie tief …

Als dann die Glückwünsche kamen, weil Sie nun Eltern waren, da wussten Sie nicht, um was für ein Glück es da gehen sollte. Wovon sprachen die anderen da und woher wussten sie von dem, was sie da sagten?

Es ist wichtig, dass Sie spüren und sich erlauben, dass es so ist, dass auch Eltern erst geboren werden müssen und dass dies seine eigene Zeit hat. Man kann diese Geburt nicht chemisch einleiten, sie hat ihre eigenen Gesetze, aber Sie können sicher sein, dass in Ihnen etwas darauf wartet, geboren und fühlbar zu werden. Nennen Sie es Mutter, nennen Sie es Vater, nennen Sie es wie auch immer, des Kindes großer Freund, die große Fürsorge, Mentor oder liebevolle Königin – es gibt viele Namen für das, was Beelterung meint, und Sie können sicher sein, dass Ihr wissendes Unbewusstes die richtige Variante für Sie finden wird.«

Wunschbild und Archetypus

»*Schau dir vielleicht selbst einmal zu*«, sage ich zu Natascha, einer aus Russland stammenden Künstlerin, mit der ich eben noch über die Kunstszene von Sankt Petersburg diskutierte. Sie lebt mit Mann und Kind zusammen und ist, wie sie sagt, 24 Stunden am Tag im Busy-Modus: ins Atelier und in die Galerie, in der sie aushilft. Dann zum Bistro, in dem sie kellnert, weil das Geld nicht reicht. Dann einkaufen und irgendwann das Kind. Natascha schließt die Augen. Ich sage:

»Nimm mal an, du kannst dir von außen zuschauen, wie du als Frau, als Mutter, als Künstlerin so durch den Tag gehst. Was du machst, wie du es machst. Und was für einen Eindruck du von dir bekommst. Das geht am besten, wenn du dir einen Bildschirm vorstellst, zum Beispiel an deinem Laptop, und auf diesem Laptop läuft ein Film, ein Video, zusammengeschnitten aus ganz normalen Bildern aus deinem Leben und das Video heißt vielleicht ›Ein Tag im Leben von Natascha‹. Du schaust bloß zu, das Video läuft schon, einfach nur zuschauen.«

Die kleine Übung lassen wir einige Minuten dauern, dann öffnet Natascha die Augen wieder und atmet tief ein und aus. Ihre Stimme klingt scharf, als sie sagt: *»Wenn ich dich richtig verstehe, dann möchtest du das aktuell für mich und meinen Partner gültige Modell von zwei in Vollzeit arbeitenden Erwachsenen und dem Kind tagsüber in der Krippe für dich so nicht?«*

Nein, möchte ich nicht. Als Psychologe und als Therapeut halte ich es nicht für gut, weil zu viele seelisch wichtige Faktoren dabei ignoriert werden.

»Wir wollten das eigentlich schon so machen ...«

»Natürlich, ja. Wenn es eure Entscheidung ist, es dem Kind gut geht und ihr merkt, es ist für euch als Eltern eine gute Entscheidung: Dann tut ihr, was ihr für richtig haltet. Ich bin euer Familienberater, manchmal euer Therapeut, nicht euer Besserwisser.«

An dieser Stelle spüre ich: Natascha und ihr Freund schärfen ihr Bild, festigen die Entscheidungen, die sie bereits ansatzweise getroffen haben.

Das ist gut, denn so wird aus einem Mitschwimmen in dem, was alle machen, eine eigene Position. Bei manchen ist es genau andersherum. Die vom Mainstream bewirkte Entscheidung – das machen alle so, es wird einem ja auch geraten – beginnt zu schwanken. Will ich das wirklich, mein Kind erst spät am Tag wiedersehen? Werde ich das gut finden, das Kind morgens früh schon wecken zu müssen, um es in die Kita zu bringen und danach selbst pünktlich im Job anzukommen? Wollte ich nicht Herrin meiner Zeit sein? Wie passt das mit so viel verordneter Taktung zusammen?

Hier beginnt echte Auseinandersetzung – und in der Folge der Prozess des echten, des bewussten Wünschens. Bewusstes Wünschen hat mit Wählen zu tun, und um gut wählen zu können, muss man sich ein bisschen tiefer erkunden. Die ungeheuer große Zahl von Müttern und Vätern, deren Belastungsgrenze permanent angekratzt wird, deutet darauf hin, dass hier echter Notstand besteht hinsichtlich dessen, was wir wollen und wünschen könnten.

Was aber sagt unser archetypischer Hintergrund dazu? Natascha erfährt es, als sie darauf aufmerksam wird, wie oft sie das Thema ihrer Mütterlichkeit in ihre künstlerische Arbeit einbringt. Lachend erzählt sie mir, offenbar verlange das Kind nun seinen Platz in ihrer künstlerischen Arbeit, auch wenn es tagsüber die meiste Zeit mit den Erzieherinnen verbringt.

Ob sich das für sie gut anfühlt? Eher wie ein Kampf zwischen zwei Strömen, die beide aus ihrem Unbewussten kommen. Hier die freie, ambitionierte Künstlerin, dort die Frau, die sich ganz auf ihre Mutterschaft einlässt.

»Wie kriegt man das zusammen? Jetzt ist das Kind in meiner Kunst, aber ich bin nicht richtig frei. Muss ich kälter werden? Oder doch das Kind bei mir behalten?«

Wir gehen in eine geleitete Imagination:

»Du bist weit mit dir gekommen: Mutterschaft und Künstlerinnenschaft, zwei so große Themen, und es ist ganz nachvollziehbar, ja, ganz angemessen, dass sie scheinbar in Konkurrenz stehen zueinander, aber eben nur scheinbar.

Denn natürlich ist die Konkurrenz eine Ergänzung, Leben geben, Leben leben. Das Bild einer selbstverwirklichten Frau und das Bild einer Mutter, die das Leben liebt …«

Elternschaft als Auseinandersetzung

Als ich zum ersten Mal Vater wurde, war die Zeit der Schwangerschaft nicht nur von Freude, sondern auch von Auseinandersetzungen geprägt. Ich hatte als junger Therapeut all die Botschaften aufgesogen, nach denen Menschen mit problematischen Familienerfahrungen dazu neigen, diese an ihre Kinder weiterzugeben. So wie mein eigener Vater wollte ich nicht werden – diese Mischung aus Überfliegerintelligenz und Starrsinn in Hinsicht auf die eigene Meinung und diese Unfähigkeit zur Empathie einem Kind gegenüber hatten Schatten hinterlassen. Ich hatte viel davon in Selbsterfahrung und Gesprächen aufgearbeitet – aber wie konnte ich wissen, ob das genügte? Und ob nicht doch etwas Destruktives in mir geblieben war?

Ich habe dann als Vater eine ganz andere Erfahrung gemacht. Nämlich die, das zum Beispiel mein Ehrgeiz als Autor nachließ, was ich mir zuvor hätte schwer vorstellen können. Ich hörte nicht auf, ein Autor zu sein, erarbeitete sogar neue Projekte. Aber der darin wirkende Ehrgeiz hatte sich verändert. Auch erlebte ich Vaterschaft ungleich intensiver, als ich es erwartet hätte. Mein kleiner Sohn – das erste von vier Kindern – brachte eine Saite in mir zum Klingen, die ich zuvor nicht gekannt hatte. Ich hatte zu Kindern immer einen »Draht« gehabt – Merkmal all jener Erwachsenen, in denen das Kindliche noch präsent ist. Aber dass es diese Teilpersönlichkeit – Vater – gab, das war neu. Und es konnte auch nur neu sein, weil das, was wir »Teilpersönlichkeiten« nennen, jeweils neue Anteile unserer Identität sind, die erst in uns entstehen können, wenn hierfür die Voraussetzungen geschaffen wurden.

Heute glaube ich rückwirkend sagen zu können, dass eine archetypische Energie der Vaterschaft es war, die hier den Ausschlag gab. Dass ich väterlich sein konnte, das wusste ich schon von Freundinnen, die Kinder hatten. Aber der Zustrom dieser Väterlichkeit war anders, er hatte eine ganz andere Energie.

Es entstanden Suchprozesse in mir, wie Väterlichkeit aussehen konnte. Ähnlich wie bei Natascha gab es einen Strom, der nach Ausdruck strebte, was sich bei mir primär schriftstellerisch äußerte. Und einen anderen, der mit dem Kind zu leben wünschte. Anders aber als Natascha erlebte ich dies nicht im Sinn einer Konkurrenz. Vielmehr fehlten mir für beides die Modelle, denn Männer, die einerseits ihre Begabung lebten und andererseits ihre Väterlichkeit, kannte ich nicht.

Die Arbeit mit Archetypen, die sich als Teil der Weiterbildungen in Analytischer Psychologie parallel zu meiner beginnenden Väterlichkeit ereignete, setzte unerwartete Prozesse in Gang. Zum Beispiel erinnerte ich mich an das, was ich als Student der Verhaltensbiologie bei Leopardenmüttern gesehen hatte (Milzner, 2022). Sie zeigten eine beeindruckende Geduld im Umgang mit ihren Jungen, ließen diese sie zausen und auf sich herumspringen und machten nur, wenn es gar zu viel wurde, den Kleinen durch ein Knurren und Zeigen der Krallen deutlich, dass es nun reichte. Ließen die sich nicht beeindrucken, so erfolgte ein kurzes Aufspringen und Wegfegen der

Jungen, das dann für eine Weile für Ruhe sorgte. Nicht lange aber und die kleinen Leoparden sprangen wieder auf der Mutter herum und zausten sie wie zuvor.

Ich kam damals zu dem Schluss, dass die Welt der Archetypen bezüglich Elternschaft nicht auf das rein Menschliche beschränkt werden darf. Vielmehr zieht sie sich durch die Phylogenese und die Ontogenese hindurch. Es ist keine Übertreibung, wenn ich sage, dass ich von Leopardenmüttern einiges über Elternschaft gelernt habe. Es waren Inhalte, die ich in Diskussionen über Betreuung und Erziehung niemals fand, hingegen wohl in den archetypischen Motiven von Tieren, die ihre Jungen aufziehen.

In meiner Arbeit mit jungen Eltern benutze ich dieses Motiv mitunter, wobei ich die Leopardinnen, die bei manchen Befremden auslösen, durch Löwinnen ersetze:

»Vielleicht kann vor Ihrem inneren Auge das Bild einer Savanne erscheinen mit einer ruhenden Löwin, die Sie da liegen sehen. Sie ruht im Schatten einer Schirmakazie, ganz tief entspannt.

Ihre Trance gleicht dieser tiefen Ruhe der Löwin, ganz präsent und doch ganz bei sich. Dort vorn, da können Sie ihre Jungen sehen, eines oder mehrere, und wie sie herumtollen, Kinder eben …

Und da ist diese ruhende Löwin, ganz tief in sich ruhend und mit sich selbst verbunden. Sie ist ganz und elementar da und unübersehbar, spürbar ruhend in einer tiefen Kraft, die aus ihrer Natur kommt.

Wenn nun aber etwas geschähe mit den Kindern, wenn eines zum Beispiel einem Wasserloch zu nahe käme, an dem Krokodile warteten, so wäre die Löwin blitzartig da und würde das Junge am Nackenfell nehmen und achtgeben, dass ihm nichts Schlimmes widerführe.

Und dann wieder diese tiefe Ruhe, diese eigentümliche Kraft, diese Sicherheit, die die Löwin ausstrahlt und die Sie spüren oder in sich ahnen werden, wenn Sie gleich … gleich die Augen wieder öffnen.«

Betreuung von Menschenkindern durch Tiere

Die mythische und archetypische Welt kennt viele Formen der Betreuung. Die Bilder, die sie mitbringt, gehen weit über betreuende Mütter und Väter hinaus. Ja, sie schaffen einen ganzen Kosmos von Elterlichkeit.

Die bekannteste Form der Betreuung verwaister Kinder ist die durch Tiere. Romulus und Remus werden von einer Wölfin genährt. Mowgli im »Dschungelbuch« Rudyard Kiplings wächst gleichfalls unter Wölfen auf und wird später von einem Panther und einem Bären mentorhaft begleitet. Tarzan in den Büchern von Edgar Rice Burroughs wird in einer Rotte von Menschenaffen aufwachsen und damit der Primatenforscherin Jane Goodall ein frühes Leitmotiv liefern.

Die mythischen und literarischen Erzählungen von einer Beelterung durch Tiere haben einen verhaltensbiologischen Hintergrund. Immer wieder kommt es vor, dass Tiere sich, meist kurzfristig, um Menschenjunge kümmern, sie beispielsweise bergen, wenn diese ins Wasser gefallen sind. Dass hieraus keine grundsätzliche Möglichkeit entspringt, Kinder von Tieren versorgen zu lassen, ist natürlich klar – zumal Kinder auch immer wieder einmal Opfer von Tieren werden. Aber es scheint so etwas wie einen biologischen Hintergrund des archetypischen Bildes der Bemutterung und Bevaterung durch Tiere zu geben.

So kennen wir zum Beispiel seit dem 17. Jahrhundert die »litauischen Bärenkinder«, deren beelternde Wesen Bären waren. Seit dem 14. Jahrhundert ist immer wieder von »Wolfskindern« die Rede gewesen, so vom »Hessischen Wolfsjungen«, der nach eigener Auskunft Jahre unter Wölfen verbracht hatte (Saathoff, 2001). Berühmt wurde der Fall eines Victor genannten Jungen, der 1797 erstmals in einem Wald bei Aveyron erblickt wurde und den man über drei Jahre hinweg verfolgte, bis er eingefangen werden konnte. Sein nachtaktives Verhalten und seine Neigung, am Tag zu ruhen oder zu schlafen, deuteten darauf hin, dass eine Wolfsgemeinschaft ihn aufgenommen haben könnte (Malson, 1999). Generell erscheinen die von Tieren aufgezogenen oder über Jahre von ihnen behüteten Kinder als »Zöglinge der Natur« (Pethes, 2007), denen die menschliche Welt fremd bleibt.

Wir können dies bis in die moderne Zeit hinein weiterverfolgen. Robert Mayanja und John Ssebunya etwa teilten das Schicksal, in den 1980er Jahren in Uganda in einer Rotte von Grünen Meerkatzen aufzuwachsen, nachdem sie ihre Eltern durch Gewalt verloren hatten. In beiden Fällen versuchten die Meerkatzen, die Jungen vor menschlichem Zugriff zu schützen, als die Jungen aus der Rotte herausgenommen und in menschliche Verhältnisse überführt wurden.

Ähnlich verhielt es sich mit dem nigerianischen Jungen Bello, der von einer Schimpansenhorde aufgezogen wurde. Möglicherweise – dies ist jedoch nicht sicher – ist er auch von einem Schimpansenweibchen gestillt worden.

Es ist belegt, dass die unter Tieren aufgewachsenen Kinder es später in menschlicher Gesellschaft schwer hatten. Sie erlernten soziale Regeln der Menschenwelt nur widerwillig und erwarben zumeist auch die menschliche Sprache entweder gar nicht oder nur rudimentär. Dies alles lässt darauf schließen, dass sie früh auf die Welt der sie umsorgenden Tiere geprägt wurden und dass eine Umprägung auf menschliche Verhältnisse nur in Grenzen möglich war. Ob sie in der Tierwelt glücklicher geblieben wären, muss eine offene Frage bleiben.

Das Leitwolf-Dilemma

Das Bild eines unter Wölfen aufwachsenden Kindes ruft vor allem in Vätern ein Thema auf, das in den letzten Jahren vermehrt die Erziehungsdebatten befeuerte. Es ging um die Frage, inwieweit Eltern »Leitwölfe« sein müssen. Insbesondere Jesper Juul (2018) hat sich das Thema zu eigen gemacht, das zudem gut in eine Zeit passt, in der frei lebende Wolfsrudel wieder in unseren Wäldern Heimat finden.

Nicht wenige Eltern fühlen sich von der Idee angezogen, Leitwölfe zu sein. Die hiermit verbundenen Assoziationen lauten: Führungsstärke, wissen, wo es langgeht, keine Diskussionen, klare Kante zeigen. Themen, die auch in der Unternehmenskultur ihren Platz haben, aber nicht unbedingt für Familien geeignet sind.

Leitwölfe im archetypischen wie im biologischen Sinn sind Rudelchefs. Und in dieser Position selbst immer gefährdet, weil andere darauf warten, dass ihre Kraft nachlässt. Sie werden respektiert, aber nicht unbedingt geliebt. Und ihre Rolle in Hinsicht auf die Betreuung von Kindern ist fragwürdig. So ist es ja auffällig, dass es immer Wölfinnen sind, die sich in mythischen Erzählungen um die Menschenkinder kümmern. Die Leitwölfe sind dann eher die, die darüber entscheiden, ob das Kind im Rudel verbleiben darf.

Wo das archetypische Bild des Leitwolfs erscheint, lade ich daher dazu ein, die hier mitschwingende Dimension zu ergründen: dass ein Leitwolf respektiert wird, aber nicht unbedingt geliebt; und dass er erbarmungslos seinen Platz verliert, wenn die Kraft nachlässt und es zur Selbstbehauptung nicht mehr reicht. Schnell wird dann klar, dass das Bild in der Welt der Wirtschaft erheblich stimmiger wirkt als da, wo tiefe Bindungen und Liebeswünsche wirken und das Bild bestimmen dürfen.

Betreuung durch andere Wesen

Es ist denkbar, dass archetypische Bilder und Muster der Beelterung in kommenden Jahrzehnten auch neue Felder erschließen werden. In Mythen und Märchen treten nämlich nicht nur Tiere als beelternde Wesen in Erscheinung. Zwerge zum Beispiel betreuen, Elfen auch. Feen können sich um Kinder kümmern, mitunter rauben sie diese freilich auch und prägen sie in ihrem Sinn.

In Österreich und in Bayern gibt es Erzählungen von »Wildfrauen«, einem zarten Geschlecht, deren Wirbelsäule einer Mondsichel gleicht und die an Gebirgsbächen gesehen werden können, wo sie ihre langen, an Kutten gemahnenden Gewänder waschen. Ihre Fürsorge und ihre Kinderliebe sind bekannt, und mitunter bieten sie an, die Kinder armer Familien an deren Stelle großzuziehen (Steiner, 1984).

Wenn die mythischen Bilder, die sich mit der Betreuung durch andere Wesen verbinden, wieder stärker in uns wirken, kann es sein, dass ihr Gehalt sich auf Wesen überträgt, die weder menschlich noch tierisch sind, aber auch nicht der Welt der Naturwesen entstammen.

Ich spreche von den kommenden Maschinenwesen, die wie den Cyborg ja bereits eine eigene Mythologie umgibt (Saupe, 1998). Donna Haraway hat in ihrem »Cyborg-Manifest« geschrieben, dass wir auch mit den entstehenden Maschinenwesen familiäre Beziehungen eingehen werden (Haraway, 1995).

Vereinzelt gibt es bereits Bilder aus der Comicwelt oder dem Film, die darauf hindeuten, dass hier neue archetypische Muster entstehen. So in der Zeichentrickserie »Die Jetsons«, die in den 1960er Jahren von den Hanna-Barbera-Studios als eine Art Gegenstück zu den »Flintstones« (»Familie Feuerstein«) herausgebracht wurde. Hierin gibt es den Haushaltsroboter Rosie, ein Maschinenwesen voller Solidarität und Hilfsbereitschaft, das zugleich sensibel ist und anständig behandelt werden möchte. Rosie kümmert sich, wann immer die Eltern zu tun haben und die jugendliche Judy eigene Pläne hat, hingebungsvoll um den kleinen Jungen Elroy.

Auch der von Anakin Skywalker in »Star Wars« gebaute C-3PO ist als betreuende Instanz vorstellbar. Schon jetzt hat er Züge eines archetypischen Bildes.

Was wir zeigen und was wir verbergen

Schatten und Persona in Familienleben und Familienberatung

Den Schatten in die Beratung einführen

»Ich möchte Ihnen einen Vorschlag machen. Wir zeigen alle gern unsere guten Seiten, auch als Eltern. Aber die meisten von uns haben auch Angst vor bestimmten Anteilen, die vielleicht in uns sein könnten. Anteile unserer eigenen Eltern zum Beispiel.« Die Eltern nicken.

»Aber es ist beträchtlich leichter, so etwas anzuschauen, wenn man vorher würdigt, was gut gelaufen ist und gut läuft. Lassen Sie uns also zunächst erkunden, wo Sie Ihre schönsten, Ihre besten Seiten als Mutter bzw. als Vater erkennen.« Die Eltern werden ermuntert, die Augen zu schließen und sich selbst in Situationen zu sehen, in denen sie ihre Elternschaft besonders konstruktiv, womöglich auch schön erlebten.

Beide lächeln, als sie aus der kleinen Trance zurückkehren. Die Mutter spricht davon, wie sie die Kinder tröstete und insbesondere wie sie sich Abend für Abend zu ihnen legte, bis sie eingeschlafen waren.

Der Vater zögert einen Moment. Zunächst spricht er vom Fußballspielen mit dem Dreijährigen, auch wenn das, wie er einräumt, nur selten vorkam. Dann erzählt er von einem Moment, als die sechsjährige Tochter in einem Wutanfall ein Glas an die Wand warf: *»Ich bin stolz darauf, dass ich da nicht ausgerastet bin. Ich habe gesagt, bleibt sitzen, wir müssen das Glas zusammenfegen. Sonst nichts. Das finde ich wirklich gut, und das kam mir eben, als wir die Augen geschlossen hatten.«*

»Wunderbar. Und möchten Sie nun mit mir einen Schritt weitergehen?«, frage ich. Die Eltern nicken. *»Okay. Nun stellen Sie sich vor, wie Sie auf keinen Fall sein möchten. Was Sie nie und nimmer tun oder sein möchten.«*

Die Antwort fällt beiden Eltern leicht. Sie müssen nicht in Trance gehen, sie antworten spontan. Schlagen, kalt sein, ungerechte Strafen verordnen, die Kinder herabwürdigen. Alles dies geht gar nicht, darin sind beide sich einig. *»Und so sind wir auch nicht. Beide nicht.«*

Die Mutter blickt zu ihrem Mann hinüber und lächelt aufmunternd. *»Und auch sicher niemals gewesen, oder?«*, hake ich nach. Eine Pause entsteht. Beide Eltern scheinen irritiert. Dann ergreift noch einmal die Mutter das Wort. *»Schön wäre das. Und nein, geschlagen habe ich wirklich nie, jedenfalls nicht von mir aus. Aber zurückgeschlagen schon, wenn Milena mich schlug oder mich kratzte.«*

»Leicht zurückzuschlagen wird ja auch mitunter empfohlen, um dem Kind das Gefühl zu geben, dass kriegerische Attacken nicht ohne Antwort bleiben. Daraus wird dann im besten Fall so etwas wie ein liebevolles Gerangel«, erwidere ich.

»Aber so leicht war es nicht immer«, sagt die Mutter. *»Und manchmal spürte ich eine solche wilde Wut, dass ich hart hätte zurückschlagen können. Auch mehrmals.«*

»Und haben Sie das dann getan?«

»Nein, nein.« Eine Träne läuft der Mutter über die Wange. Ihr Mann tätschelt ihr die Schulter. Dann sagt er: *»Sie kann ja auch ein Teufelchen sein.«*

»Milena?«

»Milena, oh ja. Nicht meine Frau.« Er muss lachen. *»Ein richtiges Teufelchen, ja.«*

Was Schatten sind

Für gewöhnlich zeigen Klientinnen und Klienten gern den Teil von sich, mit dem sie einverstanden sind und von dem sie möchten, dass andere ihn bevorzugt wahrnehmen. Jung hat diesen Teil die »Persona« genannt; ein Begriff, den er der antiken Theaterwelt entlehnte. »Persona« bedeutet »Maske«, und so können wir uns die Persona als eine Sozialmaske vorstellen.

Was wir anderen nicht gern zeigen und auch vor uns selbst nach Möglichkeit verbergen, ist in der Jung'schen Terminologie der »Schatten«. Dieser repräsentiert alles, was wir nicht sein wollen und was trotzdem mit und in uns ist. Dabei handelt es sich nicht um einen zurückgewiesenen, mehr oder weniger kleinen Anteil unserer individuellen Persönlichkeit. Dieser kann am Schatten Anteil haben, aber der Schatten selbst ist älter und größer und bringt alles das mit sich, was wir immer wieder für überwunden gehalten haben und halten.

Es scheint auf der Hand zu liegen, dass man sich in einer Beratung nicht allzu viel mit der Persona beschäftigen muss. Denn diese verbirgt ja eher etwas, als dass sie wichtige Persönlichkeitsanteile sehen lässt. Vielmehr ist es der Schatten, der uns interessiert. Und dessen Integration Eltern nachhaltig stärken kann. Dies wäre die tiefenpsychologische Lesart, und an ihr ist viel Wahres.

Ich möchte jedoch in diesem Kapitel nicht nur Einblicke in die hypnosystemische Schattenarbeit geben, sondern auch die Persona rehabilitieren, die durchaus als Ressource genutzt werden kann. Jung hat Schatten und Persona nämlich als ein Paar der Gegensätze entworfen (Conradi, 2017). Wer sich mit dem Lichten und dem Schatten gleichermaßen verbunden weiß, der gelangt demnach in die Mitte.

Wenn der Schatten sich einschleicht

Lotte, eine Kollegin, die seit Langem mit ihrer Ehe unzufrieden ist, kommt für einige Sitzungen in meine Beratung. Sie beschreibt, wie ihr Gefühl für ihren Mann ganz langsam aus der Beziehung herausgeflossen sei.

»Aus der Beziehung?«, frage ich nach. *»Nein, du hast recht. Aus mir ist das Gefühl herausgeflossen.«*

»Und hat es sich irgendwohin bewegt? Wenn wir in der Tiefenpsychologie sagen, dass die Libido wandert, dann meinen wir, dass sie sich lösen und woandershin bewegen kann. Hat sie das bei sich beobachtet?«

»Nein, ich glaube, damit bin ich erst einmal durch. Ist mir ein zu frustrierendes Gelände mit der Liebe …« Wie leben denn die beiden miteinander? *»Wie Bruder und Schwester, nur nicht so innig.«*

Und hat Heiner, ihr Mann – ein Grafiker, der an ihrer Arbeit immer Anteil genommen und sie sehr unterstützt hat –, irgendetwas getan, was das Abfließen der Liebe begünstigen konnte? *»Du meinst, fremdgegangen oder so? Das täte er nie. Er ist so – gut …«*

Das letzte Wort spricht sie mit einem verächtlichen Unterton aus. Und erzählt weiter, er begehre sie nach wie vor, doch da beiße er bei ihr auf Granit.

»Und wäre es für dich in Ordnung, wenn er sich anders orientieren würde? Vielleicht irgendwann doch eine Freundin hätte? Sich scheiden lassen wollte?«

»Ooooh«, zischt Lotte, *»wenn er das wagt, dann soll er bluten. Dann würde ich ihn richtig bluten lassen!«* Ich kenne meine Kollegin schon lange. Und so habe ich sie noch niemals gesehen. Als ich ihr das sage, wird sie traurig.

»Ich weiß. Ich weiß das. Ich kenne mich selbst so nicht. Aber offenbar bin ich so.«

Es folgt ein langes Gespräch über die Frage, ob Lotte einen eigenen inneren Anteil besitzt, der die vehemente Aggression hervorbringt. Oder ob es eher eine Schattendynamik ist, die hier hervortritt. Lotte tut sich schwer mit der Unterscheidung, denn sie hat gelernt, dass alles, was sich in ihr zeigt, in irgendeiner Weise auch zu ihr gehört. Diese ungewöhnlich aggressive, ja bösartige Frau, die Heiner im Fall einer außerehelichen Sexualbeziehung bluten lassen will, das ist dann auch ganz offenbar sie selbst.

Ich bin nicht sicher. Seitdem ich selbst als Teil eines Bewusstseinsexperiments mit sehr dunklen Kräften in Berührung kam, denke ich, dass etwas auch in einem archaischen Sinn über uns kommen und uns erfassen kann. Manchmal werden ganze Kulturen, Stämme oder Völker von einem Archetypus ergriffen, dem des Kriegers zum Beispiel. Die Begeisterungsstürme zu Beginn des Ersten Weltkriegs, die uns heute so fremd sind, lassen sich hiermit erklären. Immer wieder flammt in der Welt Kriegsbegeisterung auf, anscheinend unabhängig von staatlichen Organisationen, Ideologien und Religionen. Im archetypischen Sinn werden in diesem Moment alle oder fast alle in ein Muster lustvoller Aggression gesogen, das sich in öffentlichem Toben, Lust am Töten und der Verdrängung jeglichen Risikos zeigt.

In so einem Moment hat es der Schatten leicht, nach vorn zu kommen. Die Gräuel, die Menschen aneinander verüben, lassen sich u. a. damit erklären, dass eine Dynamik, wie sie in Kriegen entsteht, triebhaften Kräften wenig Widerstand entgegensetzt und so auch zum Beispiel sadistischen Triebanteilen Raum gewährt.

Dass dies mit der Wirkung des Schatten-Archetyps Überschneidungen aufweist, lässt sich in Gesprächen mit Täterinnen und Tätern belegen. Diese zeigen oft eigentümlich verstörte, von der eigenen seelischen Dynamik schockierte Menschen, die wenig Zugang zu dem haben, was sie zuvor an Schrecklichem verübten.

Hans-Joachim Maaz hat gezeigt, wie die Erwartung an eine aufopferungsbereite Eva-Mutter eine Verleugnung der dunklen Seiten von Mutterschaft nach sich zieht – den »Lilith-Komplex« (Maaz, 2005). Da dieser Komplex echtes Fühlen verhindert und Eltern und insbesondere Mütter eher in konfliktorientiertes Gedankenkreisen führt, liegt der Ausweg in dem Bemühen, das wirkliche und damit auch das tabubelastete Fühlen zunächst zu erlauben und dann wertschätzend anzuerkennen (Maaz, 2007).

Lotte, die lange Zeit eine aufopferungsvolle Mutter war, kann mit diesem Modell viel anfangen. Insbesondere die Akzeptanz auch dunkler oder dunkel erscheinender Seiten lässt sie erkennen, dass die gelebte Mütterlichkeit sich eignete, um andere Wünsche zuzudecken. So zum Beispiel den Wunsch nach einem geliebten Gegenüber, von dem sie sich intensiver wertgeschätzt und intellektuell ernst genommen fühlen könnte.

Das Schattenkonzept

Der Archetypus des Schattens repräsentiert das abgewehrte Dunkle, das in uns ist. Als Teil des kollektiven Unbewussten transportiert er dabei Möglichkeiten des Schreckens, die wir immer wieder fälschlich für überwunden halten. Gewöhnlich nistet der Schatten im Verborgenen und tritt nur nach vorn, wenn sich die Gelegenheit bietet. Ein Umstand, den Philip Zimbardo, der als Sozialpsychologe mit dem »Stanford-Gefängnis-Experiment« berühmt wurde, den »Luzifer-Aspekt« genannt hat (Zimbardo, 2008).

Der Schatten in uns kann auch hervortreten, wenn die Kräfteverhältnisse in Beziehungen sich verändern, unabhängig von der größeren sozialen Einbindung. Hierbei wird die unheilvolle Wirkung des Schattens von Projektionen sowie von kindlichen Wünschen in uns unterstützt (Adler Gral, 1995). Was Lotte erfährt, ist ein Dominanterwerden ihres Schattens, der die liebevolle und aus Schattenperspektive schwächliche Art ihres Mannes in der Ehe kompensiert.

Einmal äußert sie den Wunsch, Heiner möge sie angreifen, sie beleidigen und verletzen. Er wäre dann endlich nicht mehr so gut, die Fassade bekäme Risse und das wütende Mädchen, das auch in Lotte steckt, könnte freigelassen werden.

Wir spüren hier, dass sich ein alter Ich-Zustand, ein Ego-State in die Schattenarbeit mit hineinmischt. Einige Sitzungen hindurch arbeiten wir mit der kindlichen Lotte, deren wilde Durchsetzungsversuche von ihren Eltern mit kühler Distanz abgestraft wurden. In einer Imagination beginnt die hilflose kleine Lotte zu weinen und ihre ganze Hilflosigkeit wird offenbar. Es fällt Lotte leicht, sich diesem verletzten inneren Kind zuzuwenden und ihm zu versprechen, es zu unterstützen.

Anders als aggressive Ego-States, die oft dem eigenen seelischen Überleben dienen und aus diesem Grund auch entstanden, hat der Schatten jedoch nicht unbedingt gute Absichten.

So vermag er sich an soziale, kulturelle oder religiöse Bewegungen gleichsam anzuhängen und dabei vorzutäuschen, er wolle nur das Gute. Ein Beispiel hierfür sind fanatisierte Menschen aller Art, die sich gänzlich auf der Seite des Guten wähnen und hierbei Taten begehen, die sie nach und nach auf die Seite des Bösen ziehen. Die Grausamkeiten der Inquisition zum Beispiel lassen sich als Schattenaktivität begreifen, bei denen die gute Intention, Seelen zu retten, in schauerliche Grausamkeiten einmündete. Der Schweizer Theologe und Schriftsteller Walter Nigg hat dies mit dem Wirken des Teufels erklärt. So meinte er, dass bei den Hexenprozessen der Teufel in der Tat seine Hand im Spiel gehabt habe. Eben seien nicht die armen, gemarterten Frauen dem teuflischen Wirken erlegen, sondern die Inquisitoren selbst (Nigg, 1949, S. 326).

Kleiner Schatten, großer Schatten

Ob wir einen kleinen oder einen großen Schatten werfen, ist eine Frage der Beleuchtung. Ob wir unseren dunkelsten Seelenteil als eher peinlich und ekelhaft empfinden oder ob sich in ihm der pure Horror ereignet, hängt gleichfalls von der Beleuchtung ab. Nämlich davon, auf was wir in uns das Licht richten.

Wenn wir den Schatten als das Dunkle in uns anerkennen (Vogel, 2015), so wirft dies die Frage auf, wie tief dieses Dunkle denn ist.

Ich unterscheide zwischen dem individuellen Schatten, den ich den »kleinen Schatten« nenne, und dem archetypischen, dem »großen Schatten«. Der erste ist »unser persönlicher« Schatten, den wir therapeutisch integrieren können (Johnson, 2009). Seine Integration lässt das Selbst reifen und macht uns stärker.

Der zweite ist der archetypische Schatten, der nicht integrierbar ist. Er enthält das vollkommen Unfassbare, das fundamental Böse, das wir nicht wollen und das dennoch in der Welt ist. Familientherapeutisch spielt es eine geringere Rolle und zeigt sich vor allem in der forensischen Arbeit sowie in der Arbeit mit Kriegstraumatisierten, deren Traumata nicht selten mit eigenen Gräueltaten einhergehen.

Richten wir die Aufmerksamkeit auf die individuelle Psyche, so ist das, was wir als »Schatten« bezeichnen, alles von uns Verdrängte und als unangenehm Empfundene. Lotte aus dem obigen Beispiel verdrängt, dass sie sich von dem »Gutmenschentum« ihres Mannes abgestoßen fühlt, weil sie selbst es mit der Güte und freundlichen Zugewandtheit schwer hat. Die Erkenntnis, dass dies so ist, offenbarte sich in einer Trance, in der ich sie bat, einmal Heiners Perspektive einzunehmen und aus dieser Perspektive auf sich selbst zu schauen. Lotte begann zu weinen und schluchzte, sie fühle sich zugleich von ihm angenommen und von sich selbst entsetzt.

Was sie so entsetzte, wollte ich wissen.

»Dass er so ein Guter ist, und ich bin es nicht. Ich kann nicht so freundlich auf andere Menschen blicken.«

Mein Hinweis auf ihre aufopferungsvolle Mutterschaft irritiert Lotte. Hatte sie nicht eben herausgefunden, dass dies alles nur Abwehr war? Die Abwehr in eine Schattenexistenz verbannter Wünsche, die sich mithilfe von mütterlicher Sorge gut ignorieren ließen?

Mein Angebot hier ist eine Trance, in dem die Persona als Mittel der Balance und Integration genutzt wird. Ich beziehe mich dabei auf Jungs Idee, dass wir zwischen Schatten und Persona die innere Mitte finden können, sowie auf das Konzept des Schattentanzes (Richo, 1999), in dem wir durch Annäherung, Umkreisen und neuerliche Distanzierung dahin gelangen, den Schatten als mit uns verwoben anzuerkennen.

»Ich schlage vor, dass du zunächst in eine tiefe, ruhige Atmung gehst, mit der du alles, was jetzt auftaucht, gelassen und aus angemessener Entfernung wahrnehmen kannst.

Aus angemessener Entfernung kannst du dich sehen, wie du bist, wenn das Schattenhafte dich einholt, vielleicht über dich kommt. Wir sagen heute, etwas kommt hoch in uns, aber in früheren Zeiten hieß es, dass etwas über uns kommt – wie ein fallender Vorhang, eine sich senkende Wolke …

Und die Frau, die du dann siehst, die kannst du mögen, obschon sie anders ist als die Frau, die du gern wärest und die du auch sein kannst.

Jetzt wechselst du das Bild und du schaust dir zu in deinem allerschönsten Glanz, freundlich, tolerant, warmherzig. Du näherst dich dieser Frau, als die dich die Welt kennt, und auch sie ist real.

Und nun wechselst du zwischen Lichtfrau und Schattenfrau, zwischen öffentlichem Wesen und geheimem Wesen. Und du selbst bewegst dich zwischen beiden, tanzend, schwingend, beide einladend, beiden verbunden in deiner ruhenden, kraftvollen Mitte.«

Schattenarbeit und Kultur

Das Ziel einer therapeutischen Arbeit mit dem Schatten besteht in der Integration. Darunter verstehen wir einerseits die Anerkennung seiner Existenz und andererseits die Einbettung in das Gesamt der Psyche. Beim »kleinen Schatten« – der schlimm genug sein kann – fließt hierdurch dem Gesamt der Psyche Energie zu, weil keine Abwehr mehr nötig ist und die Schattenkraft als »subversive Lebensenergie« (Kast, 2022) neuen Zusammenhängen zugeführt werden kann.

Es gibt jedoch auch Zonen des Schattens, die niemand integrieren kann. Als »große Schatten« enthalten sie das vollends Böse, den Abgrund der Lebensfeindlichkeit und ein Element von Zerstückelung und Zerstörung, das so den Gegensatz zum Selbst bildet, das für die integrierte Ganzheit steht.

Ansätze zu der Erkenntnis, wie der Schatten in uns aussieht, können zum Beispiel aus unserem Verhalten im Internet abgeleitet werden. Was klicken wir an, welche Angebote nehmen wir an und woran bleiben wir hängen? Dasselbe gilt für die Bücher, die wir lesen, und für die Serien, die wir schauen.

Verstörend ist, dass der Schatten als Seelenmuster des Bösen in den vergangenen Jahrzehnten einen eigenartigen Glamour bekommen hat. Folterfilme wie die »Saw«-Reihe oder »Hostel« erreichten nicht wie zuvor ein sehr kleines, an sadistischer Gewalt interessiertes Publikum, sondern wurden Blockbuster. Mediale Figuren wie der psychopathische Kannibale Hannibal Lecter, die eigentlich Personifikationen der Schattenenergie darstellen, werden als faszinierend erlebt. Auch Werbekampagnen wie »Geiz ist geil« gaben dem Schatten Futter und stellten sein Wirken als erstrebenswert dar.

Bei Menschen, die jemanden wie Hannibal Lecter als beeindruckend empfinden, wird deutlich, wie unterschiedlich das Schattenhafte empfunden werden kann. Steht es in seiner großen Variante für das abgründige Böse, so kann es in einem Menschen, der versucht, maximale Kontrolle auszuüben, für die geheime Schwäche stehen, die kleine Feigheit unter der demonstrierten Macht. Das abgründige Böse aber erfährt in »True Crime«-Dokumentationen und -Zeitschriften einen Hype und wird zum Faszinosum, wie eben auch Hannibal Lecter als faszinierende Figur entworfen wurde. Möglich ist, dass Menschen so das Grauenhafte nicht mehr als Schatten erleben, sondern ihre Vorstellung vom Schatten eher mit Unterlegenheit und Schwäche assoziieren.

Selbsterfahrung mit dem Schatten

In einer Fortbildungsveranstaltung schlage ich den Kolleginnen und Kollegen vor, dass wir versuchen wollen, eine Begegnung mit dem eigenen Schatten in der Biografie zu finden. Alle sind einverstanden, aber anders als sonst, wenn wir nämlich kraftvolle, liebevolle, stärkende und pflegende Instanzen aufrufen, lassen einige Skepsis erkennen. Leise Kommentare wie »Oje, was da wohl kommt …« oder »Huhu, da lernen wir uns mal richtig kennen« deuten hierauf hin.

»Wir alle werfen Schatten, jeder und jede von uns ... Wie weit und wie groß er ist, hat dabei kaum etwas mit uns selbst zu tun, wohl aber mit unserer Beleuchtung, der inneren oder der äußeren. Tief stehendes Licht macht große Schatten, hohe, strahlende Sonne macht unseren Schatten klein. Je weiter im Licht, desto weniger Schatten, denken wir dann und fühlen es auch so.

Es braucht Mut, um dem Schatten zu begegnen. Ob du es willst oder nicht, er wird da sein, war auch früher schon da. Es ist schmerzlich, uns zu erinnern, und doch so wichtig, so unglaublich wichtig ...«

Die Gesichter, die ich nach dieser Trance wahrnahm, waren blasser als zuvor. Eine Kollegin weinte leise, ihre Nachbarin reichte ihr die Hand. Ich begrüßte alle mit den Worten:

»Willkommen zurück in unserem Kreis. Ihr wart alle sehr tapfer. Und was ihr erlebt habt, kann nicht schön gewesen sein, denn der Schatten ist niemals schön. Doch es ist großartig, dass wir gemeinsam erfahren, wie er zu wirken vermag, und dass wir ihn alle schon kennengelernt haben. Wir kennen uns und haben einander gern. Niemand wird aus unserem Kreis fallen, wenn wir einander vom Schatten erzählen.«

Nach und nach beginnen die Kolleginnen und Kollegen zu sprechen. Davon, dass sie davongerannt sind, als ihr bester Freund verprügelt wurde. Vom Übervorteilen eines Bekannten beim Pokern. Von bewusst herbeigeführtem Sex mit dem Mann der besten Freundin. Einem Griff in die Klassenkasse, für den dann alle Kinder bestraft wurden. Schlagartig eintretender Lust an sexueller Gewalt beim Anschauen harter Pornografie.

Ich selbst erzähle von dem ersten und einzigen Tierversuch, den ich je durchgeführt habe. Mit einem Freund und Kommilitonen untersuchte ich in der Tierpsychologie das Beutefangverhalten von Großkatzen – Löwen, Tigern, Leoparden, Jaguaren, Ozelots. Der Zoo Münster unterstützte unsere Studie, gewährte ein halbes Jahr freien Eintritt und stellte uns einen Pfleger zur Seite, der die Beutetiere besorgte.

Es starben nicht wenige Tiere bei dieser Studie und manche auch nicht gleich, weil die Großkatzen nicht geübt darin waren, effektiv zu töten. Was mich an mir selbst erstaunte: Ich war von begeisterter wissenschaftlicher Kühle. Das Leid der Beutetiere kümmerte mich nicht. Meine Aufmerksamkeit war ganz bei den Mustern der Nacken- und Kehlbisse sowie bei der Frage, welche ererbten Verhaltensanteile hier wirksam waren.

Woher diese Kälte des forschenden Blicks? Sie war mir ganz fremd, hatte ich doch schon als Kind vor Entsetzen nicht einschlafen können, wenn irgendwo in einem Buch von einer grausamen Tötung die Rede war. Tierleid war etwas ganz Schlimmes. Und nun die Erkenntnis: Ich konnte ganz anders sein …

Nachdem wir einander unsere Erinnerungen erzählt und aneinander Anteil genommen haben, stelle ich zwei Fragen in den Raum. Die erste: Hättest du vorher wissen können, dass du so handeln würdest? Die zweite: Würdest du wieder so handeln, wenn die Situation es ermöglichte?

Die erste Frage wird einhellig mit »Nein!« beantwortet. Wie in meinem eigenen Fall hat der Schatten die Betreffenden überrascht. Auf die zweite Frage antworten alle ebenfalls mit »Nein!«, teils zögernd und noch wie von sich selbst erschrocken, teils klar und wie von einer Erkenntnis gestärkt.

Am Ende dieser Selbsterfahrung wird der Schatten noch einmal als dunkler Archetyp aus dem kollektiven Unbewussten umschrieben. Ich bitte die Teilnehmenden, sich imaginär dem Schatten gegenüber hinzustellen, ihn zu fixieren. Und dabei eine innere Formel zu sprechen: »Du konntest über mich kommen, aber du gehörst nicht zu mir. Du kannst über Menschen kommen, aber du gehörst nicht zu ihrer Persönlichkeit. Ich weiß nun mehr von dir und ich werde aus diesem Wissen lernen.«

Ein Kollege wirft skeptisch ein, ob wir es uns damit nicht zu leicht machten. Der Schatten wäre ja jetzt wie etwas Fremdes und unsere eigenen Verfehlungen wären keine Persönlichkeitsanteile mehr, sondern etwas, das gar nicht zu uns gehöre. Müssten wir uns nicht klarer der Tatsache stellen, dass wir eben auch böse *seien?*

Ja, unbedingt. Aber ein wenig anders, als wir dies normalerweise tun. Die meisten von uns würden ja weit von sich weisen, sich zum Beispiel an Folterungen oder Massakern zu beteiligen. Die Erfahrung aus Bürgerkriegen legt jedoch nahe, dass Menschen, die einmal Nachbarn waren, einander entsetzliche Dinge antun können (Milzner, 1999b). Das Schattenkonzept sieht vor, dass es im kollektiven Unbewussten – also nicht in unserer individuellen Psyche! – schlimmste Muster gibt, die sich unter geeigneten Umständen dem individuellen Menschen gleichsam überstülpen.

Persona als Ressource

Ich arbeite mit Nick, einem Anlageberater, dessen Auftreten darauf hindeutet, dass ihm sozialer Status und dessen materielle Repräsentationen viel bedeuten. Noch ehe er mir von seinen Problemen mit den Kindern erzählt, lässt er mich wissen, dass er in seinem Job ungewöhnlich erfolgreich sei. Aber dabei immer Mensch geblieben, anständig. Nie jemanden über den Tisch gezogen. Von allen Kunden sehr geschätzt.

Nicht so allerdings von Joschi und Ben, den neunjährigen Zwillingen. Beide haben sich, meint Nick, gegen ihn verbündet. Ignorieren ihn. Selbst teure Mitbringsel lassen sie kalt. Der Grund liegt in einer Affäre, die Nick für einige Monate parallel zu seiner Ehe lebte. Und die den Jungen nicht verborgen geblieben ist.

Seine Frau habe ihm verziehen, meint Nick. Frauen sind seine schwache Seite, manchmal. Sie kommt leichter heraus, wenn er Stress hat, und den hatte er damals. Dass Lissi, seine Ehefrau, ihn dafür strammstehen ließ, kann er nachvollziehen. Sexuell sind sie beide eher locker, hatten auch vor der Geburt der Zwillinge schon mal Dates zu dritt oder zu viert.

Hat Nick selbst eine Erklärung, warum die Jungen ihn weiter strafen, wo Lissi ihn doch rehabilitiert hat? Nick zögert erst und verneint dann. Vielleicht, biete ich an, hat er für sie seine Vorbildfunktion verletzt. Und ihnen das Bild von einem Mann vorgelebt, der sie selbst nicht werden möchten.

Man sieht, wie diese Interpretation Nick trifft. Auf seine Frage, was er denn nun wohl tun könnte, frage ich ihn, welche Männer er denn mit etwa neun Jahren toll fand, und lade ihn ein, das in einer Trance zu erkunden. Wir beginnen mit den Sportidolen und Actionhelden, und dann möchte ich wissen, ob es auch Menschen gab, die ihn in Hinsicht auf Familien beeindruckt hätten.

Ja, die gab es. Es gab da einen total smarten, lässigen Actiontypen, der Kinder hatte, auch wenn er die selten sah. Der Typ aus dem Film »Stirb langsam«. Hieß er nicht John? Ja, John. Und er wollte nichts lieber, als seine Kinder sehen und die Frau, die sich von ihm gelöst hatte. Bruce Willis hatte die Rolle gespielt.

»Schließen Sie die Augen und nun unternehmen Sie eine kleine Reise in der Begleitung meiner Stimme, eine Reise zurück zu etwas, das Sie beeindruckt hat, das Sie immer noch beeindruckt.

In Ihnen ist er noch da, dieser Film, in dem ein Mann Sie sehr beeindruckt hat, und es ist ein Mann, der nur zu den Kindern will und zu seiner Frau, ein harter Typ, das kann man so sagen, aber er hat etwas tief Gutes in sich ...

Nun verbinden Sie beides: den erfolgreichen Mann, der Sie selbst sind, der menschlich geblieben ist, nie jemanden über den Tisch gezogen hat, beliebt ist, und diesen Actionhelden, John.

Nichts wäre leichter für den Mann, als zu seinen Jungen zu gehen und zu sagen: ›Hey, ich weiß, ich hab da Scheiße gebaut‹ – ungefähr so würde John das sagen –, und ja, nichts wäre leichter für den Mann, als so auf die Jungen zuzugehen und zu sagen: ›Ich habe etwas gelernt, ihr seid das Wichtigste‹, so ungefähr würde der Mann reden. Und weil er erfolgreich ist und immer anständig geblieben, immer anständig, so wie John, sein frühes Vorbild, werden die Jungen merken, wie ernst es ihm ist und wie viel Mut er mitbringt.«

Die Trancearbeit verbindet ein frühes Rollenmodell, das in Imaginationen wieder erlebbar wurde, mit der Persona des Erfolgsmanns, der immer anständig blieb. So wird der innere Widerstand gegen die Erkenntnis, sich den Jungen gegenüber als schlechtes Vorbild gezeigt zu haben (was sie ihm in ihrem Verhalten ja spiegeln), minimiert und der Klient kann Größe zeigen und den Kindern gegenüber seine Position verbessern.

Mütter, Kriegerinnen und Magierinnen

Wie kann der Archetyp der Großen Mutter sich mit anderen Archetypen verbinden?

Mutterschaft und Identität

Schwangerschaft und Mutterschaft scheinen Fragen der Identität neu aufzuwerfen. Dies ist keine Regel, aber doch eine Beobachtung, die ich in den drei Jahrzehnten, in denen ich klinisch und beratend arbeite, immer wieder machen konnte. Ob der gewählte Beruf wirklich der ist, in den zurückzukehren sich lohnt; ob da nicht doch noch etwas anderes ist, das zu erschließen wert wäre – Fragen wie diese strömen aus einem kollektiven inneren Raum im Kontext gerade der frühen Mutterschaft ganz selbstverständlich ins Bewusstsein ein. Und was sie mitbringen, ist zu wertvoll, um sich nicht elementarer darauf einzulassen. Ich möchte in diesem Kapitel daher der Frage nachgehen, welche Rolle Archetypen in Schwangerschaft und Mutterschaft spielen und wie wir sie hilfreich in die Beratung einbeziehen.

Wir sprechen von Schwangeren als werdenden Müttern. Aber das ist ein falscher Begriff. Mutterschaft ist schon da, wenn das Kind in die äußere Welt hineingeboren wird. Mutterschaft beginnt als Beziehung zum heranwachsenden Kind. Mit dem Muttersein gehen Veränderungen einher, die über das rein Physische weit hinausgehen und auch die individuelle Psyche übersteigen. Mitunter erscheinen heranwachsende Kinder im Traum oder aber es wird eine Geburt vorweggenommen, die auch die Geburt eines neuen Selbst ankündigt.

Manche Veränderungen werden erst bei aufmerksamem Hinsehen offenbar, weil das Geschehen in einer oberflächlichen Betrachtung als allzu banal erscheint. So habe ich bei Schwangeren oft die Erfahrung gemacht, dass in ihnen eine Kraft zu wirken scheint, die nichts mit dem reinen Körpergeschehen zu tun hat. Als würden sie andere Kraftquellen spüren und wären an etwas angeschlossen, das das Individuelle übersteigt.

Zugleich fand ich als Therapeut, Familienbegleiter und auch als Mann und Privatmensch, dass Schwangerschaft und gelebte Mutterschaft schöpferische Prozesse anzuregen scheinen, die manchmal ganz unbewusst auftreten, zum Beispiel in leisem Singen oder Origami-Falten. *»Na ja, man hat ja mehr Zeit«*, sagt Lisa, eine meiner Klientinnen. *»Da fängt man halt mit irgendwas an.«*

Kann sein. Aber ich glaube, hier geschieht noch etwas anderes. Ich meine beobachtet zu haben, dass in vielen Frauen, die in ihr Muttersein hineinwachsen, das wach wird, was wir den »magischen Schaltkreis« nennen können (Milzner, 2013) und was sich in ganz unterschiedlichen Handlungen kundtun kann, die aber alle etwas Kreatives, manchmal Rituelles haben.

Mehr als die Große Mutter

Was junge Mütter so kraftvoll aufzuladen vermag, ist in biologischer Hinsicht hormonal zu begründen. Aber wir wissen, dass das hormonale Geschehen und unsere Emotionen ein Netzwerk bilden, in dem Ursache und Wirkung schwer zu trennen sind. Aus der Position eines Psychologen des Unbewussten würde ich sagen: Der Archetyp der Großen Mutter beginnt in diesen Frauen zu wirken.

Die Große Mutter ist einer der Archetypen, zu denen es viele Studien gibt. Sie ist eine mächtige Instanz der Fürsorge und des Nährens, zugleich aber auch durch ihre Machtfülle bedrohlich (Neumann, 1956). Sie wurde als Muttergottheit verehrt und als Ursprung des Lebens erfahren. Dabei muss der Archetyp der Großen Mutter nicht allein menschlich in Erscheinung treten. In Therapien arbeite ich zum Beispiel bei haltlosen und angsterfüllten Menschen mit der Imagination einer tragenden Erdmutter, die Halt gibt und aus deren Hut man nicht fallen kann (Milzner, 2024).

Modern gelebte Mutterschaft kann vom Archetyp der Großen Mutter jedoch offenbar begrenzt profitieren. Und zwar, weil Mutterschaft als ausschließliche Lebensform in einer Zeit, in der auf Müttern oft der Druck lastet, möglichst schnell auf den Arbeitsmarkt zurückzukehren, nur schwer zu leben ist. Hier könnte sich leicht ein Kulturkampf aufbauen, der jedoch ganz unnötig wäre. Denn es lässt sich zeigen, dass ausschließlich (also über die Kleinkindjahre hinaus) gelebte Mutterschaft archetypisch recht problematisch angelegt ist.

Zwar vermag der Archetyp der Großen Mutter da anzuspringen, wo Mutterschaft im Erleben beginnt. Auch kann der Archetyp machtvoller Fürsorge und energischer Strukturkraft dort wirksam werden, wo ein Mensch die Hege und Pflege anderer in den Lebensmittelpunkt stellt, wie es bei Mutter Teresa der Fall war. Doch droht da, wo Mütterlichkeit als Macht erfahren wird, immer auch der dunkle Aspekt der Großen Mutter nach vorn zu kommen. Ein Beispiel hierfür liefert die Transaktionsanalytikerin Jacqui Lee Schiff. In den 1960er Jahren arbeitete sie mit ihrem Mann Morris Schiff daran, frühe Entwicklungsdefizite insbesondere bei schizophrenen Menschen dadurch auszugleichen, dass die eigentlich jugendlichen oder bereits erwachsenen Patientinnen und Patienten auf eine frühe Reifungsebene zurückgeleitet und auf dieser Ebene emotional mit dem versorgt wurden, was sie zuvor nicht erhalten hatten (Schiff, 1970).

Ohne dass sie von Trance sprachen, stellte doch die Praxis der Neu-Beelterung eine ständige Altersregression dar. Das barg und birgt die Gefahr, dass die Rückführung auf frühere Entwicklungsstufen mit einem erlebten Kompetenzverlust einhergeht. Wo ein Mensch als bedürftiges Kleinkind versorgt und betreut wird, da schwindet in diesem Menschen das Bewusstsein für die bereits erworbenen erwachsenen Kompetenzen, mögen diese auch noch so rudimentär sein.

Möglicherweise auch hierdurch bedingt konnte Jacqui Lee Schiff als bemutternde Therapeutin eine Machtfülle ausleben, die sie mit den dunklen Seiten des Mutter-Archetyps in Verbindung brachte. Wie frühere Klientinnen und Klienten erzählen, forderte sie Anpassung an ihren Willen ein und schreckte auch vor physischer Gewalt nicht zurück (Müller, 2006). Eine bei ihr entdeckte Pferdepeitsche sei zur Züchtigung der eigenen Kinder eingesetzt worden (Haykin, 1998).

Anstatt den ihr Anvertrauten zu einem möglichst freien, möglichst glücklichen Menschsein zu verhelfen, habe die Arbeit Jacqui Lee Schiffs Züge einer Gehirnwäsche gehabt (Jacobs, 1994).

Ganz offenbar war hier der Archetyp der Großen Mutter so umfassend wirksam geworden, dass dessen dunkle Seiten nicht mehr durch freie Entfaltung der Persönlichkeit kleingehalten werden konnten.

Eine Mutter und Kriegerin

Meist führe ich die Welt der Archetypen selbst in die Beratung ein. Gelegentlich aber werde ich auch damit konfrontiert, wenn Menschen sich mit einem Archetypus identifizieren. Diese Identifikation kann aufgrund tieferer Recherchen erfolgen. Meist aber ist sie das Ergebnis von Tests oder typologischen Zuordnungen, die in anderen, zum Beispiel spirituellen Kontexten erfolgen.

»Ganz klar, du bist eine Kriegerin«, hat eine junge Frau mit Namen Muriel von ihrem spirituellen Coach gesagt bekommen. Ich habe Muriel früher schon einmal behandelt, als es um Konflikte im Zusammenhang mit einer Schwangerschaft ging. Nun ist sie wieder bei mir, sichtlich verwirrt.

Muriel hatte einen Onlinekurs zur Selbstfindung mittels Archetypen gebucht. Dort galt es, ein paar Testaufgaben zu lösen, Wahlen zu treffen und dann Punkte zu zählen, die in eine Auswertung gingen. Dann kam das Ergebnis. Sie erinnert sich noch an die Euphorie, mit der sie die Botschaft gehört hat, sie sei eine Kriegerin. Muriel hat sich für eine Weile wie getragen gefühlt. So als würde eine Welle sie mitnehmen und sie könnte surfen auf ihr und wäre sich ihrer ganz sicher.

Dann kamen Zweifel. Eine Kriegerin, das klingt irre, nach Amazonen, Wonder Woman, Schönheit und Wildheit. Aber wo sind denn Kriegerinnen in der heutigen Welt? Was machen die? Muriel versuchte, hierüber etwas herauszubekommen. Oft las sie, dass Kriegerinnen sich vor allem nehmen, was sie haben wollen. Für sich eintreten und sich in Beziehungen nichts vormachen lassen. »Megaplatt« fand sie das, wie sie sagt.

Muriel schaute sich weiter um. Sie hat schon Soldatinnen gesehen, aber das war absolut nicht ihrs. Mit großen Waffen herumlaufen, womöglich Panzer fahren, das möchte sie nicht.

Genau dies aber entspricht natürlich dem, was der Kriegerinnen-Archetyp eigentlich meint. Er entstand nicht als Metapher für toughe Frauen der westlichen Moderne, sondern entsprang wiederkehrenden konkreten Erfahrungen der Kriegsführung und des Kampfes, in denen es um Selbstverteidigung, Schutz des Eigenen und Abwehr von Bedrohung ging. So kennen wir historische Beispiele wie Königin Boudicca, die, nachdem ihre Töchter durch römische Soldaten vergewaltigt worden waren, einen Aufstand anzettelte. Angeblich folgten 120000 Kämpfende auf den Britischen Inseln ihrem Aufruf, sich der römischen Besatzung entgegenzuwerfen.

Ich sage Muriel, dass ich den Begriff »Kriegerin« lieber durch »Kämpferin« ersetzen würde. Kriegerin impliziert ja Krieg, und Kampf eben Kampf – die suggestive Aufladung unterscheidet sich. Muriel lächelt und antwortet, das klänge für ihre Ohren wirklich besser. Für was kämpft sie in dieser Welt? Für was streitet sie und setzt sie sich ein, geht womöglich Risiken ein? Es gibt Menschen, die vom Kriegerinnen-Archetyp stark geleitet sind – sie kämpfen als Klimaaktivistin, im Tierschutz oder für nationale Inhalte. Alle nehmen sie Unbequemlichkeiten in Kauf, und das, was sie als gerechten Kampf erleben, steht über möglichen anderen Interessen.

Es folgt eine lange Pause. Es gäbe schon Dinge, für die es sich lohnen würde zu kämpfen, meint Muriel dann. Das Recht auf Wohnen zum Beispiel. Oder eine gerechtere Verteilung von Vermögen.

Und was tut sie konkret? Es bedeutet wenig, Kämpferin und Kriegerin zu sein, wenn man weder kämpft noch sich in Kriegshandlungen einbringt.

»Eigentlich«, sagt Muriel nun, *»bin ich, seitdem ich aus dem Job bin, eher mit meiner Selbstfindung beschäftigt.«* Fühlt sie sich dabei unterstützt? *»Mein Freund, also der Vater unseres Kindes, meint, ich könnte doch jetzt erst mal mein Muttersein genießen. Er stellt sich das so wie Chillen vor. Und ich glaube, dass ich wirklich mehr über mich herausfinden will, das kommt ihm komisch vor.«*

In der darauffolgenden Woche ist Marten, ihr Freund, mit dabei. Er findet, dass er Muriel durchaus unterstützt, aber sie will in seinen Augen zu viel und bringt sich selbst damit in eine stressige Lage.

Das Kind, Derek, habe ich bisher noch nicht zu sehen bekommen. Ich bitte um Bilder und sehe auf Martens Handy einen ernst blickenden kleinen Jungen von vielleicht knapp zwei Jahren.

»Hier macht er den Eindruck, als hätte er den Ernst des Lebens schon erkannt, nicht wahr? Wie ist er, wenn er lacht?« Muriel beginnt zu weinen. *»Er lacht wenig. Viel zu wenig.«* Wir sprechen über das Lachen in Familien und darüber, welche Rolle die Freude miteinander spielt.

Dann bitte ich Muriel, in einer leichten Trance noch einmal mit dem inneren Bild der Kriegerin in Kontakt zu gehen. Muriel sieht eine wehrhaft auftretende, in eine Art Rüstung gekleidete junge Frau. Wie sieht das Gesicht dieser jungen, gerüsteten Frau aus?

»Irgendwie entschlossen. Aber auch hart.«

Wäre sie wohl in der Lage, entspannt fröhlich zu sein? Zu spielen womöglich? Oder Party zu machen? *»Das Letzte ja, aber da sind dann ein paar Cocktails mit dabei.«*

Ansonsten, meint Muriel, ist der entschlossene Ernst der Kriegerin nicht gerade spaßbereit. *»Und möchten Sie das so? So leben?«*
»Nein! Furchtbar!«

Wir beenden die Sitzung mit einer kleinen Aufgabe. Muriel und Marten könnten sich gemeinsam einige medial vermittelte Bilder des Kriegerinnen-Archetyps ansehen. Von »Xena – Die Kriegerprinzessin« bis »Die Tribute von Panem – Mockingjay«.

Die Aufgabe bringt eine Reihe von Erkenntnissen hervor, die Muriel und Marten mir, teils lachend, in der nächsten Sitzung erzählen. Zunächst einmal die, dass das Kriegerische medial offenbar gern mit *Prinzessinnen oder Königinnen* verknüpft wird. Prinzessin Vaiana im gleichnamigen Disney-Film beispielsweise ist eine Kämpferin für das Gute, Prinzessin Leia und Königin Amidala aus »Star Wars« sind ebenfalls Kriegerinnen. Oder eben Xena, die Kriegerprinzessin. Alle können sie kämpfen, alle können sie lachen und alle sind liebesfähig. Keine schlechte Voraussetzung für mehr Freude in der Familie.

Als wir diese medialen Bilder mit dem inneren Bild der Kriegerin vergleichen, fällt noch mehr auf. Die innere Kriegerin ist allein, nicht eingebunden, streng mit sich. Nichts von dem hat Muriel sich je gewünscht. Und die Frage bleibt übrig: Warum hat sie sich von der esoterischen Typologie so angesprochen gefühlt und empfand so ein Hochgefühl dabei, eine Kriegerin zu sein?

»Ach vielleicht«, sagt Muriel, *»weil eine Kriegerin eben keine Bürotussi ist. Und schon gar kein Heimchen am Herd.«*

Vom Heimchen am Herd zur Hüterin des Feuers

Es gibt viele verächtliche Bezeichnungen über Frauen, die sich als Mütter in den ersten Jahren primär um Kinder kümmern. Neben dem »Muttertier« (bei dem man kaum an eine Löwenmutter denkt) oder der »Glucke« (der als Gegenstück der wenig schmeichelhafte »Gockel« entspräche) gibt es das »Heimchen am Herd«, von dem Muriel spricht. Diese letztere Bezeichnung lohnt eine nähere Betrachtung, denn sie zeigt auf, wie gesellschaftliche Muster archetypische Hintergründe verkennen und Potenziale ignorieren können.

Unter einem »Heimchen am Herd« stellt man sich eine gefügige, brave, schlichte Frau vor, die nichts Besseres zu tun hat, als Mann und Kinder zu bekochen. Sie als »Heimchen«, also als Grille zu bezeichnen hat natürlich eine entwertende Zielrichtung. Der Begriff kommt daher, dass Grillen als Mitbewohnende sich in früheren Zeiten winters gern in der Nähe eines warmen Herdes aufhielten.

Was aber ist mit dem Herd? Ursprünglich ist er alles andere als ein Ort, an dem unterwürfige Frauen ihren Männern das Mittagessen kochen. Vielmehr ist der Herd ein magischer Ort und Hestia, die Göttin des Herdfeuers, ist im tiefenpsychologischen Sinn auch die Göttin des inneren Feuers und die Hüterin der Macht, die vom Herdfeuer ausgeht.

Übrigens ist Hestia, anders als die Muttergöttin Hera, die die Familie und die Ehe schützt, ohne männliche Begleitung. Zwar erweckt sie das Verlangen mancher männlicher Gottheiten, doch niemandem gelingt es, sich mit ihr sexuell zu verbinden.

Ist es dies, was Muriel mit dem »Heimchen am Herd« meint? Ich schlage ihr eine kleine Trance vor und lade Marten ebenfalls dazu ein.

»Während Sie es sich angenehm machen und meine Stimme Sie begleiten lassen, spüren Sie zunächst, wie wichtig es für Sie ist, nicht

dienen zu müssen und abhängig zu sein, nicht um Ihr eigenes Leben betrogen zu werden.

Und Sie haben gespürt, eine Kriegerin, das wäre so etwas ganz anderes, hart gegen andere, hart gegen sich selbst, eine Streiterin, wild und wehrhaft, so ganz anders als die brave Hausfrau, die man das ›Heimchen am Herd‹ nennt.

Aber wie, wenn sich der Herd plötzlich verwandelt und die Frau neben ihm verwandelt sich mit ihm: Da ist ein Feuer, ein heiliges Feuer, die Frau am Feuer groß und schön und Ehrfurcht einflößend, keine Dienerin, es sei denn der höheren Mächte, wild und kraftvoll. Und ihr Amt ist es, das heilige Feuer zu hüten, dem niemand zu nah kommen darf, es sei denn, sie ließe dies zu.«

Mit wieder offenen Augen sagt Muriel: *»Wow!«* Und dann noch einmal und lauter: *»Wow!«*

Sie blickt zu Marten hinüber, auffordernd. *»Und du? Wie war das für dich?«*

»Na ja, schon irgendwie … so wie eine Priesterin, ziemlich beeindruckend. Du in so einem Gewand. Irgendwie … streng.«

Nachdenklich stellt Muriel fest, sie habe diese Hüterin des Feuers so erlebt, dass sie einer Kriegerin gar nicht so unähnlich war. Nur tiefer irgendwie, spiritueller.

Von der Kriegerin zur Magierin

Archetypen weisen zu unterschiedlichen Zeiten unterschiedliche Anziehungskraft auf. Das bedeutet jedoch vor allem, dass sie die gesellschaftliche Oberfläche besetzen. Über die im Unbewussten wirksame Dynamik sagt es wenig aus.

Dass Krieger und Kriegerinnen in einer recht sicher lebenden Gesellschaft ein attraktives Bild abgeben, ist nachvollziehbar. Dass diese aber einem blutigen Geschäft nachgingen, wird hierbei kaum nennenswert berücksichtigt. Vor diesem Hintergrund hat es möglicherweise eher etwas mit Selbst-Empowerment zu tun, wenn Frauen sich Kriegerinnen zuordnen. Das ist fraglos wertvoll. Aber der Archetypus des Kriegerischen wird damit nicht wirklich begriffen.

Das wird anders, wo wir Mutterschaft mit dem Archetyp des Magischen in Verbindung bringen. Die jungianische Analytikerin Sibylle

Birkhäuser-Oeri (2003) hat sich sowohl mit den Erscheinungen des Mutter-Archetyps als auch mit dem Bild der Hexen in Märchen befasst. Ihre Arbeit lässt fließende Grenzen zwischen diesen beiden archetypischen Feldern vermuten. Birkhäuser-Oeri selbst entsprach beiden archetypischen Mustern; sie begann schöpferisch als Schneiderin, wurde Mutter und entschloss sich dann in den 1960er Jahren zur Arbeit als Analytikerin.

Im Magierinnen-Archetyp spielt das Künstlerische ebenso eine Rolle wie das Heilkundliche. Beides hat mit Verwandlung zu tun, und die heutige Aufteilung der Berufe in Künstlerinnen hier und Ärztinnen oder Psychologinnen da ist aus einer mythisch gespeisten Perspektive falsch. Dass es für die Ausdifferenzierung der Professionen gute Gründe gab, ist klar. Und doch ist in der gelegentlich zu spürenden Erwartung, dass eine Ärztin uns heilen kann oder das Werk einer Künstlerin unser Leben verändert, etwas von der mythischen Wurzel beider Berufe zu spüren.

Auch handwerkliche Tätigkeiten sind im archetypischen Feld magisch durchzogen. Mythen zeigen, dass etwa das Weben auch das Erspinnen und Weben von »Zaubergarn« (Francia, 2000a) mit einschließt. In ähnlicher Weise gehen auch die Schmiedekunst und die magische Praxis ineinander über (Eliade, 1960).

Eine Mutter zwischen Mythen und Esoterik

Sie empfindet ihr Leben als schmerzvoll, sagt Kamila. Zerrissen sei sie zwischen ihrer Mission und der Sorge für das Kind.

Ich kenne Kamila schon eine Weile, wir haben früher einmal therapeutisch miteinander gearbeitet, als sie noch kein Kind hatte. Damals war sie wegen einer Zwangsstörung bei mir gewesen.

Kamila hat sich mit Archetypen der Weiblichkeit beschäftigt, die sie im besten Sinn als esoterisch empfindet. Vieles hat sie berührt, so die Möglichkeit, eine »Kriegerin des Lichts zu sein« (Hickman, 2016) oder etwas Heiliges zu hüten (Hickman, 2020).

Ich habe Respekt vor solchen Beschreibungsebenen, auch wenn ich um die Gefahren der Selbststilisierung weiß. Gleichwohl bleibe ich skeptisch, weil die dunkle Seite da, wo die Identifikation mit einem

Archetyp überhandnimmt, umso leichter das Zepter zu übernehmen vermag.

Auch besteht die Gefahr, dass die mentale Identifikation mit einem malerisch schönen archetypischen Bild zur konkreten Lebenssituation nicht ganz passen will. Und was hilft es, wenn wir an die wunderbaren Bilder einer mythischen Identität glauben, die uns dann aber im konkreten Leben niemand abnimmt?

Etwa so geht es Kamila. Ihre Identifikation mit einem als archetypisch bezeichneten Bild kollidiert mit der konkreten Lebenswirklichkeit, in der das Saubermachen eines kleinen Kindes deutlichere Anforderungen stellt als mögliche noch zu schlagende spirituelle Schlachten.

Vor allem aber hadert Kamila damit, in den Job zurückzumüssen. Der hat ihr einmal Spaß gemacht, eine Weile jedenfalls. Heute aber erscheint ihr die Arbeit im Marketing seltsam hohl und unbefriedigend.

Sinnfindung und Archetypen

Wer in Sozialen Medien unterwegs ist oder sich mit den Berührungspunkten von Psychotherapie und Spiritualität beschäftigt, stößt immer wieder auf Angebote zur weiblichen spirituellen Selbstfindung und zum Auffinden des eigenen weiblichen Archetyps.

Diese Angebote lassen oft ein beträchtliches Maß an Idealisierung der eigenen Erwähltheit erkennen. Im Kreis von Kolleginnen und Kollegen habe ich dieses Phänomen wiederholt diskutiert. Immer war dabei von einer »narzisstischen Typologie« die Rede, auch fielen Begriffe wie »Anmaßung«.

An all dem ist etwas dran. Aber aus einer hypnosystemischen Perspektive heraus würde ich dem »Yes-Set« folgen, jener Vorgehensweise Milton Ericksons, nach der alles, was Klientinnen meinen oder sagen, zunächst einmal bejaht (nicht bestärkt!) sein will.

Schlage ich diesen Weg ein, so frage ich Kamila, wie sie denn eigentlich zu ihrem neuen Weg gefunden hat. Sie sagt, sie habe schon seit Langem nach einer wirklichen Aufgabe für sich gesucht. Eine wirkliche Aufgabe, das meint etwas anderes als einen Job an der Kasse oder bei der Bank. Eine wirkliche Aufgabe, das ist etwas, bei dem ..., bei der ... Kamila sucht nach Worten. *»Eine wirkliche Aufgabe ist etwas, wozu die Seele ›Ja!‹ sagen kann, nicht wahr?«*, helfe ich weiter. *»Das ist es!«*

Tatsächlich weisen viele moderne Jobs ein hohes Maß an Sinnentleertheit auf. Man kann sich mit ihnen über Wasser halten, aber der mögliche Verdienst ist allein materieller Natur.

Dagegen sind die Identifikationsmuster, die als Archetypen der Weiblichkeit oder als Archetypen des Mannes in der Diskussion stehen, alle auf ihre Weise sinnerfüllt. Kriegerinnen, Bewahrerinnen, Heilerinnen, Priesterinnen – sie alle leisten im seelischen Sinn Bedeutendes, und der Umstand, dass es in archaischen Kulturen immer mehr Kriegerinnen und Krieger gab als Heilende, mehr Schmiedinnen und Pilzsammler als Priester, soll nicht darüber hinwegtäuschen, dass entfremdete Tätigkeiten, wie im Callcenter oder an der Kasse im Drogeriemarkt zu sitzen, in ihnen nicht vorkommen.

Suchprozesse im Gelände der Archetypen stellen daher auch eine Variante der Sinnfindung dar. Und sie zeigen, dass eine rein materiell ausgerichtete Lebensweise, mit der man sich durchaus identifizieren könnte, tiefere seelische Bedürfnisse unbefriedigt lässt.

Stellt Mutterschaft für Kamila etwas Archetypisches dar? *»Irgendwie auch, ja. Aber ... anders. Irgendwie reicht es nicht aus.«*

Einem Mann müsste man das kaum erklären. Und auch die mythische Welt belegt, dass den Muttergöttinnen immer diejenigen gegenüberstanden, die autonom, den Elementen oder den Tieren verbunden waren und jungfräulich, also im mythischen Sinn sich selbst verpflichtet blieben.

Wir sprechen über den Archetyp der Liebenden, der im besten Fall zu innerer Kraft führen kann, während er im schlechteren Fall als schwächlich, ja abhängig erscheint. Sich ganz als liebende Mutter zu erleben, das passt für Kamila nicht – obschon keinem Zweifel unterliegt, dass sie genau diese liebende Mutterschaft lebt. Aber wer oder was ist sie *noch?*

Ich frage, ob diese Überlegungen in Hinsicht auf die Selbstfindung womöglich damit zusammenhängen, dass Kamila ihre augenblickliche Lebensphase sehr bewusst lebt. Bewusster, als sie zuvor lebte. Heftiges Nicken. Tatsächlich hat das Leben mit dem Baby etwas Neues in Kamila freigesetzt. Den starken Eindruck, sinnvoller, erfüllter leben zu wollen. Gab es hierzu früher schon Ambitionen? Kamila lacht. *»Das wissen Sie doch. Ich hätte das früher nur anders ausgedrückt, aber das Thema war immer da.«*

Mutterschaft und die Beziehung zum Leben

Ein junger Vater, Niklas, Juraprofessor und ziemlich intellektbetont, lädt mich zu einer Diskussion ein über die Frage, wann denn wohl das Ende der Menschheit zu erwarten wäre. Angesichts von Überbevölkerung, Vermüllung und Klimawandel dürfte das nicht mehr fern sein, oder? Niklas findet, dass der Begriff »Anthropozän« die Sache ganz gut trifft, denn Menschen hat es mit einiger Sicherheit die längste Zeit auf diesem Planeten gegeben.

Ich blicke zu seiner Frau hinüber, Rosa. Auch Rosa hat einen sehr wachen Intellekt, sie ist wissenschaftliche Assistentin im Fachbereich Germanistik. Ich rechne daher mit einem intellektuellen Schlagabtausch zwischen den beiden und bin überrascht, als Rosa sagt: »Ich habe einfach keine Zeit, mich mit solchen Fragen zu beschäftigen, Georg. Ich habe ein Kind großzuziehen.«

Unser Gespräch bewegt sich durch diesen Satz in eine andere Richtung. Niklas beharrt noch für eine Weile darauf, dass auch das Großziehen eines Kindes an der politischen Lage nichts ändern würde. Rosa betont, dass, wo man die Basis nicht hinkriegt und die Familie nicht leben kann, politische Spekulationen fruchtlos bleiben. Ich nehme den Satz zum Anlass, um zu fragen, ob auch Niklas diese Bedeutsamkeit der Elternschaft erlebt. *»Ja sicher«*, erklärt Niklas, *»na klar.«*

Ich biete Rosa und Niklas eine kleine Trance an, indem ich vorschlage, einmal eine Perspektive einzunehmen, wie sie die alte Seele, also der Teil unseres Bewusstseins, der Mythisches, Rituelles und Archetypisches transportiert, vielleicht einnähme.

In der keltischen wie in der christlichen Tradition gibt es zum Beispiel die Gestalt der Brigid, die auch die Schutzherrin der Geburt und des kommenden Lichts ist (Appel u. Grosser, 2017). Das ihren Jahrestag, den 2. Februar, begleitende keltische Fest ist Imbolg, ein Fest, bei dem der schon kommende Frühling und der noch froststarke Winter miteinander ringen. In der keltischen Tradition wird zu diesem Fest das Haus gereinigt, aber auch das Denken und die Wunschbilder erfahren eine Reinigung.

Wird Brigid sich mit den Folgen des Klimawandels beschäftigen? Über Kriege nachdenken, die sich ums Trinkwasser drehen? Nein, aber sie wird beiden Themen etwas entgegensetzen. Sie wird tun, was sie kann, damit die Wesen um sie herum gedeihen. Was sie gewiss niemals täte, ist, in den Medienwald hineinzuhorchen und das dort laut und immer wieder Erschallende ihr Bewusstsein formen zu lassen.

Mutterschaft und Entfremdung

Ich arbeite mit Larissa, die von sich sagt, zu ihrem Kind keinerlei Beziehung aufbauen zu können. Kleine Hinweise von mir – zum Beispiel zu beobachten, wie das Kind selbst Beziehung aufzubauen beginnt – haben Larissa entlastet, ihr aber noch nicht zugänglich gemacht, was sie sich eigentlich wünscht, nämlich erlebte Bezogenheit.

Abwesende Mütterlichkeit ist für beide, Mütter wie Kinder, grausam. Die Zürcher Jungianerin Isabelle Meier (2022) hat beschrieben, wie die abwesende, als tot erlebte Mutter im Kind das Gefühl entstehen lässt, selbst nicht ganz »da« und unwirklich zu sein.

Manchmal lässt sich die Dissoziation einer Mutter gegenüber dem Kind als Teil des »Lilith-Komplexes« deuten, den Hans-Joachim Maaz (2005) beschrieben hat. Sie hätte dann mit der Abwehr negativer Gefühle zu tun; ja, mit dem Gefühlszugang zu sich selbst womöglich.

Der Weg der Beratung führt hier nur über die Selbstannahme als eine Mutter, die im Augenblick nicht »perfekt« zu sein vermag (Maaz u. Szöllösi, 2018) – und deren in der Dissoziation spürbare Überforderung ebenso auf Rollenkonflikten wie auf überhöhten Erwartungen beruhen könnte.

Wir erkunden Larissas Gefühle während der Schwangerschaft und in dem Moment, in dem sie von dieser erfuhr. Auch betrachten wir die Beziehung, die Larissa zu dem Vater des Kindes hat. Ich erfahre, dass sie mit Stavros eigentlich eine platonische Beziehung hat, da sie sich als queer einordnet, mit einer Präferenz für Frauen. Mit einem Mal aber war zwischen Stavros und ihr etwas da, was sonst nicht da gewesen war.

»Es kam über Sie?«, frage ich, indem ich eine alte Wendung benutze.

»Ja, ganz plötzlich war es da.«

»Und dann?«

»Danach war alles anders. Das Platonische war irgendwie … na ja, verletzt. Und doch war er für mich nicht der begehrte Mann, verstehen Sie?«

Die Wendung, dass etwas über uns kommt, drückt aus, dass nicht nur etwas aus uns heraus geschieht, sondern dass etwas auch so geschehen kann, dass es sich wie Fremdeinwirkung anfühlt. In den griechischen Mythen zum Beispiel haben wir es dann mit dem Einfluss von Gottheiten zu tun.

Jung nahm an, dass in ähnlicher Weise zwei Archetypen in uns zu wirken vermögen, die er Animus und Anima nannte. Diese werden zumeist als die weiblichen Anteile im Mann oder die männlichen Anteile in der Frau verstanden. Aber das greift erheblich zu kurz.

Animus und Anima können nämlich auch in einer Weise in uns wirksam werden, die dann zu extremen Projektionen führt. Animus- bzw. Anima-Projektionen enthalten eine Fülle von Idealisierungen erotischer und partnerschaftlicher Art. Da sie sich aus dem unerschöpflichen Reservoir des kollektiven Unbewussten speisen, vermag jeglicher Person die für sie wirksame Bildlichkeit ihrer Projektionen zuzuströmen. So konnte Larissa für einen kurzen Zeitraum alle Wunschbilder und Ideale in Hinsicht auf den Prinzen und perfekten Mann auf Stavros projizieren. Um hinterher festzustellen, dass das nicht ganz zutraf.

Tatsächlich wird die Wirkung dieser Archetypen meist genau so empfunden, wie Larissa es erlebte: Es kam eben über sie. Wie aber kann das, was hier über sie kam, in ihr gelebtes Leben integriert werden?

Selbstermächtigung und Mutterschaft

Ich erkunde mit Larissa eine Reihe von mythischen und über Bücher und Filme verbreiteten Mutterbildern. Muttergottheiten oder als mütterlich verehrte Göttinnen gibt es eine Vielzahl. Die Erdmutter Gaia oder Kybele, die gleichfalls als Große Erdmutter verehrt wurde, Isis, »Herrin der Unterwelt« und zugleich »Mutter im Kreislauf von Leben und Tod« (Prinz, 2010, S. 40). Und dann ist da die Gottesmutter Maria, die wir im christlichen Raum auch als Schmerzensmutter kennen.

Die Erwartung von Schmerz oder von Leiden überhaupt ist einer der verlässlichsten Gründe für dissoziative Prozesse. Das Leiden kann sowohl von außerhalb kommen als auch im Zusammenhang mit dem, was man nach Jung »Komplexe« nennt (Meier, 2017). Komplexe können wir uns als emotional ungewöhnlich stark besetzte Themen in uns vorstellen, die durch äußere Bedingungen gleichsam aktiviert werden.

Ich entschließe mich, Larissa nach dem zu fragen, was ihre wohl größte Angst ist. Die Antwort kommt schnell, sie lautet: »Mein Leben zu verlieren.« Deutlich wird, dass Larissa hiermit kein Sterben im physischen Sinn meint, sondern die Fremdbesetzung durch andere, die dann verhindern, dass Larissa ihr Leben leben kann.

Kann ein Kind dies bewirken? Ein langes Schweigen tritt ein. *»Das Kind nicht, nein. Aber alles, was mit dem Muttersein verbunden ist.«*

Was Larissa anspricht, ist weniger ein archetypisches Thema als vielmehr eine brennende Thematik des Heute. Wann und warum bedeutet Mutterschaft, das eigene Leben zu verlieren? Über diese Aspekte der Mutterschaft zu sprechen (Heinicke, 2022), erscheint ebenso notwendig, wie nach Strategien der Überwindung zu forschen. Neben den sozialen und publizistischen Wegen sind hier im beratenden Kontext Strategien der Selbstermächtigung hilfreich. Die Integration der Macht der Verwandlung – die im archetypischen Sinn der Magie, der Kunst und dem Heilen entspricht – stellt hier altes Wissen zur Verfügung, das auch geeignet ist, sich gesellschaftlichen Mustern und Forderungen zu entziehen.

Ich biete Larissa hierzu eine Trance an, in der folgende Passagen die entscheidende Rolle spielen:

»Entfremdung kann wichtig sein, sie kann notwendig sein. Distanz kann uns das Gefühl geben, über den Dingen zu stehen, notwendige Dinge zu tun, die sonst allzu wehtäten, uns von Menschen zu lösen, die uns schaden, um dann ganz mit denen zu sein, die uns wohltun.

Und während Sie dies spüren, spüren Sie auch, dass es in aller Distanz Sehnsüchte gibt. Und wohin diese ziehen, dahin ziehen auch die Wolken der Seele und machen den inneren Himmel frei.

Frei zu sein, das kann bedeuten, sich auch neben eine Gesellschaft zu stellen, so wie freie Frauen manchmal im Wald lebten, Kräutersammlerinnen und wissende Wesen, im Bewusstsein der eigenen Macht …

Indem Sie dem Kind, das Sie in die Welt geleitet und genährt haben, schon monatelang, eine bessere, freiere Welt bereiten möchten, begreifen Sie und erfühlen Sie, dass Kinder immer die natürliche Begleitung sind auf dem Weg zu einer besseren Welt, einer Welt, in der Sie leben wollen, Sie miteinander.«

Als ich Larissa bitte, ein Bild in sich auftauchen zu lassen für eine Mutter, die sie gern wäre, erscheint da Molly Weasley, die Mutter von Ron, Fred und George und Ginny in der Harry-Potter-Saga. Nicht nur mütterlich ist sie, sondern unglaublich kraftvoll.

»Ist Mrs Weasley eine Mutter, die ganz ihr Leben lebt?« »Oh ja, das ist sie. Ohne sie geht nichts.« Larissa selbst ist kaum bewusst, dass Mrs Weasley nur eine moderne Spielart der Mutter und Zauberin ist. Sie wird im letzten Band der Saga diejenige sein, die mit ihrem Zauberstab die grausame Bellatrix Lestrange tötet. Beides ist in diesem Moment in Larissa zu erkennen: Wärme und Kraft der Mütterlichkeit neben der Machtfülle einer Frau, die vom Archetypus der Magierin berührt wurde.

Könige ohne Gefolgschaft und Thron?

Wie Väter den Archetypus der Herrschaft zur Kameradschaftlichkeit entwickeln

Das Vaterschaftsdilemma in Trance

In Beratungen können uns Väter sowohl als lebendiges Gegenüber als auch als Gegenstand von Familiengeschichten in sehr unterschiedlicher Gestalt begegnen. Da ist der Vater als Richter und als Hüter der Ordnung. Der Vater als der, mit dem sich drohen lässt: »Warte, bis er nach Hause kommt.« Der Vater aber auch als einer, der nicht mehr weiß, was er darstellen soll, weil er sich ständig infrage gestellt fühlt.

Im ersten Fall erleben wir das archetypische Muster der Herrschaft und der ordnenden Kraft. Im besten Fall sehen wir hier den guten König vor uns, der weiß, was er erwarten kann und was nicht, und der im Zweifelsfall gnädig urteilt. Im zweiten Fall dagegen ist die Verbindung zum archetypischen Urgrund verloren gegangen.

Manche Forscherinnen und Forscher argumentieren, dass die Vielfalt der Möglichkeiten, wie Vaterschaft von Vätern selbst und von den Bevaterten erlebt werden kann, es nahelegen müsste, eher von »Vater-Typen« zu sprechen als vom Vater generell (Seiffge-Krenke, 2019). Dem entspricht eine Praxis der Analytischen Psychologie, nach der von »archetypischen Vaterbildern« gesprochen wird.

Die aber lösen das Dilemma der inneren Vater-Findung nur begrenzt auf. Jeder Vater steht vor dem Dilemma, in sich den Vater zu finden, der er sein möchte, und sich damit von den Prägungen abzusetzen, die er selbst erfahren hat. Ich beginne dieses Kapitel daher mit einer Trance, die ich in dieser oder in ähnlicher Form immer wieder in Beratungen einfließen lasse, wenn es um das Thema »Vaterschaft« geht:

»Wenn Sie alle Geschichten, die Sie jemals gehört haben, an sich vorbeiziehen lassen und Sie betrachten die Männer, die darin vorkommen, und die Heranwachsenden, dann könnte es sein, Sie spüren, dass da einige Männer als Väter besonders geeignet wären, ja, dass man sie sich als Väter wünschen könnte.

Bei anderen denkt man eher, na, besser nicht, und vielleicht kennen Sie das noch aus Ihrer Kindheit, dass da Väter waren, vor denen man sich fürchtete, und dann andere, ein paar nur, bei denen man dachte: So einen Vater zu haben, das wäre sehr cool ...

Was waren das für Väter? Woran erkannte man sie? Womöglich waren es Väter, die zu wissen schienen, wie man als Kind die Welt sah. Sie waren anders als Mütter, weniger sorgend, aber auch weniger besorgt, eher locker, aber nicht zu locker. Man spürte halt, dieser Mann konnte auch fest sein, aber er musste nicht hart sein.

Manchmal wurde man tapferer in der Nähe solcher Väter, spielte Spiele, die elementarer wurden, sah das verlockende Neue in der Welt, neue Technik, neue Abenteuer.

Wie aber wurde man so und wie wird man so? Mir selbst empfahl ein älterer Kollege, ich sollte mich immer fragen, ob ich mein eigenes Kind sein möchte. Mir leuchtete dies ein und ich habe es niemals vergessen, in allen meinen vier Vaterschaften war es meine Leitschnur.

Und es half mir, herauszufinden, was jetzt der tiefere Wunsch eines Kindes sein könnte, nicht der oberflächliche, der manchmal auch von Launen verdorben wird, sondern der, der darunterliegt, das eigentliche Bedürfnis nach Halt und nach Spiel, nach einer Welt, die abenteuerlich ist und gehalten zugleich.

Vielleicht liegt hier der Weg, das Kind, das wir waren, zu fragen, was für einen Vater es sich ersehnt, welchen Vater es sich gewünscht hätte, und dann nachzuspüren, wie es sich anfühlen könnte, dorthin auf dem Weg zu sein.«

Die Erfindung der Vaterschaft

Über den Archetyp der Großen Mutter wissen die Mythen und Märchen viel zu erzählen (Neumann, 1956). Von der Urmutter Gaia, den Bildern kampfbereiter und aufopferungsvoller Mütterlichkeit bis zu den fordernden, kinderfressenden Gestalten, die deren Gegenpol darstellen, tut sich hier ein weites Feld auf.

Anders scheint es sich mit dem Vater zu verhalten, bei dem uns für unser heutiges Miteinander kein Urvater als Blaupause vorliegt. Es ist ein wenig, als wäre Mutterschaft etwas tief in uns Angelegtes, während Vaterschaft immer neu erfunden werden muss.

Insbesondere fehlt es an Bildern eines zur Fürsorge fähigen, warmherzigen Mannes. Dominant sind stattdessen testosteronlastige Profile, denen immer auch etwas Bedrohliches anhaftet. Es ist stets mit Jähzorn zu rechnen oder mit den schlimmen Folgen von »Ausrastern«. Dies zieht sich durch die Mythen hindurch, die ja durchspielen, von woher wir kommen und was wir von da mitbringen.

Ein Beispiel für die Folgen unbeherrschter Wut selbst bei Gottheiten ist der elefantenköpfige Hindu-Gott Ganesha. Ganesha kam nämlich nicht mit diesem Kopf auf die Welt. Vielmehr hatte ihm sein Vater, Shiva, in auflodderndem Zorn den Kopf abgeschlagen. Um ihm einen neuen Kopf zu geben, opferte Shiva einen Elefanten, dessen Haupt dann zu dem neuen seines Sohnes wurde.

Dies ist nur eine Variante unter ziemlich vielen anderen, die Ganeshas Elefantenkopf erklären. In einigen wenigen geht die Bedrohung für Ganesha auch von anderen aus. Und mitunter ist es auch Vishnu, der den Kopf des Elefanten bringt. Doch in den meisten Varianten, die mir zugänglich wurden, ist es Shiva, der sowohl für die Enthauptung als auch für die »Neubehauptung« zuständig ist.

Kein Modell, an dem man sich orientieren könnte. Ganz im Gegenteil legt es nahe, dass die Annahme, archetypische Muster enthielten immer auch archaische Reste, die integriert und überwunden werden müssten, richtig sein kann. Unser Dilemma jedoch wird hiermit nicht gelöst. Wer heute Vater wird, kann vielleicht auf gesellschaftliche Muster zurückgreifen, doch auch die stehen infrage. Wenn Vaterschaft also neu erfunden werden muss, vor welchem Hintergrund finden diese Erfindungen dann statt? Worauf berufen sie sich? Obwohl wir heute wissen, dass Babys auch den Vater schon mit wenigen Wochen verlässlich erkennen, existiert doch kein archetypisches Muster von der Art, wie der jungianische Analytiker Anthony Stevens es beschrieben hat.

Stevens, der an einem Brückenschlag zwischen Archetypen-Theorie und Evolutionsbiologie arbeitete, befasste sich unter dem Psychoanalytiker und Pionier der Bindungsforschung John Bowlby mit der Bedeutung kindlicher Bindungsmuster. Was er dort herausfand, bestärkte ihn in der Annahme, dass Archetypen Ähnlichkeit mit angeborenen Auslösemechanismen (AAM) besitzen (Schleidt, 1962). Dies betrifft nach Stevens (1982) insbesondere die Mutter-Kind-Interaktion, in der archetypische Muster wechselseitig aktiviert werden.

Stevens' Beobachtungen sind deswegen so bemerkenswert, weil sie zeigen, dass archetypische Muster schon dort wirken, wo sprachliche und damit kulturelle Verständigung noch nicht möglich ist. Sie lassen aber auch die Lücke erkennen, die zwischen Mutterschaft und Vaterschaft bezüglich der Archetypen klafft. Ist die Mutter-Kind-Interaktion durch gegenseitige archetypische Anregungen in einigem vorbestimmt, so scheint es für die Beziehung zum Vater ein solches Muster nicht zu geben (Stevens u. Price, 1996).

Vaterschaft schwebt daher, so meine These, im Hinblick auf archetypische Muster eher im Raum und muss stets neu erfunden werden. Ein Beispiel erleben wir in unseren Tagen: Die Rolle des Mannes im Verhältnis zum Kind hat sich gewandelt, aber Männer können hierbei auf nichts zurückgreifen. Auch in der Psychoanalyse ist die Rolle des Vaters von Beginn an eine eher fragwürdige, wie die psychoanalytische Rezeption der Ödipus-Erzählung belegt.

Ödipus und sein Vater

Ferne Väter, abwesende Väter, Väter, denen immer etwas anderes wichtiger ist. Unzureichende Väter. Namen gibt es viele dafür, am vertrautesten dürfte der »Rabenvater« sein. Und wenn eine »Rabenmutter« zu sein noch mit einer gewissen Koketterie gesagt werden kann, weil damit Autonomie und die Befreiung vom »Gluckendasein« gemeint sind, dann ist doch der Rabenvater als negative Größe geblieben, die gleichwohl Liebe erheischt (Jung, 2012). Auch der Begriff »Fassadenvater« enthält wenig Positives. Andrea Bambey und Hans-Walter Gumbinger sprechen von Fassadenvätern bei Männern, die einerseits betonen, wie wichtig ihre Vaterschaft ihnen sei, andererseits aber vor allem dann bevatern, wenn Publikum da ist, und bei emotionalen Konflikten oder bei einem kranken Kind eher fehlen (Bambey u. Gumbinger, 2017).

Unheimliche Väter sind zu nennen, bei denen sich keine Heimstatt finden lässt. Verborgene Väter, zu denen erst nach und nach Zugang gefunden wird. Schlimme Väter. Feige Väter wie Laios, der den kleinen Jungen, der der Prophezeiung zufolge ihn töten und die Mutter heiraten soll, mit durchstochenen Fersen im Gebirge aussetzen lässt, damit die wilden Tiere das Kind fressen. Ödipus wird das Kind nach dem Wund- und wohl auch Entzündungsgeschehen genannt werden, »Schwellfuß«.

Mit Ödipus beginnt die Psychoanalyse und damit die Psychotherapie. Ödipus sei der einzige Archetyp, den Freud selbst gefunden habe, meinte der Schriftsteller Harry Mulisch (1997). Das Grundmuster des kindlichen Begehrens und der kindlichen Eifersucht ist vielfach beschrieben und untersucht worden. Freud erkannte in der Ödipus-Erzählung ein Urmotiv, das in Form von Begehren und Rivalenhass bei jedem Jungen wiederkehre und das er in seiner eigenen Biografie zu erkennen meinte (Rudnytsky, 1987). Bischof dagegen nimmt an, dass das Ödipus-Muster als menschliches Muster einen biologischen Hintergrund besitzt (Bischof, 2020).

Weit weniger Aufmerksamkeit erhielt Laios, der in seiner Angst vor dem Sohn jämmerlich erscheint und gleichwohl da, wo Ödipus ihm unerkannt gegenübersteht, als schöner und stattlicher, immer noch zum Jähzorn neigender Greis beschrieben wird.

Ich begegne dem, wofür Laios steht, in Familientherapien auf unterschiedliche Weise. Meist handelt es sich keineswegs um eine Befürchtung, die vielleicht eintreten könnte, sondern um etwas konkret Erlebtes.

Tilman zum Beispiel ist ein elfjähriger Junge, dem die Schule nicht viel bedeutet. Er sieht dort Leute am Werk, die ihm nichts zu sagen haben, keine Ahnung von dem mitbringen, was er selbst für wesentlich hält: Musik, Gamen, Sport und seine Drohne.

Sein Vater, tätig in einem größeren industriellen Unternehmen, sieht dies teils mit Sorge, teils mit unverhohlener Ablehnung. Dass die gegenwärtig aufwachsende Generation allzu arg am Spielerischen orientiert und kaum mehr leistungsbereit sei, scheint ihm klar. Sein Bezugsfeld unterstützt dies, Kolleginnen und Kollegen teilen diese Einschätzung.

Ich höre dann eine Kaskade von Klagen. Wie er als Vater in die Ecke gestellt werde. Sein Sohn in ihm nur noch den Alten sehe, der mit Drohungen agiere. Mutter und Sohn sich ein Bett teilten, während er selbst auf den Dachboden gezogen sei, wo er es ruhiger habe. Und sich manchmal frage, warum er seine Frau eigentlich geheiratet habe, wo sie doch seine Frau gar nicht mehr sei, sondern nur noch Tilmans Mutter.

Hier kann man in der Tat an das Ödipus-Motiv denken. Aber es griffe zu kurz. Denn erstens führt die mythische Erzählung ja Ödipus selbst zu schrecklichem Leid. Zweitens ist im Ödipus-Mythos Jokaste an Laios' Seite und ist ebenfalls dafür, den Jungen im Gebirge auszusetzen; es kommt also zu keiner Spaltung. Drittens erscheint Tilmans Vater eigentümlich schwach und bekommt für seine Klage, die in Teilen zumindest eine Anklage ist, daheim weniger Verständnis als vielmehr zornige Abwehr. Und endlich – wo sieht er denn eigentlich seine Position? Und wie sollte diese ausgefüllt werden?

Es zeigt sich, dass Tilmans Vater sich genau das ersehnt, was er für die Lehrerinnen und Lehrer einfordert: Respekt. Respekt vor einer Autorität, den die, die noch jung sind, vor denen haben könnten, die bereits etwas vorzuweisen haben.

Ich bitte Tilmans Vater in der Folgesitzung, in eine leichte Trance einzusteigen:

»Wir alle haben das Bedürfnis nach Vaterschaft: Mal möchten wir uns an einen Vater erinnern, der gut zu uns war, manchmal wünschen wir uns vielleicht noch heute einen – einen wirklichen Vater, das ist etwas, das man gern bei sich hätte auch und gerade, wenn man selbst ein bisschen neben der Spur ist.

Ein Vater, das ist jemand, der uns aushält, so denken wir, und wir denken ganz richtig. Einer, der stark genug ist für uns, der nicht um den Finger zu wickeln ist, aber auch nicht knallhart. Klar und warm gleichermaßen, so wäre der gute Vater.

Und nun stellen Sie sich einen Jungen vor, ein Kind, festgeheftet an irgendetwas, was Kinder so tun, Comics, Computerspiele, Lego ... Wie abwesend und doch so da, und wer behauptet, die Kinder wären alle so weggetreten durch die digitale Welt, der oder die hat vielleicht nie erlebt, wie weggetreten Kinder beim Spielen eben sind oder beim Lesen.

Aber der Vater, den alle sich wünschen, weiß dies tief und sehr genau, er weiß, dass das Weggetretensein Hingabe bedeutet. Er ist mit dem Jungen, der er selbst einmal war, noch vertraut, sieht Verwandtes, erkennt Ähnlichkeiten, richtet nicht, spürt nur und erkennt. Er weiß, was zu tun ist, selbst etwas tun, sich einlassen, auch spielen. Oder fragen, fragen mit echtem Interesse, väterlich, ja, ganz väterlich …«

Dass Vater zu sein und väterlich zu sein nicht dasselbe sind, das spürt Tilmans Vater. Mit der Väterlichkeit wird eine Sphäre eröffnet, die von bloßer Vaterschaft sehr verschieden ist.

Die Angst des Vaters vor den Kindern

Leopold Morbitzer (2017) hat den »Laios-Komplex« untersucht. Er nimmt ihn als Angst vor der eigenen Nachkommenschaft und bringt ihn in Beziehung zur Angst Voldemorts in der Harry-Potter-Reihe. Auch Voldemort fürchtet ein Kind, von dem prophezeit wurde, es werde ihn töten (Morbitzer, 2018). Was hier nicht passt, ist, dass Voldemort keineswegs Harrys Vater ist. Eher erinnert er in seiner Grausamkeit des Verfolgens an den König Herodes, der aus Angst vor dem Kind, das geboren wurde und ihn stürzen soll, den bethlehemitischen Kindermord anordnete. Anders verhält es sich dagegen mit Darth Vader, der zugleich Luke Skywalkers Vater und sein Feind ist (Morbitzer, 2020).

Der Begriff »Laios-Komplex« (latinisiert »Laius-Komplex«) geht auf Georges Devereux (1953) zurück. Bekannter wurde er durch John Munder Ross (1982). Devereux glaubte, dass der Laios-Komplex ebenso wie der Jokaste-Komplex sich dem Ödipus-Komplex gegenüber komplementär verhalte (Devereux, 1985). Standen im Ödipus-Komplex Wut und Begehren des *Kindes* im Vordergrund, so beim Jokaste- oder Laios-Komplex Begehren, Neid und Wut seitens der Eltern.

Morbitzer zufolge kann der Laios-Komplex ein Durchgangsstadium sein, im Idealfall. Wo er mehr ist als ein Durchgangsstadium, deutet er auf ein schwaches Selbstbild des Vaters hin. In diesem Fall hilft es, zunächst mit einigen Mythen aufzuräumen, die die Psychoanalyse selbst erschaffen hat (Marneros, 2018). So ist etwa der Ödipus-Komplex etwas, das nicht wenige Männer unterschwellig ängstigt, weil es auf geheime Bindungsmuster zwischen Mutter und Sohn hindeutet, die dem Vater nicht zugänglich sind.

Mit Blick auf die Vaterschaft haben Freud und seine frühen Gefolgsleute in der Theoriebildung ganze mythologische Räume durchwandert (Le Rider, 2004). Freud selbst hatte in »Totem und Tabu« den Vatermord in der Urhorde an den Anfang der Kultur gestellt. Hieraus war nach Freud eine eigentümliche Ambivalenz entstanden, denn der Gemordete wurde im Nachhinein zu einer verehrten Instanz. Einer Instanz, die aber nur deshalb so verehrt werden konnte, weil sie als Toter ja abwesend war (Blumenberg, 2002).

Freud selbst wurde in der psychoanalytischen Gemeinschaft die Rolle eines Vaters zugeschrieben. Er sah in Jung so etwas wie einen Sohn, der sein Erbe weitertragen sollte, und war tief verletzt, als dieser eigene Wege zu gehen begann. Bis in die heutige Zeit wirkt das Tabu fort, an Freuds Erkenntnisse nicht rühren zu dürfen, weil dies einem Vatermord nahekäme (Kind, 2017; Moser, 2017).

Tatsächlich unterstellte Freud Jung, dass dieser ihn symbolisch zu töten beabsichtige, um persönlich zur Leitung der psychoanalytischen Gemeinschaft vorzustoßen. Diese Fantasie sagt jedoch weniger über Jung etwas aus als vielmehr über Freuds Selbstbild als einem Vater als Familienoberhaupt, der aber wie ein Leitwolf nicht aus Liebe, sondern aus Stärke führt.

Nur selten tauchen im archetypischen Universum auch liebevolle, sorgende Väter auf; Väter, die eine Ahnung von dem vermitteln, was Väterlichkeit ist. Warum aber treten diese Väter uns nicht schlagartig ins Bewusstsein, wenn wir an Väter denken? Warum die vielen negativen, ja schrecklichen Motive, von denen Laios nur eines ist?

Vielleicht, weil die Geschichte von Vätern und Kindern, mythisch betrachtet, stärker auf Spannung hin angelegt ist. So berichtet die Geschichte von Kronos und Uranos nicht nur von brutalen Morden und Kastration, sondern auch vom Fressen der eigenen Kinder.

Ein mögliches Vorbild für diese mythischen Erzählungen ist der Infantizid, das Töten der Nachgeborenen eines anderen Männchens. Wir finden dies zum Beispiel bei Löwen, wenn ein Rudel von einem

Rivalen übernommen wird, oder auch bei Gorillas, die Menschen in genetischer Hinsicht schon sehr nahe kommen.

Ein Weiterwirken dieses Verhaltens zeigt sich in der Angst, selbst nicht im biologischen Sinn der Vater eines Kindes zu sein, das man doch mit aufzieht. Diese Angst ist uralt und ein wiederkehrendes Motiv in mythischen Erzählungen und Märchen. Auch in unseren Sprachgebrauch ist sie eingegangen. Ein »Kuckuckskind« untergeschoben zu bekommen, heißt dies umgangssprachlich, was sich an der Gewohnheit von Kuckucken orientiert, ihre Eier in fremden Nestern ausbrüten zu lassen.

Die Angst vor dem nicht selbst gezeugten Kind stellt eine Konstante in der Menschheitsgeschichte dar, die weitreichende Folgen hatte. So zeigte eine anthropologische Studie der Universität Michigan, dass die fünf großen Religionen – Buddhismus, Hinduismus, Christentum, Islam und Judentum – jeweils spezifische Regelsysteme hervorbrachten, um das weibliche Sexualverhalten in Bahnen zu halten und so zu verhindern, dass Frauen Kinder, die sie von anderen Männern empfangen hatten, mit ihren Ehemännern aufzogen (Strassmann et al., 2012).

Ein mythisches Muster, das mit dem der »Kuckuckskinder« verwandt ist, betrifft den »Wechselbalg« (Stiefbold, 2015a). Dieser ist ein der Mutter fälschlich untergeschobenes Kind, wogegen das eigene, leibliche Kind fortgenommen und etwa bei Trollen oder anderen Naturgeistern aufgezogen wird (Hartmann, 1936). Aus einem mythischen Volksglauben, der vor allem im Norden beheimatet war (Plaschewski, 1935), wurde unter dem Einfluss des Christentums die Annahme, dass nicht übergriffige und womöglich neidische Naturwesen, sondern teuflische Machtausübung für das Entstehen von Wechselbälgern verantwortlich wäre (Bachmann, 1985).

Auch als moderne Menschen begegnen wir diesem Muster, wenn etwa Väter von sich sagen, ihr Sohn sei ihnen vollkommen fremd oder fremd geworden. Oft geschieht dies da, wo sie den mütterlichen Einfluss als zu dominant erleben oder aber sich im Kind etwas zeigt, das sie selbst so nicht erlebt zu haben glauben.

Wie tief solche Vorstellungen in unsere mythischen Hintergründe hineinreichen, können wir daraus ersehen, dass auch Merlin, der

Zauberer, als Wechselbalg galt. Sein Vater soll ein Teufel sein, und die außergewöhnliche Macht, die ihm als Zauberer beigegeben ist, fußt in Teilen auf dieser Herkunft. Bis in die Kinderliteratur hinein ist das Bild des Wechselbalgs bis heute wirksam, wie die Kulturwissenschaftlerin Simone Stiefbold (2015b) am Beispiel von »Saaski aus dem Moor«, einem Werk der amerikanischen Erzählerin Eloise Jarvis McGraw, zeigte.

Vaterliebe als bedingte Liebe?

Von dem Körperpsychotherapeuten Walter Mauckner stammt das Konzept der sieben männlichen Archetypen. Sie gelangen im Verlauf der männlichen Heldenreise, die als Weg der Selbstfindung verstanden wird, auf unterschiedliche Weise zu Bedeutung. Neben dem Wilden Mann, dem Krieger, dem Heiler, dem Mystiker, dem Liebenden und dem König spielt in Mauckners Modell auch der Archetyp des Vaters eine wichtige Rolle (Schick, 2015). In Mauckners Entwurf ist der Vater-Archetyp im Gegensatz zum Mütterlichen ein bedingt und nicht un-bedingt Liebender. Er ist weniger behütend als vielmehr konfrontierend, seine Liebe ist nicht geringer, aber anders.

In meiner Arbeit erlebe ich, dass nicht wenige Väter sich von dieser Sicht des Vater-Archetyps angezogen fühlen. Dass Väter insbesondere ihren Söhnen gegenüber fordernder auftreten als Mütter, einschränkender und auch aggressiver, erlebe ich als Familienberater immer wieder. Dass ein Vater dem Sohn das Internet abklemmt oder den Laptop wegnimmt, habe ich immer wieder gehört. Kaum je aber von einer Mutter.

Und doch bezweifle ich, dass dies dem väterlichen Archetypus in seiner Gänze entspricht. Es sind wohl eher patriarchale Rollenverteilungen, die hier erkennbar werden, und die sind verhaltensbiologisch keineswegs gedeckt.

Wenn ich Männer, mit denen ich arbeite, mit diesem archetypischen Bild konfrontiere, stimmen manche lebhaft zu, andere eher zögernd. Kaum jemand aber weist die hier enthaltenen Zuschreibungen zurück.

Vaterschaft als Bestätigungsarbeit

Ich kann für mich selbst sagen, dass ich die Vaterliebe nie als bedingte Liebe empfunden habe. Wohl bin ich mir bewusst, dass das väterliche Modell für Kinder ein anderes darstellt, als es das mütterliche bietet. Das betrifft keine Rollenverteilungen, sondern ganz konkretes Handeln im sozialen Feld.

Und doch ist die Spiegelfunktion des Vaters eine andere als die der Mutter. Julia Onken (2020) hat erzählt, wie ihre ganze Sehnsucht nach Resonanz und Gesehenwerden dem Vater galt. Man spürt hier, wie das komplementäre Geschlecht dem Mädchen kein Rollenmodell anbietet, sondern es in der väterlichen Bejahung eine Bestätigung seines Werts erhält.

Mit Blick auf heranwachsende Jungen hat die Vaterfigur Modellcharakter, und zwar im positiven wie im negativen Sinn. Einerseits kann der Vater dem Jungen ein Modell an die Hand geben, wie gut zu leben wäre. Andererseits kann er dem Jungen aber auch den Eindruck vermitteln: so schon einmal nicht.

Sowohl bezogen auf die Spiegelfunktion als auch auf die Modellfunktion entsteht in Heranwachsenden ohne präsente Väter ein »Drama der Vaterlosigkeit« (Petri, 2021). Dass dies sich immer wieder und mit großer Sicherheit ereignet, deutet darauf hin, dass archetypische Muster in Hinsicht auf Väter nicht nur die Bilder betreffen, sondern dass es so etwas wie einen Archetyp der Erwartung gibt.

Wir haben gesehen, dass Mütter und Babys mit archetypischen Mustern aufeinander reagieren und einander zu erkennen scheinen. Dass dies sich bei Vätern nicht auf dieselbe Weise abspielen kann, ist selbstverständlich. Und doch scheint es im Kind eine angelegte Bereitschaft zu geben, auf einen Vater zu reagieren. Auch wenn dieser noch gar nicht in Sicht ist.

Wenn der Mann sich dazu entschließt, seine Vaterschaft ernsthaft anzunehmen, kommt dies einer Selbsterlösung gleich. Hierin ähneln sich die mythischen Erzählungen, sodass wir in den »Star Wars«-Filmen mittelalterliche Versepen wiedererkennen können (Galipeau, 2001).

Was der junge Luke Skywalker über seinen toten Vater erfährt, ist, dass dieser von Darth Vader getötet wurde. Später ist es Darth Vader selbst, der Luke offenbart, sein Vater zu sein. Die gegenseitige Faszination und ihre Magie werden so nachvollziehbar (Henderson, 1998).

In Luke, das spürt man, gibt es eine hohe Bereitschaft für das Bevatertwerden. Als männlicher Berater kann man etwas Ähnliches in Kindern oder Jugendlichen spüren, denen die Vaterfigur fehlt.

Väter und Gottheiten

Wir sind im Kontext des Mutter-Archetyps darauf gestoßen, dass dieser, anders als das Klischee es will, mit den Archetypen der Kriegerin und mehr noch der Magierin eng verwoben ist.

Für die Vaterschaft scheint der magische Archetyp weniger Bilder und Inhalte hervorgebracht zu haben, als es bezogen auf die Mutterschaft der Fall ist. Wir wissen von Zauberinnen und Kräuterkundigen, die Kinder um sich scharten, aber ein Zauberer wie Merlin oder Gandalf ist als Vater nur schwer vorstellbar.

Mit Gottheiten allerdings wird Vaterschaft immer wieder in Verbindung gebracht. So erscheint der christliche Gott als ein »Vatergott«, der von Jesus selbst so angesprochen wird. Auch Wotan, der in der skandinavischen Variante Odin heißt, wird als Vater, ja als »Allvater« angesprochen (Steinbach, 2013). Und in der griechischen Mythologie erscheint Zeus nicht nur als oberste Gottheit, sondern wird gleichfalls als Vater benannt.

In allen Fällen sind die Vatergottheiten machtvolle Instanzen. Und so lässt sich mit dem Bild archaischer Gottheiten in Hinsicht auf die darin enthaltenen Potenziale der Vaterschaft arbeiten. Problematischer ist, dass die Vatergottheit auch als Instanz angesehen werden kann, die die ursprüngliche Muttergottheit vertrieb (Sjöö u. Mor, 2000). Auch männliche Priester- und Guruherrschaft lässt sich als Unterdrückung der ursprünglichen mütterlichen Gottheit ansehen.

Zeitgenössische Interpretationen der Konstellationen von männlichen und weiblichen Gottheiten lassen die Kräfteverhältnisse ausgewogener erscheinen. Sie zeigen zum Beispiel, dass es zwischen den nordischen Gottheiten Wotan und Frigg durchaus ein Gleichgewicht der Kräfte gibt (Appel u. Grosser, 2021; Meyer, 2017).

Vaterschaft mythologisch erzählen

Vaterschaft wird, von den jungianisch Orientierten bis in die gegenwärtige Psychoanalyse hinein, als Gegenpol der Mutterschaft erzählt. Anders als die bedingungslose Mutterliebe sei die Vaterliebe eher fordernd, und während die Mutterschaft im Hüten bestehe, nehme der Vater das Kind mit in die Welt.

Das sind jedoch eher bürgerliche Konstruktionsmuster, als dass wir es mit archetypischen Inhalten zu tun hätten. Feldforschungen belegen, dass Vaterschaft auch einen fürsorgenden, einen Care-Aspekt enthält (Hewlett, 2016). Anders als im Fall der Großen Mutter (Neumann, 1956) hat sich allerdings wie bereits dargelegt kein umfassender Archetyp des Großen Vaters ausgebildet (Milzner, 2024).

Einer der Gründe hierfür liegt wohl darin, dass Väter nicht die Präsenz besaßen, die Mütter in Familien hatten, und dass sie überdies hinsichtlich der Sicherung der Dominanz ihres Erbguts auch zu Feinden von Heranwachsenden werden konnten, wenn die Mütter zum Beispiel schon Kinder mit anderen Männern hatten.

Es ist jedoch nach wie vor leicht zu erkennen, dass Vaterschaft für viele Väter eine seelisch und sozial nur schwach repräsentierte Rolle spielt. Als mehrfacher Vater weiß ich, wie schwer es sein kann, mit anderen Vätern über Vaterschaft zu sprechen – es ist, als sei vielen das Thema weniger angenehm, als etwa sich über Berufliches auszutauschen.

Ein gutes Zeichen ist dies nicht. Denn wenn wir akzeptieren, dass wir unser Leben immer so erleben, wie wir es uns und anderen erzählen (Rosenthal, 1995), dann ist der Erlebnisfaktor der Vaterschaft, wo diese nicht erzählt wird, gering.

Dies bedeutet keineswegs, dass die betreffenden Väter weniger emotional oder den Kindern gegenüber entfremdet wären. Vielmehr kann der Eindruck entstehen, dass sie zu einem gewichtigen Teil ihrer eigenen Selbstwerdung wenig Zugang haben.

Mit Vätern arbeite ich daher an einer eigenen Erzählkultur bezüglich ihrer Vaterschaft. Wenn ich selbst davon erzähle, wie ich Vater wurde, wird dies zumeist leichter. Hier dafür ein Beispiel, das ich mit einer fiktiven Interviewfrage an mich selbst einleite und bei dem ich anbiete, meinem Erzählen mit geschlossenen Augen zu folgen:

»Gingen Sie an Ihre erste Vaterschaft ganz entspannt heran, Herr Milzner? Womöglich in dem tiefen Vertrauen, dass es schon hinhauen wird?«

»Oh nein, überhaupt nicht. In der Zeit der Schwangerschaft fühlte ich sogar eine manchmal erdrückende Angst, ich könnte ein schlechter Vater werden. So einer, wie ich ihn selbst erlebt hatte. Einer, dem Beziehung schwerfiel, der oft genug kalt rüberkam und dessen Empathiefähigkeit anderen Menschen zugutekam, aber uns Kindern kaum.

Ich kannte als junger Therapeut, der ich war, natürlich alle Modelle von Prägung, unbewusstem Vorbild, der Weitergabe von Traumata usw. Entsprechend groß war meine Sorge, genau dies könnte passieren. Was mir half, war natürlich die andere Seite meines Berufs, also das Auffinden der inneren Ressourcen, das Lernen von älteren Kollegen, das Aufarbeiten von Kindheitserfahrungen in der Ausbildung sowie die Mentorschaft meines ersten Ausbilders einerseits und meines ersten Verlegers andererseits.

Und dann gab es, als ich eben Vater geworden war, ein eigenartiges Gefühl. Etwas in mir war angesprungen, was zuvor nicht da gewesen war. Eine schlummernde Reserve, angeklickt durch das Kind, und indem diese Reserve erwachte, trat ein neuer Aspekt meines Selbst in mein Leben, der nie wieder verschwand. In diesem Augenblick war ich nicht nur formal und biologisch, sondern auch seelisch Vater geworden.

Das klingt wie eine Erweckung oder Inspiration, nicht wahr, aber das ist es nicht. Es ist etwas, das ich seitdem immer wieder bei Eltern angetroffen habe, von denen viele sagten: Genau so hat es sich angefühlt. Was da geschieht, lässt sich vielleicht so vorstellen: In uns gibt es einen Schaltkreis für Elternschaft. Dieser Schaltkreis ist erst einmal inaktiv, wir ahnen möglicherweise, dass es ihn gibt, aber wir fühlen ihn nicht. Doch mit dem Beginn der Elternschaft – bei Frauen oft lange vor der Geburt schon, bei Männern zumeist kurz danach – wird dieser Schaltkreis aktiviert. Seine Aktivität setzt alles Mögliche frei, veränderte elektrochemische Impulse, Hormonausschüttungen usw. Und er bewirkt das Entstehen einer neuen Teilpersönlichkeit, die dann ›Mutter‹ heißt oder ›Vater‹.«

Im Anschluss an eine solche Sequenz scheint das Eis oft gebrochen und Väter sprechen von dem, was in ihnen »ansprang«. Oder davon, dass sie auf dieses »Anspringen« noch warten. Oft sind hier auch Verlustängste beteiligt, auf die man selbst nicht vorbereitet war. So zum Beispiel, dass den Kindern etwas zustoßen könnte oder dass im Fall einer Trennung die Mutter den Kontakt zum Kind blockieren würde. Und dann tauchen Fragen auf, welche Art von Vater man denn selbst hatte, was man davon übernehmen möchte und an welchen Stellen es möglicherweise neue Muster und neue Modelle braucht.

Väterlichkeit als Kopfgeburt

Dass Vaterschaft anders geprägt ist als Mutterschaft, weil das Element des Austragens und der vorangehenden neunmonatigen Kommunikation fehlt, leuchtet ein. So entsteht Vaterschaft im psychischen Sinn auch weniger leiblich als vielmehr auf dem Umweg über Bewusstheit und mentale Auseinandersetzung.

Mythologisch hat sich hierfür das Bild der Kopfgeburt entwickelt. Pallas Athene zum Beispiel wird von Zeus im Kopf getragen und springt, fertig gerüstet, von dort hervor. Ein anderes Beispiel: Als Izanagi, der in der japanischen Mythologie zusammen mit seiner Schwester Izanami aus dem Chaos das Land entstehen ließ, den Tod seiner Schwester beweinte, entstanden aus seinen Tränen die Sonnengöttin Amaterasu und ihr Bruder, der Mondgott Tsukuyomi.

Dem mythischen Bild der Kopfgeburt spürte nicht nur der mit Jung eng verbundene Mythenforscher Karl Kerényi (1952) nach, sondern es wirkte auch bis in die Theaterkultur der Neuzeit hinein (Gruber, 1992).

Wenn wir versuchen, Vaterschaft und Kopfgeburt miteinander zu verknüpfen, so ergibt sich hieraus, dass der Mann sich »kopfmäßig« möglicherweise umfassender verändert oder verändern muss als eine Frau in der Mutterschaft. Vor allem aber wird deutlich, dass gelingende Väterlichkeit eine Bewusstseinsleistung ist. Denn Vaterschaft ist etwas anderes als Väterlichkeit. Vaterschaft ist ein Zustand, Väterlichkeit eine Haltung.

Um nicht Vaterschaft, wohl aber Väterlichkeit neu zu erfinden, bedürfen wir der Modelle und der Leitbilder. Ja, es gibt so etwas wie einen »Ruf nach Mythen« (May, 1991). Dabei fällt jedoch auf, dass Vaterschaftsmythen oft negativ eingefärbt erscheinen und die gut gelebte Väterlichkeit in ihnen fehlt. Um hier Alternativen anzubieten, lohnt es sich, in die Literatur zu schauen, insbesondere die Kinder- und Jugendliteratur. Denn hier haben sich in den letzten Jahrzehnten einige eindrucksvolle Vaterbilder gezeigt, wie Väterlichkeit neu imaginiert werden kann. In Cornelia Funkes »Tintenherz«-Reihe zum Beispiel ist der Vater derjenige, der Texten Leben einhauchen kann. Seine Stimme vermag, was der Text allein nicht kann.

Der Vater-König

»Mein Vater, der König« – mit dieser Wendung spricht Bosse in Astrid Lindgrens »Mio, mein Mio« (dt. 1955) von dem Mann, der sein Vater ist. Astrid Lindgren ließ sich für das Buch inspirieren von der märchenhaften Geschichte um den Prinzen Florestan, geschrieben von der schwedischen Schriftstellerin und Pädagogin Anna Maria Roos.

Einen königlichen Vater zu haben, der ein guter König ist, das käme dem kindlichen Wunsch nach Bestätigung am meisten entgegen. Eine Vatergottheit ist groß, aber fern. Das Königliche aber ist edel und doch nah genug, dass man ihm nacheifern könnte. So nimmt es nicht wunder, dass Väterlichkeit und Königtum ein wiederkehrendes Thema vor allem in Märchen sind (Freund, 2008).

Moore und Gillette (1990) meinten, dass der König eine der vier archetypischen Größen sei, die für den Mann Bedeutung haben. Wie jeder Archetypus, so hat auch der des Königs zwei Seiten. Könige sind machtvoll, und diese Macht kann sehr unterschiedlich verwendet werden. Wer sie anstrebt um ihrer selbst willen, erzeugt eher Abwehr als Ehrfurcht. Daher wird in Legenden und Märchen die Königswürde oft unverhofft verliehen. Manchmal sind es äußere Zeichen, die darauf hindeuten, dass ein Junge oder ein Mann zum König berufen ist. So etwa das Schwert im Stein, das in der Artus-Legende niemand herausziehen kann außer dem rechtmäßigen König von England. Manchmal ist einer König und weiß es nicht, wie Aragorn in der bekannten Fantasyromantrilogie »Der Herr der Ringe«.

Gute Könige sind daher alles Mögliche, aber gewiss nicht herrschsüchtig. Sie sind kraftvolle Autoritäten, aber brauchen nicht ständig Bestätigung. Meist haben sie einen oder zwei erprobte Berater, die selbst archetypisch aufgeladen sind. Ein vertrautes Bild hiervon geben etwa König Artus und Merlin ab. Es ist Merlin, der Artus darin unterweist, die Gefühle und Lebensformen der Tiere kennenzulernen, denn er kann nicht König werden, ohne tieferes Wissen um die großen Zusammenhänge und um das, was die Mitwesen fühlen.

In meiner Arbeit kann eine Trance zu dieser Thematik so aussehen:

»Väter sind Könige oder sie können es sein. Wo Väter Könige werden, da werden sie groß, wo sie aber groß sind, da wächst auch ihre Verantwortung.

Ich möchte, dass Sie spüren, wie in Ihnen das Königliche wächst und reift, wie es Platz einnimmt und Sie von innen her formt. Alte Erzählungen wissen, dass wir zu Königen geboren sind – wer nur herrschen will, ist hier allerdings fehl am Platz.

Väter lernen, wie Könige lernen, sie ordnen, aber um zu wissen, wie etwas zu ordnen ist, müssen sie es kennenlernen, behutsam, einfühlend, aufmerksam. Gute Könige können dies, sie hören gut zu und verstehen mehr und mehr.

Es ist ein besonderer Glanz, der den Vater-König umgibt, kein Prunk und kein Protz, sondern Würde. Eine Würde, die elementar ist und gerade da besonders spürbar, wo der Vater-König auf der Toilette hilft, Klopapier wegspült und gleich danach auf dem Boden liegt, Tiere aufstellt und Bauklötze, ›MarioKart‹ fährt oder Flugzeuge faltet …

Alles dies macht den Vater-König aus, den guten König daheim, der weiß, wann die Krone wackelt und fällt, und der sich seiner Krone als würdig erweist, tief und fest und warm und gut – ein König, dem man Vertrauen schenkt, ein König, dem man sich anvertraut.«

Könige und Kameraden

Abschließend möchte ich auf ein Modell unterschiedlicher Vater-Typen hinweisen, das der in Toulouse lehrende Psychologe Jean Le Camus (2003) veröffentlicht hat. Dieser stellt neben den autoritären

Vater (als das mythisch vertrauteste Bild) einen Vater, der an als weiblich angesehenen Verhaltensmustern orientiert ist (umgangssprachlich als »Softie« bekannt geworden). Sodann benennt Le Camus einen Typus des unabhängigen Vaters, der jedoch nicht unbedingt verlässlich ist, sowohl bezogen auf seine eigene Geschlechtlichkeit als auch auf seine Bindungen. Und endlich findet sich bei Le Camus ein anwesender, präsenter Vater-Typus, der sich der Bedeutung seiner Position bewusst ist, ohne aber in traditionelle Muster zu verfallen.

Alle diese Vater-Typen sind in der konkreten Welt leicht wiederzufinden. Zum Teil erkennen wir sie in Kinderbüchern, wenn auch oft als Randgestalten. Wir könnten als Ergänzung jedoch das Bild eines kameradschaftlichen Vaters einführen, wie es archetypisch wenig angelegt ist. Väterliche Kameradschaft stellt einen Weg zur Überwindung der destruktiven Seite archetypischer Vater-Muster dar.

Der Psychoanalytiker Erik Erikson hatte in den Vereinigten Staaten erlebt, dass Familie nicht nur durch autoritäre Muster und Rollenverteilungen geformt werden kann, sondern auch durch »Kameradschaftlichkeit« (Erikson, 2005, S. 408).

Kameradschaftlichkeit enthebt Kinder der Aufgabe, dem Vater ständig gefallen, es ihm ständig recht machen zu müssen. So lässt sich der Vaterkomplex im Heranwachsenden vermeiden, von dem Verena Kast (2005) zu Recht fand, dass er immer noch ein wenig nachlässiger behandelt würde als der Mutterkomplex.

Vielleicht wird in der Zukunft auch einmal ein Archetyp des Großen Vaters möglich sein, wenn Vaterschaft nämlich anders gelebt worden ist. Die Hinweise hierauf halten sich jedoch aus Sicht eines erfahrenen Familienberaters in Grenzen. Gerade im Fall von Trennungen und neuen erotischen Beziehungen scheinen Männer eher bereit zu sein, den emotionalen Bezug zu ihren Kindern hintanzustellen – ein Muster, das natürlich nicht allgemeingültig ist, in der Praxis aber oft beobachtet werden kann. Und das bei Frauen eher selten vorkommt. Archetypisch gesprochen lässt das Muster der Großen Mutter es einfach nicht zu. Was hieraus folgt: Mit dem Immer-neu-Erfinden der Vaterschaft kann so bald nicht Schluss sein.

Von wissenden Kindern und kleinen Tyrannen

Wie archetypische Bilder vom Kind Erziehung und Erziehungsberatung beeinflussen

Das Bild vom Kind

Nachdem wir die archetypischen Bilder von Mutter und Vater in ihren Verbindungen zu anderen Archetypen betrachtet haben, möchte ich in diesem Kapitel den Zugang zu den im Familienleben und damit auch in der Familienberatung wirkenden Archetypen vom Kind aus bahnen.

In den vergangenen Jahrzehnten haben sich Erziehungsstile immer wieder gewandelt und hierbei wurde auch immer wieder elterliches Handeln reflektiert. Vor allem aber es ist das Bild vom Kind, das sich immerfort wandelt. Dies geschieht natürlich nicht willkürlich, sondern vollzieht sich vor dem Hintergrund von Vorstellungen, die ihrerseits auf Urbilder zurückgehen, die in unserem Unbewussten wirksam sind.

Diese Bilder werden jedoch kaum reflektiert, einfach weil sie nicht in unserem Bewusstsein sind. Um Reflexion zu ermöglichen, müssen die Bilder, die der Kind-Archetyp freisetzt, erst herausgeschält werden. Denn der Archetyp des Kindes ist unter Jungianerinnen und Jungianern in seinen Dimensionen bis heute nicht ausgelotet worden. Und auch die, die später die Welt der Archetypen erschlossen – in erster Linie Forschende im psychedelischen Feld und in der Psychosynthese –, haben eher das Kind als spirituelle Metapher im Blick gehabt.

Jung selbst hat sich insbesondere mit den mythischen Erscheinungen des »göttlichen Kindes« beschäftigt, einem religiös verankerten Archetyp (Jung u. Kerényi, 1951). Obschon Jung viel vom Kind begriffen hatte – beispielsweise, dass Kinder oft die unterschwelligen Konflikte und die missglückten Integrationsleistungen ihrer Eltern austragen –, hat er den archetypischen Ausformungen dessen, als was uns Kinder erscheinen, wenig Raum gegeben. Was vermutlich auch damit zu tun hat, dass er die Beschäftigung mit dem kollektiven Unbewussten eher der zweiten Lebenshälfte zuschrieb.

Ich teile diese Ansicht nicht, vielleicht weil ich selbst in die Welt der Archetypen eintauchte, als ich gerade junger Vater war. So fiel mir deutlicher auf, dass archetypisch gespeiste Vorstellungen von dem, was ein Kind sei, immer schon Erziehungsverhalten und Angebote der Entwicklungsförderung bestimmten. Bis in die klinische Welt hinein wirken diese archetypischen Muster und bewirken dort, dass manches, was für Forschung genommen wird, eher dem entspricht, was in alten Bildwerken des Unbewussten schon vorliegt.

Mein Ausgangspunkt für die Erkundungen zum Kind-Archetyp ist die »leere Tafel«. Hieran anknüpfend spiele ich dann Bilder vom Kind durch und erkunde, welche Konsequenzen sie haben und wie mit ihnen umzugehen ist.

Das Bild der leeren Tafel

Wie dominant ein reduziertes Bild vom Kind werden kann, können wir uns am Beispiel des archetypischen Bildes vom Neugeborenen als einer unbeschriebenen, leeren Tafel (»tabula rasa«) verdeutlichen. Dieses Bild sieht vor, dass in die ursprünglich leere Tafel Erfahrungen, Erlebnisse und Lerninhalte eingraviert werden, ein in der Psychologie und den pädagogischen Wissenschaften immer wiederkehrendes Bild (Pinker, 2003). Zumeist wird es mit John Locke (17. Jahrhundert) assoziiert, der jedoch das Bild auch nur vorfand und nicht selbst gebildet hatte. Schon Platon und sein Schüler Aristoteles kannten die Vorstellung eines leeren Wachstuchs.

Freud griff die Vorstellung der unbeschriebenen Tafel wieder auf, als er in seiner 1925 erschienenen »Notiz über den Wunderblock« über Wahrnehmen und Bewusstsein nachdachte. Der »Wunderblock« war ein unter diesem Namen vermarktetes Schreibgerät, bei dem sich Notiertes oder Gezeichnetes wieder löschen und überschreiben ließ.

Es liegt auf der Hand, dass Jungs Konzept der Archetypen der Vorstellung von einer unbeschriebenen Tafel nicht entsprach. Jung zufolge existieren in der Psyche durchaus Bilder und Muster, die gewissermaßen auf die Gelegenheit warten, sich zu aktualisieren.

Bis heute aber gilt das Kind nicht als ein Wesen, das etwas ist, kann und hat und das aus sich heraus etwas zu bilden vermag. Sondern es *wird* gebildet und entspricht so dem, was Leibniz in seinem Buch »Neue Abhandlungen über den menschlichen Verstand« (1704/1996) so darstellte: Das Kind sei kein unbeschriebenes Wachstuch, sondern gleiche einem Marmorblock, der von Adern durchzogen ist. Aus diesem Marmor werde das zukünftige Kind und dann der Erwachsene aber eben herausgeformt, er könne sich nicht selbst formen und alles, was in seinem Verstand sei, müsse zuvor sinnlich von ihm erfahren worden sein.

Wo ich dem Bild der leeren Tafel begegne, stelle ich ihm ein komplementäres Bild entgegen. Dies ist das Bild von einem langsam sich entwickelnden Wesen, das einer Knospe gleicht, die sich ausformt und streckt, sich zur Blüte entfaltet und immer schöner wird. Nichts muss sie hierfür lernen. Die einzigen Voraussetzungen, die es braucht, sind Licht und Wasser.

Dass auch dieses Bild einmal bedeutsam war, erkennen wir noch an der Wendung, dass wir uns »entfalten«. Tatsächlich ist die Vorstellung, dass wir nicht gemacht und geformt werden, sondern uns unserem Wesen gemäß entwickeln, ungefähr ebenso alt wie das Bild der leeren Tafel. Sie stammt von Platons Schüler Aristoteles, und wie bei dem Bild des leeren Wachstuchs, so hat auch dieses Bild seine Schwäche. Ignoriert es doch den Umstand, dass wir uns Umweltbedingungen auch anpassen müssen, so wie die Finken, denen Darwin auf den Galapagosinseln begegnete, ihre Schnäbel nach dem Nahrungsangebot der jeweiligen Insel ausgeformt haben (Weiner, 1994).

Das auf das Kind projizierte Bild

Gewöhnlich nehmen wir als gegeben an, dass die Wissenschaft uns zu neuen, der Wahrheit immer näher kommenden Erkenntnissen führt. So müsste denn auch durch die Fortschritte in der Psychologie, den

Neurowissenschaften und der Biologie eigentlich das Kind in seiner Besonderheit immer deutlicher erkannt werden. Aber ist das auch so?

Ich fürchte, nein. Denn einerseits entstehen Bilder vom Kind immer vor einem zeitlichen Hintergrund. Und andererseits lässt der Archetyp vom Kind so viele Sichtweisen zu, dass diese sich jeweils vor neuen gesellschaftlichen Hintergründen neu konstellieren. Rückwirkend können wir zum Beispiel festhalten, dass in den 1960er Jahren bis in die 1970er Jahre ein archetypisches Bild vom reinen, guten Kind Raum gewann, das stark von den Vorstellungen vom »edlen Wilden« geprägt war und dazu führen konnte, Kinder allzu sehr sich selbst zu überlassen.

Dass schon Ende der 1980er Jahre und massiv dann ab etwa 2010 Bilder von Kindern als Tyrannen (zu diesem Begriff ▶ S. 146) oder kriegerischen Wesen bildbestimmend würden, hätte man sich zu dieser Zeit kaum gedacht. Vielmehr schien die Zeit, in der die Pädagogik der Johanna Haarer dominierte, überwunden. Johanna Haarer hatte in ihrem Buch »Die deutsche Mutter und ihr erstes Kind« (1934) jungen Müttern Härte nahegelegt und zum Beispiel empfohlen, das Kind auf dem Töpfchen oder auch im Bett zu fixieren, wenn es immer wieder die Nähe der Mutter suchte.

Das Buch erschien bis in die 1980er Jahre hinein in immer neuen Auflagen, freilich in überarbeiteter Form. Und doch wäre einer Hippiefrau oder einem 68er-Vater kaum in den Sinn gekommen, dass die Muster eines brutalen Erziehungsstils im gesellschaftlichen Unbewussten weiter fortdauern würden.

Marie-Louise von Franz, Analytikerin und langjährige Mitarbeiterin Jungs, vertrat in einem Gespräch die Ansicht, dass gesellschaftlich wirkende Archetypen ein komplexes Muster ergeben und dahingehend Einfluss nehmen, dass das jeweils herrschende kulturelle Muster sein archetypisches Gegenstück aus dem kollektiven Unbewussten heraus nach oben kommen lässt. So wurde eine Zeit, in der das bewusst herrschende Muster vorsah, dass man erst mit vierzig oder fünfzig Jahren überhaupt zu guten Entscheidungen in der Lage war, durch das Muster »Trau keinem über dreißig!« abgelöst (Zundel, 1991, S. 45).

Auf die archetypischen Bilder vom Kind bezogen bedeutet dies, dass ein im gesellschaftlichen Bewusstsein vorherrschendes Muster –

etwa: Kinder sind kooperative Wesen – durch archetypische Muster mit einer entgegengesetzten Tendenz – etwa: Kinder sind kleine Tyranninnen und Tyrannen – abgelöst werden kann.

Die Kunst besteht darin, ein gesellschaftlich vorherrschendes Bild immerfort durch eine mögliche komplementäre Sichtweise zu ergänzen, um so das archetypische Wissen, nach dem dunkle und helle Aspekte immer einander ergänzen, ganz zu nutzen.

Ich stelle daher auf den folgenden Seiten eine Reihe von Bildern vom Kind vor und untersuche die Auswirkungen, die das jeweilige archetypische Bild vom Kind hat. Manche dieser Bilder sind vertrauter, andere brauchen etwas mehr Raum, auch um die jeweils problematischen Auswirkungen dieses Bildes zu ermessen.

Archetypen bringen nämlich Bilder hervor, die hernach in denen, die mit dem archetypischen Geschehen konfrontiert sind, fortwirken. Dabei sind diese Bilder höchst gegensätzlich und entstehen aus dem Umstand, dass zum Beispiel ein umfassender Archetyp wie die Große Mutter nicht nur freundlich-fürsorgende, sondern auch machtvolle und ebenso Macht missbrauchende Bilder enthält. Aus immer wiederkehrenden Geschehnissen formten sich Bilder und Verhaltensmuster, die uns prägen und die auch den Blick auf die anderen prägen.

Diese Bilder und der Blick auf das Kind im Besonderen sollten uns eingehender beschäftigen. Denn zwar wissen wir, dass man zum Beispiel in höfischen Kulturen lange Zeit im Kind so etwas wie einen kleinen Erwachsenen sah. Auch wissen wir und sagen umgangssprachlich, dass man ein Kind doch Kind sein lassen müsse.

Aber in noch zu geringem Maß haben wir durchgespielt, welche archetypischen Bilder vom Kind es gibt und wie diese unsere erzieherische und pädagogische, unsere klinische und sorgende Praxis prägen. Dass diese Praxis nämlich nur auf wissenschaftlichen Daten fußen würde, ist eine naive Annahme. Vielmehr wirken auch in diesen archetypische Muster mit, die entweder bei Kindern gesehen und erkannt oder aber auf die Kinder projiziert werden, woraus dann spezifische Problemtrancen entstehen.

Wenn ich nun beispielhaft eine Reihe von archetypischen Bildern durchgehe, die immer wieder vermeintlich in Kindern erkannt und immer wieder auf diese projiziert werden, möchte ich betonen, dass es mehr Bilder gibt als die hier aufgeführten. Die Spiegelungen, die ein Archetyp hervorbringen kann, sind kaum zählbar. Im besten Fall werden Sie als Lesende bemerken, dass Ihnen selbst noch andere archetypische Bilder vom Kind einfallen, auf die Sie zum Beispiel in der Mythologie, der Wissenschaft oder der Kunst gestoßen sind.

Das archetypische Bild des einfach glücklichen Kindes

Das vermutlich älteste Bild, das Menschen sich vom Kind gemacht haben, ist das von einem Kind als einem grundglücklichen Wesen. Wir sehen ein Kind vor uns, das nahe seinen Eltern in einem paradiesischen Naturzustand lebt und aus sich selbst heraus heiter und glücksbereit ist.

Hieran ist viel Wahres, denn ein Kind, dessen wesentlichen Bedürfnisse erfüllt werden, ist in hohem Maß glücksfähig. Aber hier beginnt auch das Problem, denn das Kind ist darauf angewiesen, dass Betreuende seine Bedürfnisse erkennen und stillen. Dass dies gerade in Hochkulturen schlechter gelingt, hat Franz Renggli (2020) gezeigt. Renggli hat Zeugnisse bis zur sumerischen Kultur zurück gesammelt, die belegen, wie ratlos Erwachsene vor bitterlich weinenden Kindern standen, die bei ihrer Familie noch glücklich waren und nun in einer Situation früher Fremdbetreuung ganz offenkundig leiden.

So ist die größte Gefahr, die vom Bild des glücklichen Kindes ausgeht, die, dass Kinder für per se glücklich gehalten werden. Und dass dabei verkannt wird, dass sie dieselbe emotionale Bandbreite erleben wie Erwachsene, nur mit einer zumindest in früheren Jahren verminderten Fähigkeit zur Verbalisierung. Gefühle wie Neid oder Eifersucht werden von Kindern kaum je benannt, kommen aber bei ihnen wie bei Erwachsenen vor und haben, wie Verena Kast (2015) gezeigt hat, jeweils eine helle, gute und eine dunklere Seite.

Das archetypische Bild vom richtigen Kind

Grundsätzlich können wir festhalten, dass jedes archetypische Bild vom Kind dort eine heikle Seite bekommt, wo es verabsolutiert wird.

»Er ist gar nicht so richtig Kind«, sagt zum Beispiel die Erzieherin über den vierjährigen Pavel, der in der Kita gern auf dem mit Eisen-

bahnen bedruckten Teppich sitzt und kleine Türme aus Holzklötzchen baut. Man kann in ihren Worten spüren, dass es eben ein »Richtig-Kind« und also auch ein »Falsch-Kind« gibt.

Auf meine Frage, was denn das richtige Kindsein wäre, kommen erwartungsgemäß Assoziationen wie diese: fröhlich, verspielt, ein bisschen wild, immer auf der Suche nach anderen Kindern. Assoziationen also, die wir mit eher extravertierten Kindern verbinden und die überdies außer Acht lassen, dass es sich hierbei um ein Ideal handelt, dem viele sensiblere, introvertierte, verträumte Kinder nicht entsprechen.

Hierzu passt auch, dass das Kind, das mit Leidenschaft Computerspiele spielt, als Kind »nicht richtig« ist – so als hätten Kinder in früheren Zeiten nicht stundenlang vor Dampfmaschinen gesessen oder aus Blei gegossene Armeen mit kleinen Kanonen unter Feuer genommen.

Als ich mit der Erzieherin und den Eltern spreche, frage ich, was denn für eine Vorstellung vom Kind in ihnen wohl wirksam ist. Erwartungsgemäß kommen zunächst Antworten wie »Jedes Kind ist anders«, die natürlich stimmen, aber andererseits verdecken, dass wir vielleicht doch einen Schatten in uns haben, der das Kind »richtig« haben will.

Als ich auf die Wendung »gar nicht richtig Kind« zurückkomme, passiert etwas Eindrucksvolles. Eltern und Erzieherin teilen plötzlich die Idee, dass Pavel »kindgemäßer« sein sollte. *»Also fröhlich, laut, wild und gern in der Gruppe?«,* frage ich nach. *»Genau.«*

Ich beginne, von Kindern und ihrer Ernsthaftigkeit zu sprechen. Davon, dass Nietzsche meinte, die Reife des Mannes – also des Erwachsenen – bedeute, den Ernst wiederzufinden, den man als Kind beim Spielen hatte. Spreche von dem Schweizer Pädagogen Édouard Claparède (1905), der meinte, was den Erwachsenen die Arbeit, sei den Kindern das Spiel.

Wir sprechen über Kinder, die gern zeichnen, die Fantasy lieben, die gern allein sind und endlich über die, die mit einem Hund mehr anfangen können als mit anderen Kindern, wie das klassische TV-Serien wie »Lassie«, »Fury« oder »Skippy, das Buschkänguruh« vorgeführt haben.

Es zeigt sich, dass Pavel tatsächlich den Familienhund über alles liebt, wovon bislang noch nicht die Rede war. Erst über diese Brücke wird Pavel nun von allen Anwesenden plötzlich doch als »richtiges

Kind« erkannt, denn es gibt ja kulturell fixierte Bilder von Kindern, die ganz ähnlich sind wie er.

Das archetypische Bild des bösen Kindes

Das Bild eines bösen Kindes unterscheidet sich als archetypische Spiegelung vollkommen von den konventionellen Schemata von »lieb« und »böse«, wie sie Teil der bürgerlichen Erziehung sind bzw. waren. Es nimmt vielmehr an, dass im Kind etwas grundsätzlich Böses steckt und dass dieses Böse *ausgetrieben* werden muss.

In kirchlichen Termini hieß dies, dem Kind den kleinen Teufel auszutreiben. Wobei mit »kleinem Teufel« nichts Liebenswertes gemeint war. Und auch das brutale Prügeln, das hieraus folgte, war nicht liebenswert, obwohl die Prügelnden oft wohl der Annahme folgten, dass man, wenn man ein Kind liebt, nicht an der Rute sparen darf, wie es im Alten Testament heißt.

So wohnt im archetypischen Bild des bösen Kindes also selbst etwas Böses. Etwas, das auch der Natur insgesamt etwas Böses unterstellt. Kaum jemand würde daher erklären, selbst dem Bild eines bösen Kindes anzuhängen.

Und doch kommen Restmerkmale dieser Bildprojektion heute noch in Beratungen vor. Ein Kind müsse gebrochen werden, so sagt mir ein Vater, der selbst als Lehrling im Handwerk durch eine harte Schule gegangen ist. Und erst dann würde es aufgebaut. Dieser Mann lässt keinen Zweifel daran, dass das Aufbauen liebevoll und fürsorglich geschehen wird. Und doch kann ich spüren, dass das vorausgehende Brechen des kindlichen Willens mit großer Härte erfolgen wird. Weswegen ich wissen will, ob er den kindlichen Eigensinn denn heikel, womöglich böse findet. Ohne etwas zu sagen, nickt er.

In der Absicht, eine problematische Sichtweise durch Übersteigerung ins Absurde zu führen, spreche ich im Verlauf der Stunde davon, wie ein gebrochenes Rückgrat sich auf die Haltung auswirkt. Dass der Sekretär, ein Schlangen tötender Laufvogel, bestrebt ist, den Reptilien zunächst das Rückgrat zu brechen. Dass ein Rückgrat nie wieder so zusammenwächst, wie es war, ja, dass ein gebrochenes Rückgrat uns Menschen dauerhaft lähmt.

Der Klient hört aufmerksam zu und fragt dann, ob ich denn etwa glauben würde, dass Kinder immer nur gut und brav wären. Dabei grinst er mich an. Ich antworte:

»Ein Kind, das nur gut wäre, nein, das gibt es nicht. Und wer wüsste denn auch genau, was gut ist, das sehen Kulturen ja ganz unterschiedlich.

Aber ein Kind, das aus sich heraus böse wäre, das ist eine Fantasie aus dunklen Zeiten, in denen Menschen das Wilde, Natürliche, das Lebendige und also auch alles Triebhafte abzulehnen lernten.

Die Natur kennt das Wort ›böse‹ nicht, schon das Schema dahinter ist ihr fremd. Und je mehr wir unsere Natur erkennen, desto mehr spüren wir, dass in uns nur selten schlimme Dinge wirken.

Vielleicht denken Sie, wenn Sie an böse Kinder denken, an solche, die gern quälen. Das gibt es, klar, und so etwas braucht Grenzen, auch klar. Aber die Lust am Wehtun ist nur ein winziger Teil in unserer Triebstruktur, sie muss begrenzt werden, um sich neu auszurichten.

Das Böse aber, das wirkliche Böse, das gehört woandershin, nicht unbedingt in die menschliche Sphäre und in die kindliche schon gar nicht. Schon allein weil wir wissen, dass das Böse, so wie es die Völker erzählt und die Mythen transportiert haben, nicht glücksfähig ist – es kann immer nur kurz triumphieren, aber zum wirklichen Glück ist es nicht in der Lage.«

»Jetzt haben Sie mich aber zum Nachdenken gebracht«, sagt der Klient. In der Folge erfahre ich, dass er selbst als Heranwachsender oft mit der Aussage konfrontiert worden ist, manches an ihm sei böse.

»Aber glücksfähig – und Sie meinen ja, dass die wirklich Bösen nicht so richtig glückliche Menschen sind –, glücksfähig bin ich immer geblieben!«

Das archetypische Bild vom reinen, guten Kind

Rolf ist einer meiner Supervisanden, er ist Lehrer und unterrichtet Geografie und Englisch. Seit kurzem ist er wegen verschiedener Symptome in ärztlicher Behandlung; der Mediziner äußerte den Verdacht auf ein Burnout-Syndrom.

Rolf mag Kinder, und auch mit Jugendlichen kommt er, wie er sagt, zurecht. Was ihm hilft, glaubt er, ist die Erinnerung an seine eigenen Lehrer: Das waren spießige Typen, eng und mitunter bösartig, kleinkariert und ohne Freude am Unterrichten.

Für Rolf waren dies Zerrbilder von dem, was Lehrerinnen und Lehrer sein sollten. Selbst bei Eltern waren sie unbeliebt. Das ist bei Rolf anders. Eltern, sagt er, mögen einen wie ihn. Einen, der den Schülerinnen und Schülern durch positive Verstärkung Motivation mitgeben will. Weil er weiß (oder zu wissen glaubt), dass die durch positive Ermunterung bewirkte Motivation die einzige Motivation ist, die zählt.

Wie macht Rolf das? Indem er ungewöhnlich viele gute Noten gibt. Wirklich, denkt manche Mutter, so gut sind die Kinder noch nie gewesen. Stark, wenn ein Lehrer so positiv an die Kinder herangeht.

Stimmt schon. Nur – da sticht eine Tatsache ins Auge: Immer dann nämlich, wenn es Lehrer- oder Lehrerinnenwechsel gibt (was in Rolfs Fall bedingt durch Krankheiten und nachfolgende Umstrukturierungen im Kollegium mehrfach vorkam), fallen Rolfs Schülerinnen und Schüler dadurch auf, dass sie dem Stoff hinterherhinken. Ihr Selbstbewusstsein ist super. Aber aus Sicht der Kollegen und Kolleginnen haben sie wenig gelernt.

Es bleibt nicht aus, dass Rolf mit dieser Erkenntnis zu tun bekommt und nach und nach den Druck erfährt, doch bitte für fundiertere Leistungen zu sorgen. Erst ist es nur das Kollegium, das ihm diesen Hinweis gibt. Positiv übrigens, man meint es gut mit ihm. Dann kommen auch immer mehr Eltern hinzu, die sich um ihre Kinder Sorgen machen und die skeptisch sind angesichts dieses Lehrers, der so gestanden wirkt und zugleich so enthusiastisch und bei dem sie jetzt den Eindruck haben, dass da doch irgendetwas fehlt.

Rolf ist über den zweiten Bildungsweg Lehrer geworden, im ersten Leben war er Schlosser. Mit dem nachgeholten Abitur und seinem Studium hat er eigentlich eine andere Perspektive gehabt, er wollte Reisen organisieren, und zwar mit einem geografischen Fundament, zu dem sich dann seine Sprachkenntnisse gesellt hätten. Reisen für Leute, die den Planeten anders kennenlernen wollten. So seine Vision.

Doch leider blieb die Klientel aus. Zu viele andere Reiseveranstalter, und irgendwie ging das Konzept auch nicht auf. Rolfs Traum, das, was er selbst gern tat, auch zum Geldverdienen zu nutzen, platzte. Zwar hatte er gespart und keine Schulden angesammelt, aber eine Perspektive waren die Reisen, die er hatte anbieten wollen, eben doch nicht. Was also tun? Seine Studienkombination machte einen Plan B möglich. So kam Rolf zu dem Schluss, dass er eigentlich auch einen ganz guten Lehrer abgäbe.

Von einem Burnout Betroffene werden oft als Leistungsträger bezeichnet – und sie sehen sich oftmals selbst so. Wenn ich nach meinen Beobachtungen gehe, dann stimmt diese Einschätzung. Wenngleich sie in die Irre führt.

In Rolfs Fall fällt auf, dass er von sich ziemlich überzeugt ist. Toller Reiseleiter, richtig guter Lehrer. Das sieht allerdings nur er so.

Oder vielleicht doch nicht ganz. Denn in einem von außen besehen ziemlich waghalsigen Versuch, seinen Wert bestätigt zu bekommen, hat sich Rolf am Anfang seiner Tätigkeit von jeder seiner Klassen und von jedem seiner Kurse bewerten lassen. Er hatte gute Argumente dafür: Wird so etwas nicht an den Unis auch gemacht? Gibt es da nicht sogar Ratings für die innovativste Lehre, die spannendsten Vorlesungen? Befand er sich da nicht in bester Gesellschaft?

Man kann sich leicht denken, was geschah. Zu Beginn sammelte Rolf seitens der Schülerinnen und Schüler Glanznoten. Was ihm bestätigte, dass er tatsächlich ein begnadeter Lehrer sein musste. Oder besser: dass er begriffen hatte, wie man an die Sache herangehen musste.

Heikel nur, dass es dabei nicht blieb. Denn als ihnen klar wurde, dass sie, um dem Vergleich mit anderen Klassen, Kursen und Schulen gewachsen zu sein, viel mehr würden lernen müssen und sich auf schlechtere Noten einstellen konnten, kippte natürlich auch das Bild, das sie von Rolf hatten. Was hatte Rolf sich erhofft? Dass sie ihm die Treue hielten und trotzdem nun die Zähne zusammenbissen? Falls ja, so sah Rolf sich bitter enttäuscht. Die Schüler, die ihn nun als großen Fehleinschätzer erlebten, nutzten seine Weichheit aus, indem sie seinem Unterricht fernblieben. Und gaben an, so erzählten Rolfs Kollegen, er hätte wohl keinen Plan gehabt bei dem, was er da machte.

Rolf trifft das tief. Er hat Positives investiert, und zurück kommt Verachtung, ja, Entwertung. Dass er ihnen etwas hat geben wollen, ihnen hat helfen wollen, gut zu sein, das begreifen sie nicht. Feige sind sie überdies. Denn anders als die Schüler in Peter Weirs »Club der toten Dichter« steigen sie, als ihr Lehrer wegen seiner unkonventionellen Lehrmethoden von der Schule entfernt wird, nicht auf ihre Pulte und rufen »O Captain! My Captain!«. Nein, sie machen sich mit den anderen Lehrerinnen und mit den Eltern gemein: gegen ihn.

Rolfs Arzt hört leicht durch, dass sich hier ein Mann völlig verrannt hat. Er mag und schätzt Rolf, von dem er glaubt, dass er einen ordentlichen Lehrer abgegeben hätte. Wenn, ja, wenn er nur ein klein wenig realistischer an die Sache herangegangen wäre. Und sich ein bisschen Hilfe geholt hätte, anstatt von Anfang an alles besser zu wissen.

Das war ja auch schon mit den Reiseplanungen so gewesen. Eigenbrötlerisch war Rolf da vorgegangen, überzeugt von einem Konzept, über das er mit niemandem sprach. Engagiert, ja. Aber ohne das Gefühl für die Möglichkeiten, mit denen er operierte. Und vor allem ohne ein Gefühl dafür, dass er sich auch irren konnte.

Im Gespräch lasse ich anklingen, dass in ihm ein archetypisches Muster wirken könnte. Rolf ist ein wenig irritiert, an Archetypen hat er zuallerletzt gedacht. Als wir jedoch beginnen, über sein Bild vom Kind nachzudenken, entwickelt Rolf Interesse.

Ich bitte ihn, die Augen zu schließen, und begleite ihn in eine Trance. In ihr soll er das Bild erkunden, das er zu Beginn seiner Arbeit von Kindern hatte. Was waren sie für ihn, wie erschienen sie ihm?

Als Rolf die Augen wieder öffnet, ziehen sich seine Mundwinkel nach unten. *»Oh Mann, grenzenlos naiv!«* Und nach einer kleinen Pause: *»Das Kind war für mich der edle Wilde, wissen Sie. Wenn man ihm freundlich gegenübertrat und ihm alles gab, was er wollte, würde er alles tun, was zu seiner Entwicklung gut war. So was von dämlich!«*

Wie um das, was er »dämlich« an sich nennt, noch im Nachhinein zu strafen, schlägt sich Rolf selbst auf den Kopf.

Ich wende ein, dass das Bild des edlen, reinen Kindes ja schon ein sehr altes ist. Jean-Jacques Rousseau erlag ihm schon vor Jahrhunderten. *»Hat er die Vorstellung nicht erfunden? Mir ist da was erinnerlich aus den Pädagogikseminaren.«* Erfunden vielleicht nicht allein, zumindest aber verbreitet. Dabei blieb Rousseau in Betreuungsfragen Theoretiker; alle seine fünf Kinder kamen in ein »Findelhaus«, wobei ihr Vater auf seine Armut verwies und auf den Umstand, dass er nicht schreiben könnte, wenn er die Kinder nicht materiell versorgt wüsste.

»Nicht gerade edel.« Rolf schüttelt den Kopf. *»Arme Dinger, oder? Kinder weggeben, gar nicht mein Ding. Aber sie so auf mir herumtanzen lassen ...«*

Das archetypische Bild des faulen Kindes

»Da liegt er dann wieder herum und tut nichts. Tut nichts. Nichts.« Es ist ein entnervter Vater, der diese Worte spricht. Eben hat er mir erzählt, dass es eigentlich eine gesetzliche Verpflichtung für Kinder gebe, im Haushalt mitzuhelfen. Viele täten das ja. Aber sein Sohn? Der nicht.

Das dahinter verborgene archetypische Bild hat mehrere Gesichter. Kinder als Schafhirten, die den Wolf verschlafen. Tierkinder, die die Schule schwänzen und dafür Strafe erwarten müssen.

Faulheit ist ein Begriff, der stark wertend unterströmt ist. Zumeist berührt er den Bezirk von »Familie und Wertsystem« (Claessens, 1979). Eine Problemtrance liegt aus diesem Grund nahe. Der Aspekt der Faulheit, also des scheinbaren Nichtstuns, wird in ihr überbetont. Sätze wie »Wer nicht arbeitet, soll auch nicht essen« stehen schnell im Raum. Was im Kind selbst tatsächlich geschieht, wird so unkenntlich und kaum vorstellbar.

Ein mögliches Lösungsmuster könnte zunächst im Nachfragen bestehen. Um der Problemtrance zu begegnen, die mit dem Begriff »faul« möglich wird, frage ich gern, ob »faul« nicht der Zustand ist, der nach der Reife einsetzt. Das erzeugt meist ein Auflachen, sodass ich Gelegenheit habe zu sagen, dass ich mit dem Begriff »Faulheit« eigentlich wenig anfangen kann. Was soll damit gemeint sein?

Was im scheinbaren Nichtstun geschieht, das können wir tatsächlich kaum wissen. Wir können aber zum Beispiel an Wanja denken, den Jungen, von dem in der russischen Legende und in Otfried Preußlers Buch »Die Abenteuer des starken Wanja« erzählt wird. Barbara Bräutigam (2009) hat die »Heilungskräfte des starken Wanja« in die Beratung von Kindern und Jugendlichen eingeführt.

Kurz zum Inhalt: Ein blinder Mann mit seherischen Kräften hat Wanja angewiesen, sieben Jahre auf der Ofenbank zu verschlafen, nicht zu sprechen und nur Sonnenblumenkerne zu sich zu nehmen. Dann aber wäre es ihm bestimmt, Zar zu werden. Der Taugenichts als Herrscher? Niemand hätte das für möglich gehalten, am wenigsten Wanjas Brüder. Doch nach sieben Jahren steht Wanja wirklich auf, geht in die Welt hinaus, erweist sich dort nicht nur als ungewöhnlich stark, sondern auch als mutig und hilfsbereit und wird endlich mit der Zarenkrone gekrönt.

Meiner Erfahrung nach profitieren vor allem Eltern von der Geschichte, auch wenn sie sie ins Fantasymuster einreihen. Die elementare Botschaft – es hat wenig Sinn, über ein angeblich »faules« Kind zu urteilen, da wir nicht wissen, was in ihm vorgeht und in ihm steckt – wird dennoch verstanden.

Das archetypische Bild des rebellischen Kindes

Johann, elf Jahre alt, kommt in die Beratungsstelle, weil er in der Schule wiederholt auffällig wurde. *»Er ist ein Revoluzzer«,* sagt die Mutter, *»immer schon gewesen. Er rebelliert gegen Autoritäten.«* Weitere Aussagen sind: *»Es ist einfach in ihm« oder »So war er von Anfang an«.*

Der Sozialarbeiterin wird deutlich, dass die Mutter ein archetypisches Schema benutzt, um ihren Sohn für sich selbst erklärbar zu machen. Der Archetyp des Rebellen, den sie aus einer im Internet zugänglichen Liste sogenannter Persönlichkeits-Archetypen hat, half ihr hierbei.

Die Reduktion, die Johann erfährt, indem sein Handeln auf den Typus eines Rebellen zurückgeführt wird, ist offenkundig. Auch steckt keine günstige Prognose für seine Zukunft darin, denn immerzu gegen etwas aufbegehren, das kann man nicht, ohne zu vereinsamen. Zudem fehlt die Perspektive der Erfüllung, denn jede echte Revolution will ja etwas erreichen und erfolgt nicht um ihrer selbst willen.

Rebellion dagegen ist in erster Linie Widerstand und hat, anders als eine Revolution, keine höheren Ziele. Was also könnte Johann anstreben, wovon könnte er träumen? Mit Fragen wie diesen ließe sich die Beratung in ein günstigeres Fahrwasser bringen.

Das archetypische Bild des tyrannischen Kindes

»Ah, da ist er ja – der kleine Tyrann.« Helene hat das nicht gern gehört, was ihre Freundin da zu Helenes Sohn gesagt hat, aber sie hat ihr auch nicht widersprochen. Nur als die Freundin den Kleinen dann anherrschte, er solle seine Mutter in Ruhe lassen, hat Helene ihr Kind tröstend auf den Schoß genommen.

Eigentlich hat Helenes Sohn nur gemacht, was alle Kinder in einem bestimmten Alter machen, nämlich um Aufmerksamkeit und Zuwendung gekämpft. Helene wollte sich mit einer Freundin unterhalten und das ging dann schief. Warum? Weil ihr Sohn das Teilen der Aufmerksamkeit ziemlich heikel fand, was mit drei Jahren normal ist. Er warf ein Brötchen vom Tisch, den Helene sorgsam gedeckt hatte, und dann schrie er, so laut er konnte.

Helenes Freundin hat eine Reihe von Büchern gelesen, in denen das Wort »Tyrann« auf Kinder angewandt wird. Sie stammen von unterschiedlichen Autorinnen und Autoren, die durchaus nicht in jeder Hinsicht gleich denken. Aber auf diesen Begriff können sich alle einigen.

Wenn ich Eltern oder Erziehende erlebe, die das Wort »Tyrann« verwenden, dann interveniere ich für gewöhnlich und lasse mir erklären, was denn damit gemeint sein soll. Meist werden Verhaltensweisen genannt, die ganz normal sind. Aber durch die Bezeichnung »Tyrann« verlieren sie ihre Normalität. Ein kindlicher Tyrann ist jemand, der offenbar eine Fehlentwicklung anzeigt. Da will jemand der Boss sein und uns durch die Gegend scheuchen. Klar, dass wir hier aufmerksam werden und gegensteuern.

Wörter, die wir naiv benutzen, erzeugen in uns gefühlte Wirklichkeiten. Kein Kind kommt mit der Absicht auf die Welt, eine Tyrannei zu errichten. Aber wenn man es einen Tyrannen nennt, wird es zu einem.

Kinder kämpfen anders als Erwachsene. Auf der Mikroebene sind sie aufgestellt wie kleine Gewerkschafter und suchen durch Fordern, zornige Konfrontation und Verweigerung das zu bekommen, was ihr vermeintliches Recht ist. Dies ist in Ordnung und die Auseinandersetzung hiermit ist Teil jeder Erziehung.

Auf der Makroebene aber sieht es ganz anders aus. Hier sind Kinder, gemessen an den Möglichkeiten Erwachsener (von denen viele selbst der Meinung sind, einer allein könne eh nichts ausrichten), tatsächlich mit ganz geringen Mitteln ausgestattet. Und kämpfen daher mit etwas, das ihr eigenes Leben zum Einsatz nimmt, mit Symptomen.

Seitdem im Jahr 2008 Michael Winterhoff unter Mitarbeit von Carsten Tergast den Bestseller »Warum unsere Kinder Tyrannen werden. Oder: Die Abschaffung der Kindheit« veröffentlichte, hat sich das Bild vom tyrannischen Kind in einer Weise verbreitet, die aufmerken lässt. Zwei Folgebände der Autoren trugen gleichfalls die »Tyrannen« im Titel und die Ärztin Martina Leibovici-Mühlberger (2016) verankerte wenige Jahre später das Bild vom tyrannischen Kind noch einmal tiefer im öffentlichen Bewusstsein.

Zuvor schon hatte die tschechische Psychologin Jirina Prekop (1988) mit »Der kleine Tyrann« das Bild eines haltlosen, fordernden Kindes entworfen. Prekop erklärte die angebliche Tyrannei als Folge von zu wenig Halt und legte das Festhalten als Therapie zur Behandlung nahe.

Als Hypnotherapeuten und systemische Beraterinnen wissen wir, dass die Verwendung eines Begriffs suggestiv etwas in uns Menschen erzeugt, was dann ein Eigenleben zu führen beginnt. Ein Tyrann oder eine Tyrannin ist jemand, der oder die anderen den eigenen Willen aufzwingt. Wer Kinder Tyrannen nennt, sieht sie nicht mehr in ihrer Ganzheit und wird blind für das, was ihr Wesen eben ausmacht.

Dass das Bild vom kindlichen Tyrannen so überaus wirksam werden konnte, lässt vermuten, dass hinter ihm eine archetypische Vorstellung steht. Und tatsächlich lässt sich das Bild eines kindlichen Ungeheuers, dessen Wille zur Dominanz erheblich ist, vor allem im christlichen Raum weit zurückverfolgen. Vom kleinen Teufel, der in Kindern stecke und den man herausprügeln müsse, war in Klosterschulen die Rede.

Die Historikerin Miriam Gebhardt (2009) hat nachgewiesen, dass dann insbesondere im 20. Jahrhundert das Bild eines kindlichen Tyrannen die Modelle des Erziehungswesens beherrschte. Das konnte jedoch nur geschehen, weil es das archetypische Bild einer vom Kind ausgehenden Tyrannei bereits gab. Eine mögliche Problemtrance, die sich hieraus ergibt, hat folgenden Inhalt: Tyrannen wollen herrschen – und erst einmal weiter nichts. Indem das Bild vom kleinen Tyrannen aufgerufen wird, wird dem Kind, frei nach Nietzsche, ein »Wille zur Macht« attestiert.

Mögliche helfende Suggestionen würden anderes hervorheben und etwa so klingen: »Kinder sind von Natur aus kleine Gewerkschafter. Ihr Ziel ist nicht Herrschaft, sondern das Ermöglichen besserer Bedingungen. Sie kämpfen, natürlich. Und laut zu werden gehört zu den natürlichen Kampfmitteln eines Kindes.«

Gewerkschafter anstatt Tyrannen – das fühlt sich anders an, nicht wahr? Versöhnlicher und auch liebevoller. Vor allem aber lässt diese suggestive Einlassung die pathologisierende Tendenz weg, von denen die Bücher Prekops und Winterhoffs durchzogen sind.

Das archetypische Bild des kriegerischen Kindes

Dass das archetypische Bild vom kriegerischen Kind hier auf das Bild vom tyrannischen Kind folgt, ist kein Zufall. Beide haben miteinander zu tun. In ihnen dominiert der Aspekt der Härte, ja der Gewalt und dessen, was wie oben gesagt seit Nietzsche »Der Wille zur Macht« genannt wird.

Setzt das archetypische Bild vom tyrannischen Kind voraus, dass das Kind Macht und Kontrolle anstrebt, so speist der Archetyp vom kriegerischen Kind dieses Begehren einer Ordnung ein. Auch spielen hier die Lust am Kräftemessen und an der Auseinandersetzung, wie wir sie etwa von Löwenjungen kennen, eine Rolle. Hieran wird bereits deutlich, dass kein Kind, auf das der Archetyp vom kriegerischen Kind projiziert wird, wirklich kriegslüstern ist. Vielmehr wirkt in ihm eine archaische Komponente, die vor allem lustvoll aufgeladen ist und eines Miteinanders bedarf, das Freude am Kämpfen auch wertschätzen kann.

Für Menschen des frühen 21. Jahrhunderts in westlichen Gesellschaften kann dieser Archetypus jedoch etwas Verstörendes haben. Denn der Archetyp des kriegerischen Kindes scheint Themen wie »individuelle Entwicklung«, »friedliches Miteinander«, »gewaltfreie Konfliktlösung« gänzlich entgegenzustehen. Vielmehr ruft er Bilder in uns auf, die zunächst meist kriegerisch, ja grausam sind. Kindersoldaten, die mit Kalaschnikows zu sehen sind. Erzählungen davon, wie die Kinder als Einstiegsritual Mitglieder ihrer Familie erschossen.

Kindersoldaten sind jedoch erst eine späte, schreckliche Stufe in der Entwicklungsreihe dessen, was das archetypische Bild vom kriegerischen Kind ausmacht. Nämlich seine soldatische Variante. Das soldatische Kind ist zum einen mit dem Bedürfnis nach Macht ausgestattet. Zum anderen ist es dadurch geprägt, eine Ordnung aufrechtzuerhalten, die ihm vorgegeben ist und an deren Zustandekommen es keinen Anteil hat.

Beides kann man bei Kindern finden und beides erfüllt je nach Altersstufe ganz bestimmte Funktionen. Der Kinderkreuzzug und die hierarchisch strukturierten Diebesbanden, von denen wir bei Charles Dickens lesen können, die Hitlerjugend und die Roten Garden, religiös motivierte Wacheinheiten hier und Pfadfinder und Pfadfinderinnen dort – sie alle spiegeln dieses archetypische Bild in unterschiedlicher Weise.

Problemtrancen entstehen hier vor allem so: Kinder, die ihr natürliches Bedürfnis nach Rangeln, Kräftemessen, fröhlichem Körperkontakt und ritualisierten Kämpfen zeigen, werden als »aggressiv« oder als »kriegerisch« beschrieben. Die so entstehende Blickverengung meint in natürlichen Bedürfnissen und fröhlicher Wildheit eine kleine Kampfmaschine zu erkennen, die friedlicher gemacht werden muss.

In dem Moment, in dem wilde, lustvoll miteinander raufende und dabei körperlich Grenzen ausmessende Erfahrungen erzieherisch so abgestempelt und in der Folge bekämpft werden, geschieht etwas Eigentümliches. Die erzieherische Maßnahme gerät nämlich selbst unter den Einfluss des kriegerischen Archetyps und bekämpft in der Folge das Kind, anstatt ihm mit Verständnis und Förderung zu begegnen.

Um dem entgegenzuwirken, müssen wir erkennen, dass das kriegerische Kind ein Bild ist, nicht mehr. Und dass da, wo es wirklich als gewalttätig in Erscheinung tritt, bereits schreckliche Prozesse in ihm stattgefunden haben. Lustvolles Kämpfen dagegen hat mit Krieg nichts zu tun und entspricht eher dem tierischen Spielverhalten. Mögliche helfende Suggestionen könnten daher so lauten:

»Schauen Sie sich kleine Leoparden an, wie sie aufeinanderspringen, aneinander herumfetzen. Oder junge Hunde. Einander spielerisch zu beißen und auch zu knurren, gehört zu ihrem natürlichen Verhaltensrepertoire.«

Die Rückführung auf das archetypische Naturbild wirkt hier harmonisierend und rückt die Verhältnisse wieder zurecht. Soldatisch oder kriegerisch sind nur Menschen, und wir haben es dabei schon mit einer Verengung der natürlichen Verhaltensbreite zu tun. Indem wir uns als weiterentwickelte Säugetiere beschreiben, werden wir und unsere wilderen Kinder zu Teilen der Natur und die Etiketten werden abgestreift.

Das archetypische Bild des nicht verwendbaren Kindes

Dass jemand ein Taugenichts sei, haben wir alle schon gehört. Ein Tunichtgut vielleicht auch. Oder ein Nichtsnutz. Es gibt viele Wörter für diejenigen, die anscheinend zu nichts zu gebrauchen sind, und es gibt sie in vielen Sprachen. Dieser Umstand schon legt nahe, dass es sich beim Kind, mit dem nichts anzufangen zu sein scheint, um eine archetypische Gestalt handelt.

Es gibt eine romantisierte Betrachtungsweise, die auf Joseph von Eichendorff zurückgeht, der in seiner Erzählung »Aus dem Leben eines Taugenichts« das Bild eines lebensfrohen, weltoffenen und der Natur liebend hingegebenen Jünglings entwarf, der nicht in die Mühlen der bürgerlichen Gesellschaft geraten wollte.

So ist auch das nicht verwendbare Kind eines, das anscheinend in seine Gesellschaft nicht passt. Es ist einfach zu nichts zu gebrauchen. Ist die Kultur agrarisch angelegt, so stellt sich das nicht verwendbare Kind auf dem Feld ungeschickt an, stolpert über die Hufe der Kühe, achtet nicht auf das Saatgut, sodass es von den Vögeln weggepickt wird, und lässt seinen Teil der Ernte verdorren, weil es den Schlangen zusieht, die sich so schillernd auf dem Weg sonnen.

Ist die Gesellschaft industriell, so hat das nicht verwendbare Kind zwei linke Hände, lässt Schraubenschlüssel ins Maschineninnere plumpsen, rutscht auf Ölpfützen aus, kann nicht rechnen und verwechselt in der Buchhaltung die Spalten.

In der Wissensgesellschaft fällt uns das nicht verwendbare Kind durch seine Interesselosigkeit und seine Unruhe auf, die eine AD(H)S-Diagnose nahelegen (Milzner, 2006). Was hierbei unter den Tisch fällt, ist, dass im scheinbar nicht verwendbaren Kind auch Aspekte des wissenden Kindes stecken. Und dass seine scheinbare Nichtverwendbarkeit auch Impulse zu einer gesellschaftlichen Veränderung, womöglich einem Fortschritt enthalten kann.

Es liegt auf der Hand, dass allein die Suggestion »zu nichts« eine Blockierung aller konstruktiven Sichtweisen darstellt. Hier ließe sich auf folgende Art intervenieren: Ein Kind, das zu nichts zu gebrauchen wäre, würde ja offenbar an diese Welt nicht mehr angepasst sein. Aber womöglich eine andere vorbereiten? Wie Khalil Gibran (2022) einmal schrieb, ist das Kind der Pfeil, der vom Bogen der Eltern fliegt. Die Eltern, die die Zukunft nicht kennen können, sollten nur eines anvisieren: Glück. Wie nun könnte eine Welt aussehen, in der das angeblich nicht verwendbare Kind sein Glück fände?

Das archetypische Bild des wissenden Kindes

In diesem archetypischen Bild ist das Kind nicht mehr nur keine leere Tafel, sondern es bringt sogar etwas mit und ist so mehr als bloßes Stückwerk. Das Kind bringt ein Wissen mit sich. Dieses Wissen betrifft seine Eigenheit und das, was ihm beigegeben ist.

Das archetypische Bild vom wissenden Kind hat auf einige junganisch arbeitende Therapeutinnen und Analytiker besonders anziehend gewirkt. Maureen Murdock (2009) zum Beispiel vertritt die Auffassung, dass im kindlichen Unbewussten bereits viel Wissen liegt, das durch Erziehung und schulische Bildung dann »verlernt« wird.

James Hillman (1998) nimmt etwas Ähnliches an, wenn er meint, dass im Kind bereits jene elementaren Grundmuster wirken, die man im Griechischen »Daimon« nannte und in der römischen Kultur »Genius«. Diesem elementaren Grundmuster zu entsprechen, ist Hillman zufolge von Kindheit an unsere entscheidende Lebensaufgabe.

Eine mögliche Problemtrance könnte hier wie folgt klingen: Wenn das Kind schon weiß, was für es wichtig ist, dann kann man es getrost alles tun und versuchen lassen und muss sich nicht weiter kümmern. Das Kind wird ja merken, was für es richtig ist und was nicht.

Lösungsorientierte Fragen lauteten dagegen: Was tut das Kind von sich aus, ohne dass man es animieren muss? In welche Richtung bewegen sich seine Fantasien? Welche Anregungen findet es in seiner Umgebung und welche sucht es womöglich, ohne sie doch zu finden?

Das archetypische Bild des hilfreichen Kindes

Polly Patent ist ein Mädchen, das man sofort mag. Das Kind stammt aus einer Geschichte von Astrid Lindgren, »Polly hilft der Großmutter«. Als die Großmutter einmal krank ist, da weiß das Mädchen, was im Haushalt zu tun ist, und versorgt die alte Frau auf das Beste. Das Bild, das hier gemalt wird, entzündet in Erwachsenen leicht den Eindruck, gerade so wäre es richtig und so sollten Kinder sein. Allein, dass so ein Gedanke aufgeht in uns, legt nahe, dass es sich um eine wiederkehrende Vorstellung handelt.

Es ist aber ganz gewiss keine Vorstellung, die allein vom Kind ausgeht. Das hilfreiche Kind oder, wie Jana Hauschild (2023) es genannt hat, »das ewig hilfreiche Kind« ist nämlich als Bild ambivalent. Es ist einerseits sympathisch, andererseits aber aus Sicht des Kindes Folge eines sehr weitgehenden Anpassungsvorgangs. Indem das Kind sich einer Welt der insuffizienten Eltern anpasst, wird es selbst scheinbar größer als die Erwachsenen.

Die Problemtrance klänge hier etwa so: So, wie dieses Kind ist, so ist es richtig. Die macht alles mit, die ist schon zufrieden. Oder, gesteigert: Die kümmert sich schon, die macht das schon. Hilfreiche Fragestellungen wären dagegen: Was könnte dieses Kind *auch noch* wollen und benötigen? Wo ist angesichts der offensichtlichen Hilfsbereitschaft womöglich auch ein wenig Eigensinn zu finden?

Das archetypische Bild des andersartigen Kindes

Anders zu sein, ist eine archetypische Erfahrung. Als Therapeutinnen und Analytiker kennen wir den Satz »Ich war eben anders« als Ausdruck des Aufwachsens in einer als fremd erlebten Umgebung. Das Erlebnis der Fremdheit kann viel meinen: sensibel zu sein in einer als roh erlebten Gesellschaft; verträumt zu sein unter praktisch Ausgerichteten; handwerklich interessiert in einer intellektuellen Familie.

In der Beratung ist es wichtig, das Erlebnis der Andersartigkeit weder zu feiern noch kritisch zu betrachten. Es ist zunächst einmal ein Phänomen, das im archetypischen Sinn sowohl die Möglichkeit eines Leidens als auch die einer besonderen Begabung widerspiegeln kann. Thomas Mann stellte in seinem Familienroman »Buddenbrooks« (1901) das allmähliche Durchbrechen von Sensibilität und künstlerischer Begabung als »Verfall einer Familie« dar (so der Untertitel des Werks).

Eine mögliche Problemtrance ergibt sich daraus, dass Andersartigkeit leicht mit Falschsein gleichgesetzt wird. Das ist ein altes Thema, das auch eine biologische Grundlage besitzt. Was anders ist, scheint das Bestehende zu gefährden – und dies entspricht durchaus der Wahrheit.

Eine Variante des archetypischen Bildes vom andersartigen Kind, die auch spirituelle Inhalte aufnimmt, finden wir bei den sogenannten Indigo-Kindern (Carroll u. Tober, 2001). Ich werde hier nicht diskutieren, ob es dieses Phänomen gibt oder nicht, weil ich die archetypische Komponente herausstreichen möchte. Die Annahme, dass Kinder, die AD(H)S-Diagnosen erhalten, eine besondere Aufgabe für uns darstellen, weil sie auf eine spirituelle Transformation hinwirken, findet in esoterisch berührten Elternkreisen wie auch in der Anthroposophie Zuspruch (Woitinas, 2004).

Ob diese Annahmen nun stimmen mögen oder nicht, hier wird ein Feld berührt, das wir als archetypisch beschreiben können. Das bedeutet, ihm ist argumentativ-rational wenig entgegenzusetzen, einfach weil es Heranwachsende, die ihrer Kultur wichtige Stimuli gaben, immer wieder gegeben hat. Daher ist mit Eltern, die dem Modell der Indigo-Kinder anhängen, auch kaum geholfen, wenn man sie davon zu überzeugen versucht, dass die Kinder eigentlich eine Verhaltensstörung aufweisen.

Vielmehr ist die Annahme einer ausgeprägten Begabung, die zugleich zu Problemen führt, konstruktiv in eine Beratung einzubinden. Das erwählte Kind mit spirituellen Aufgaben stellt eine Sonderform des »göttlichen Kindes« dar, über das Jung und der Mythenforscher Karl Kerényi sich intensiv austauschten (Jung u. Kerényi, 1951; vgl. auch ▶ S. 73 f. in diesem Buch).

Das archetypische Bild des zurückgelassenen Kindes

Das zurückgelassene Kind ist als archetypische Erscheinung von dem Jungianer James Hillman (1975) in den 1970er Jahren beschrieben worden.

Ein Kind zurückzulassen, bedeutet ursprünglich, in einer Situation äußerster Not zu handeln. Hänsel und Gretel werden von ihren Eltern nicht aus Bosheit in den Wald geführt und zurückgelassen, sondern aus der bitteren Armut heraus. Gerade Märchen mit ihrem Bezug auf soziale Bedingungen sprechen immer wieder von den widerstreitenden Gefühlen, mit denen Eltern ihre Kinder anderen anvertrauen und nur hoffen können, dass es ihnen dort gut geht.

Das Thema des Zurücklassens berührt gegenwärtig insbesondere das Aufwachsen in der Krippe als ein Überbleibsel der DDR-Kultur, das heute gesamtdeutsch praktiziert wird. In einem Gespräch über die unterschiedlichen Sozialisationsmuster in Ost- und Westdeutschland kamen Hans-Joachim Maaz und Michael Lukas Moeller, beide Psychoanalytiker, zu sehr verschiedenen Befunden. Erwog Moeller, inwieweit nicht auch schon die unter dreijährigen Kinder Beziehungsnetze woben, so stellte Maaz die emotionale Minderversorgung in den Vordergrund, die vor allem auf Anpassung abzielte (Moeller u. Maaz, 1995, S. 44 ff.).

Das zurückgelassene Kind kann als verwaistes Kind Teil einer neuen Menschengruppe werden. Oder aber es wird zu einem Kind der Natur (Nitschke, 1968). Diesem der Natur sich annähernden Kind entsprechen die Kinder, die in den oben genannten Fernsehserien auftraten, ebenso wie die »Wolfskinder«, von denen im Kapitel über Familienarchetypen die Rede war (▶ S. 81 ff.).

Wer sind meine Schwestern und Brüder?

Archetypische Geschwisterkonstellationen

Eine ambivalente Schicksalsgemeinschaft

Geschwisterschaft ist in der archetypischen Bildwelt nicht nur von hoher Ambivalenz, sondern bildet eine Vielzahl von Mustern aus, die ein eigenes Buch erfordern würden und unmöglich alle in einem Kapitel zu bündeln sind. Ich möchte in diesem Kapitel aber doch einige Muster herauspräparieren, die hilfreiche Zugänge zu Konflikten in hypnosystemischen Beratungssituationen erlauben.

Zugleich Konkurrentinnen und Konkurrenten bezogen auf Nahrung, Liebe und ein mögliches Erbe sind Brüder und Schwestern doch lebenslang verbunden (Frick, 2015). Das spiegelt sich in dem, was Märchen, Legenden und Mythen über Geschwister zu sagen haben – und was modernen Vorstellungen von harmonischem Miteinander nur selten entspricht.

Die Dichterin Marie Luise Kaschnitz hat die ganze Ambivalenz des Geschwisterseins in einem Gedicht mit dem Titel »Geschwister« durchgespielt, das mit Kains Zorn und Abels Angst beginnt, dann das Flüstern zwischen Kinderbetten aufnimmt, die kommende Entfremdung ebenso wie die bleibende Konkurrenz (»Nebenbuhlerschaft«) aufnimmt und endlich im geteilten Wissen um die gemeinsame Herkunft mündet (Schönau, 1986).

Wir können uns Geschwisterbeziehungen als Konstellationen vorstellen, in die wir hineingeworfen werden. In den mythischen Erzählungen fällt auf, wie oft in ihnen nicht nur Rivalität, sondern grausame Gewalt das Bild bestimmt. Ganz offenbar sind die süßlich eingefärbten Bilder der Neuzeit, die von tiefen Solidaritäten und dauerhafter Zuneigung sprechen, unseren archetypischen

Mustern nicht gewachsen. Worauf aber lassen sich diese zurückführen?

Alfred Adler (1930) war davon überzeugt, dass die Geschwisterkonstellation, in die ein Mensch hineingeboren wird, lebenslang weiterwirkt. Zugleich maß er der Stellung in der Geschwisterreihe charakteristische Merkmale zu. Denkbar erscheint, dass in Adlers wissenschaftlich anmutenden Überlegungen bereits archetypische Muster wirkten.

Adler zufolge sind Erstgeborene zunächst Einzelkinder, die sich als Mittelpunkt der Familie erleben und oftmals verwöhnt werden. Im Moment der Zweitgeburt wird das Erstgeborene vom Thron gestoßen. Hier kann nach Adler eine kompensatorische neurotische Entwicklung einsetzen, die jedoch ausbleibt, wenn das Kind sich der elterlichen Liebe sicher ist. Die Zweitgeborenen haben nach Adler immer schon jemand anderes vor sich, werden so aber zu schnellerem Lernen angespornt. Die Drittgeborenen bleiben als »Nesthäkchen« einerseits immer die »Kleinen«, haben andererseits aber das kompensatorische Bestreben, dazuzugehören (Adler, 1933).

Mit kritischem Blick betrachtet scheint hier weniger archetypisches Material als vielmehr die Gefahr von Klischee im Raum zu stehen. Zwar bieten manche Mythen die Chance, hier Bestätigungen zu erkennen, so wenn wir Kain als den Erstgeborenen von Adam und Eva ansehen, der von Abel seiner Position beraubt wird und diesen dann tötet. Doch bringt die Erzählung ja die Zuneigung Gottes ins Spiel und betont kaum die familiäre Dynamik.

Immer wieder hat sich die Forschung mit der Bedeutung von Geschwisterpositionen beschäftigt (Kammeyer, 1967), ohne hier doch Klarheit schaffen zu können. Immer wieder wurde zum Beispiel debattiert, inwieweit Geschwisterpositionen auf die geistige und insbesondere auf die Intelligenzentwicklung Einfluss nehmen (Meise, 2013). Hier bleiben die Belege jedoch unklar und lassen nur banale Befunde zu wie etwa den, dass Erstgeborene tendenziell um wenige Punkte besser in Intelligenztests abzuschneiden scheinen und ein wenig häufiger repräsentative Positionen bekleiden. Ebenso oft finden wir sie aber bei revolutionär Denkenden wie Darwin oder Marx (Sulloway, 1996).

Geschwister und Zahlen

Geschwisterbeziehungen werden in Märchen und Mythen weniger in Hinsicht auf Alter und Position in der Geschwisterreihe betrachtet, als das in der Forschung getan wurde und wird. Zwar ist gelegentlich von erstgeborenen Jungen die Rede, die einen Hof erben oder der Familie vorstehen sollen, doch sind dies eher Aspekte, die aus sozialen Gepflogenheiten hervorgehen, als dass es sich um archetypisch bedeutsame Inhalte handeln würde.

Hingegen zeigen Geschwisterbeziehungen in Mythen und Märchen eine starke Beziehung zu Zahlen. In Märchen finden wir etwa die drei Brüder oder die drei Schwestern, die sechs Schwäne oder die sieben Raben, wobei es sich bei den Letzteren jeweils um verwandelte menschliche Wesen handelt.

Man könnte annehmen, dass die Bedeutung der Zahl der Geschwister eher banal ist, weil Geschwisterbeziehungen nun einmal zur Voraussetzung haben, dass man nicht allein aufwächst. Aber Mythologie wie auch Psychologie haben doch der Zahl der Geschwister und dem Rang in der Geschwisterfolge immer wieder Bedeutung zugemessen.

Letzteres wird besonders im Rang deutlich, den die Erstgeborenen haben. So sie männlichen Geschlechts waren, erbten sie den elterlichen Hof und die Herden und standen bereit, die Stelle des Vaters in Hinsicht auf die Berufswahl einzunehmen. Doch werden die Erstgeborenen auch da ausgewählt, wo es darum geht, Kinder zu opfern, oder wo ein göttliches Strafgericht Kinder tötet. Als das Herz des Pharao verstockt bleibt, wie es in der Bibel heißt, und er die Israeliten nicht ziehen lassen will, ist eine der Strafen die, dass die Erstgeborenen der Ägypter sterben müssen.

Brüder und Schwestern

Wenn Liebesbeziehungen ihren erotischen Reiz verlieren und zugleich aber in inniger Zugewandtheit verbleiben, sprechen wir im Deutschen von »Bruder-Schwester-Beziehungen«. Ist es nicht merkwürdig, dass hier das Ideal von Geschwisterschaft – nämlich innige Nähe und Verbundenheit – zu einem entwertenden Urteil über die Beziehung wird?

Wenn wir genauer hineinspüren, werden wir hier mit einem idealisierten Bild von Geschwisterschaft konfrontiert, das der Wirklichkeit nicht standhält: dass es nämlich *spannungsfrei* wäre, als Brüder und Schwestern miteinander zu leben. Hier liegt auch die Erklärung dafür, dass Liebesbeziehungen im »Bruder-Schwester-Modus« als verarmt erlebt werden. Denn Liebesbeziehungen bedürfen ja der Spannung, um produktiv und aufregend zu bleiben.

Wie aber kommt es zu den idealisierten Bildern, die doch das Leben unter Schwestern und Brüdern eher erschweren als erleichtern? In Märchen und Mythen erscheint die Verbindung von Brüdern und Schwestern zumeist als Schicksalsgemeinschaft oder sogar als Leidensgemeinschaft (Ruban, 2007).

Zwei Varianten scheinen mir hierbei hervorzustechen. Diese sind die inzestuöse Verbundenheit und das Motiv, einander zu retten bzw. zu erlösen. Beziehungsmuster, die das Inzesttabu überschreiten, finden sich weniger in Märchen, umso öfter aber in den Mythen, wo beispielsweise Isis und Osiris Geschwister und Liebespaar gleichermaßen sind (Hopkins, 1980), was auch für Zeus und Hera gilt (Rank, 1926).

Das Inzestmotiv ist jedoch nicht immer Beigabe göttlicher Verbindungen, sondern ebenso oft Vorstufe schlimmer Entwicklungen. So wird Britanniens Schicksal dadurch besiegelt, dass Artus je nach Quelle unwissentlich mit seiner Schwester Morgause schläft, woraus Mordred erwächst. Oder aber Mordred erscheint als das Kind von Artus und Morgan le Fay, was gleichfalls eine inzestuöse Herkunft bedeutet, denn auch Morgan ist Artus' Schwester (Simek, 2012).

Das Motiv der Rettung oder Erlösung tritt uns in Märchen an verschiedenen Stellen entgegen. So ist in »Jorinde und Joringel« der Erlösungsakt nur wechselseitig möglich. Auch in »Die sechs Schwäne« erfolgt die Erlösung wechselseitig, indem das Auftauchen der in Schwäne verwandelten Brüder die Schwester vorm Tod durch Verbrennen bewahrt und umgekehrt die Schwester die Verwandlung in Schwäne dadurch aufheben kann, dass sie diesen selbst genähte Hemden aus Sternblumen überwirft. Allerdings wird die Opferbereitschaft der Schwester im Märchen betont, insofern sie sechs Jahre lang nicht sprechen und nicht lachen darf.

Auch in »Hänsel und Gretel« ist es das Mädchen, das den Bruder als Schicksalsgefährten rettet. Ein populäres Beispiel sind dagegen Sookie Stackhouse und ihr sexsüchtiger Bruder Jason aus der HBO-Serie »True Blood«, basierend auf den Büchern von Charlaine Harris. Sookie lernt in den Folgen der Serie immer mehr, mit ihrer telepathischen Begabung umzugehen, und wird zu einer Integrationsfigur für verschiedene einander teils feindlich gesinnte Wesen. Jason entwickelt sich von einem Pornokonsumenten und Womanizer zu einem verantwortungsvollen Mann, der schließlich Polizist wird.

Jung selbst hatte eine neun Jahre jüngere Schwester und erlebte also, den Status des Einzelkindes zu verlieren. Zugleich war er nach dem Tod des Vaters schon als Student nach schweizerischem Recht für ihren Unterhalt zuständig. Dass über Johanna Gertrude Jung kaum je mehr geschrieben wurde, mag erstaunen.

Auffallend bleibt, dass Jung als Mann immer Schwierigkeiten hatte, Freundschaften oder brüderliche Beziehungen zu Männern aufzubauen. Er scheint, wie seine Biografin Deirdre Bair (2005) herausarbeitete, diese immer in Konkurrenzbeziehungen verwandelt zu haben, während er in Beziehungen zu Frauen immer eine ihm natürlich scheinende Dominanz entfaltete.

Ein Beispiel für das Umschlagen des Erlösungsmotivs in eine eher dunkle Entwicklung ist Friedrich Nietzsche. Dessen Schwester Elisabeth Förster-Nietzsche empfand sich als seinem Werk verbunden und unternahm nach Nietzsches Tod einiges, um sein Erbe nationalsozialistisch umzudeuten. Es besteht für mich kein Zweifel daran, dass sie ihn dabei im Wortsinn ins rechte Licht stellen und ihn von den Mutmaßungen befreien wollte, geisteskrank gewesen zu sein. Doch machte diese fehlgehende Erlösungspraxis aus Nietzsche, der den Antisemitismus verachtete und keineswegs nationalistisch dachte, ein Zerrbild, das lange nachwirken sollte.

Der Archetyp der Schwester

»Welche Art von Schwesternschaft ist es denn«, möchte ich wissen, *»genetische Schwesternschaft, Seelenschwesternschaft oder beides?«* Die Klientin erscheint irritiert und antwortet: *»Sollte das nicht dasselbe sein?« »Im schönsten Fall käme beides zur Deckung. Aber das ist leider nicht immer der Fall.«*

Es zeigt sich, dass dem auch hier nicht so ist. Zwar ist der Kreis der Freundinnen, von denen die Klientin erzählt, verlässlich und warmherzig, doch die Beziehung zu den biologischen Schwestern ist von Eifersucht und Dominanzwünschen geprägt.

Ich biete der Klientin zwei innere Aufstellungen an. Auf einer inneren Bühne kann sie zunächst ihre leibliche Familie aufstellen, mit der sie über Gene verbunden ist, aber nicht zwingend über Zuneigung. Sodann kann sie auf einer zweiten Bühne die Wahlverwandtschaften aufstellen, also die Herzensbeziehungen.

Ich frage die Klientin, ob sie auf der zweiten Bühne auch so etwas wie schwesterliche Gefühle empfindet. *»Eigentlich nur da«,* ist die zögerliche Antwort. Ich sage, dass hier erfahrbar wird, dass seelische Verwandtschaft etwas anderes ist als Bluts- oder besser Genverwandtschaft.

»Sie meinen, das sind meine ›Sistas‹, oder?« Die Klientin grinst, als sie den Begriff verwendet, der in der Reggaeszene gebräuchlich ist. *»Ja, genau.«*

»Und die anderen?« Ein Schweigen entsteht. *»Na ja, Schwestern schon. Aber eben keine Schwestern. Verstehen Sie, was ich meine? Die einen waren da und gehörten irgendwie dazu, aber nervten auch voll. Und die anderen waren zwar nicht immer da, aber als sie in mein Leben kamen, da wusste ich, das sind richtige Schwestern. Sistas eben.«*

Schwestern sind Menschen, die man nicht verliert, die aber gleichwohl nicht zwingend mit einem sind. Schwesternschaft wird als Archetyp mitunter symbolisch aufgewertet und auch idealisiert (Prasek, 2023). Aber die Wirklichkeit des Archetyps der Schwesternschaft lässt für Idealisierung wenig Raum. Weit eher zeigt er die dem Archetypischen stets innewohnende Ambivalenz in ungewöhnlicher Deutlichkeit.

Da sind Schneeweißchen und Rosenrot, Gegensätze und einander nah. Da sind aber auch Mythen wie die von der dunklen und der hellen Schwester, und die sind feindlich angelegt.

Beziehungen unter Schwestern neigen dazu, Typologien auszubilden, in denen dann den Beteiligten charakteristische Rollen zufallen wie etwa die Prinzessin, die Begabte, die Arbeiterin oder die Vermittlerin. In Märchen lassen sich manche solcher Typologien ebenfalls finden (Feustel, 2012).

Eine Klientin, selbst als Mutter in die Beratung gekommen, drückt das für ihr eigenes Erleben so aus: *»Meine ältere Schwester gab immer die Checkerin, die wusste, wo es langging. Klar, am Anfang fanden wir das auch richtig, sie hatte ja schon einen anderen Überblick. Mit der Zeit dann merkte man, dass sie auch nur mit Wasser kochte. Unsere Mittlere war dann die Praktische, die half zum Beispiel Riemen vom Tornister zu entwickeln, wenn man die verknotet hatte. Aber sie schmierte auch die Brötchen, die man dann zu essen hatte. Und ich war keineswegs das süße Nesthäkchen, das können Sie mir glauben. Eher war ich die, die in allem kuschen musste, denn die beiden Herrscherinnen hatten ja das Gelände unter sich aufgeteilt.«*

Als ich die Klientin bitte, die drei Schwestern auf einer inneren Bühne abzubilden, zeigt sich folgende Szene: *»Ich bin am Rand. Und ich schaue zu, was die beiden tun. Meine ältere Schwester steht in der Mitte der Bühne und zeigt mal hierauf und mal darauf. Sie scheint zu wissen, was sie tut. Und es wirkt so, als würde sie immer zeigen, wo es langgeht. Irgendwie ist sie der Boss. Meine praktische Schwester sieht aus, als ob sie mal Holz hackt und mal kocht oder backt. Sie macht immer, muss immer machen. Nur ich, ich stehe irgendwie dumm rum.«*

Es gibt verschiedene Theaterstücke der Weltliteratur, in denen Schwestern eine Rolle spielen. So »Drei Schwestern« von Anton Tschechow und Shakespeares »König Lear«, auf das ich gleich noch zu sprechen komme. Eine Montage aus drei Stücken von Henrik Ibsen ist dagegen »Nora, Hedda und ihre Schwestern«, in der die Regisseurin Anna Bergmann drei Frauen auf dem Weg zur Selbstverwirklichung und in Absetzung vom gesellschaftlichen Muster zeigt.

Als ich die Klientin frage, ob sie mit ihrer Rolle einverstanden ist oder ob sie die Regie übernehmen und vielleicht etwas ändern möchte, gibt diese zur Antwort:

»Ich weiß nicht. Wie denn?«

»Vielleicht irre ich mich. Aber in den Mythen ist es so, dass in der Schwesterntypologie immer alle besondere Aufgaben haben. Welche könnte Ihre sein? Dumm herumzustehen ja ganz sicher nicht.«

Sie lacht, bleibt aber ratlos. Ich erzähle von einer Beobachtung, die ich während der Beschäftigung mit Märchen und Mythen gemacht habe: »*Es gibt, glaube ich, immer auch eine sensible Position. Eine, die etwas spürt. Die auch auf andere eingehen kann. Oft ist das die ›gute Seele‹, sie kann aber auch störend wirken, weil sie viel mitbekommt. Aber was sie tut, ist wichtig. Wenn alle kommandieren, wird es problematisch, dann gibt es einen Krieg der Königinnen. Wenn alle immer was tun, fehlt etwas, das wird dann zu macherinnenmäßig. Was ist denn mit dem Fühlen, mit dem Gespür für das, was passiert?*«

Eine lange Pause entsteht, in der einige Tränen fließen. Dann höre ich die Klientin sagen, sie fühle sich jetzt zum ersten Mal wichtig und richtig.

Die Drei als Herausforderung

In den Urbildern der Schwesternschaft spielt die Zahl Drei eine wesentliche Rolle. So treten Schwestern in Märchen in der Dreizahl immer wieder als Konkurrentinnen auf. Zumeist geht es hierbei um die Gunst eines königlichen Vaters.

Die Drei begegnet uns auch da, wo zwei materiell gesinnte und zu Schandtaten bereite Schwester eine dritte haben, die gutherzig und materiellem Reichtum abgeneigt ist. Oft wird diese dritte Schwester als still beschrieben, manchmal hält man sie für naiv.

Es ist diese dritte Schwester, die im »Märchen vom Salz« dem Vater ihre Liebe dadurch bekundet, dass sie ihn mit dem Salz vergleicht, ohne das ihr nichts schmecken möchte. Anders als die beiden Schwestern, die, um sich selbst aufzuwerten und dem König-Vater zu schmeicheln, ihn mit Gold und Edelsteinen vergleichen, spricht die dritte Schwester das unmittelbare Lebensgefühl an.

Ein eindrucksvolles Muster von Schwesternschaft geben die Schicksalsgöttinnen, die in der nordischen Mythologie Nornen heißen und in der römischen Welt als Parzen bekannt waren. In der griechischen Mythologie entsprechen ihnen die Moiren. Das Wirken dieser Schwestern hat mit dem Lebensfaden zu tun, der von der Moira Klotho gesponnen, von ihrer Schwester Lachesis abgemessen und endlich von der dritten Schwester Atropos gekappt werden muss. Obschon sie zusammen wirken, wirkt doch jede ganz für sich. Ihre Kommunikation bleibt minimal und auf das Nötigste beschränkt, ihr Wirken aber ist aufeinander bezogen.

Gleichfalls aus der griechischen Mythologie kennen wir etwa die Graien und die Gorgonen. Für beide gilt, dass sie jeweils ein Merkmal gemein haben, im Fall der Graien die grauen Haare und im Fall der Gorgonen die Schlangenhaare, und dass Menschen sie nicht anblicken können, ohne zu versteinern.

Schwesternschaft in der Dreiheit wird mythologisch kaum als Neigungsbeziehung dargestellt. Vielmehr tritt sie als eine Beziehung in Erscheinung, in der jede der Schwestern eine andere Aufgabe zu verrichten hat und alle drei zwar durch Herkunft miteinander verbunden, aber nicht zwangsläufig einander in Liebe zugewandt sind. Die Annahme der verschiedenen Aufgaben ermöglicht so ein Ausbalancieren der dem System innewohnenden Dissonanzen.

Eine Erzieherin erzählt mir, dass solche Differenzen in Dreierkonstellationen in jedem Kindergarten wiedergefunden werden können. »Aus drei«, sagt sie, »wird eben schnell zwei zu eins.«

In der Transaktionsanalyse wird das Problem der Dreiheit im Konzept des Dramadreiecks wieder aufgenommen. Dies geschieht ausdrücklich mit dem Verweis auf Märchen, in denen sich der instabile Rollenwechsel zwischen Opfer, Täterinnen und Tätern sowie Verfolgenden zeigt (Karpman, 1968).

Jung hat sich immer wieder mit der archetypischen Bedeutung von Zahlen beschäftigt. Dabei stand er insbesondere der Drei mit einiger Skepsis gegenüber. Er wusste natürlich, dass die Drei als heilige Zahl gilt. Sie ist nicht nur in der Dreieinigkeit Gottes im Christentum zu finden, sondern wird auch dem Dreizack des Teufels zugeschrieben. Während bei den Hindu der Dreizack eine Beigabe Shivas ist.

Jungs Skepsis gegenüber der Drei hatte jedoch keine mythologischen Wurzeln, sondern wurde zum Beispiel an der Art ersichtlich, wie Mandalas konstruiert werden. Mandalas als ursprünglich spirituelle Symbole spielen in der Jung'schen Analyse eine bedeutende Rolle. Sie sind Kreisformen, in die hinein Analysandinnen und Analysanden Inhalte malen, die sie in Träumen und Imaginationen beschäftigen.

Ein Mandala geht im Jung'schen Sinn harmonisch aus einem Quadrat hervor. Doch kann es auch aus einem gleichseitigen Dreieck heraus gebildet werden. Mandalas, die nicht aus der Vierzahl hervorgehen, sondern aus der Dreizahl, erschienen Jung jedoch problematisch, weil sie auf etwas Unvollständigem basierten. Er beobachtete, dass diese »ternären« Mandalas eher bei Männern zu beobachten waren als bei Frauen (Linke, 1986).

Ein zugegeben gewagter Schluss würde lauten, dass Mädchen und Frauen eher zu einer Vollständigkeit hinstreben und daher mit der »wackligen«, im Jung'schen Sinn unvollständigen Drei mehr Schwierigkeiten haben. So könnten ihre Möglichkeiten, in Schwesternbeziehungen zu dritt zu leben, leichter gefährdet sein, als das bei Jungen und Männern der Fall wäre.

Wir könnten auch sagen: In der Zahlensymbolik wird die Vier als symbolische Zahl der Ordnung verstanden. Die Drei dagegen hat etwas gleichsam Unerlöstes. Und das spiegelt sich in archetypischen Erzählungen, in denen Schwestern wie Brüder in der Dreizahl zu spannungsreichen Beziehungen neigen.

Oftmals wird diese Spannung dadurch reduziert, dass eine oder einer der drei das System verlässt oder aber, wie im Fall der Cordelia in Shakespeares »King Lear«, vom König selbst verstoßen wird. In den Verstoßenen aber liegt zugleich das erlösende Potenzial.

Der Archetyp der Bruderschaft

Bruderschaft wird in mythischer Lesart mit Verbundenheit gleichgesetzt. Heinrich V. spricht bei Shakespeare von der »band of brothers«, deren Zusammenhalt unabhängig von der Geburt durch den Willen entsteht, miteinander in die Schlacht zu ziehen. Freimaurer nennen einander »Bruder«, und auch in die Medienwelt ist der »bro« (als Abkürzung von englisch »brother« = Bruder) eingezogen.

Das Wort »Bruder«, wie »Schwester« mittelhochdeutschen Ursprungs, gilt als belegt seit dem 8. Jahrhundert. Christen ebenso wie Muslime nennen die, die ihren Glauben teilen, »Brüder«. Begriffe wie »Blutsbrüder« oder »Waffenbrüder« signalisieren ebenfalls, dass Bruderschaften nicht nur eine weiche, versöhnliche Seite haben. Sondern dass die Verbindung der Brüder durch bedrohliche Kontexte gehärtet und durch Rituale gestärkt wird.

Das hat freilich auch eine Gegenseite. »Guck dir die Brüder doch mal an«, sagt ein Kollege über Angehörige einer bestimmten politischen Partei. Was er mit »Brüder« meint, ist aber nichts im schönsten Sinn Verwandtschaftliches, sondern eher so etwas wie »Lumpengesindel«. Verbundenheit wird hier nicht als moralisch wertvolle Qualität abgebildet, sondern als Form der Kumpanei.

Erst wo die mythische Vorstellung von Bruderschaft sich im Konkreten belebt, erscheint der Archetyp der Bruderschaft so in seiner vollkommenen Kraft. Dies geschah zum Beispiel im Fall der Brüder Ernst und Friedrich Georg Jünger. Beide wurden als nationalkonservative Autoren bekannt, wobei Ernst Jünger der berühmte und umstrittene Autor wurde, während der Lyriker Friedrich Georg eher im Schatten verharrte.

Während des Ersten Weltkriegs begegneten die Brüder einander auf eine Weise, die nach den Regeln der Wahrscheinlichkeitsrechnung hätte kaum möglich sein können. Der verwundete Friedrich Georg lag in einer Hütte mit anderen Verwundeten. Dort wurde er von Ernst, der keine Ahnung hatte, dass sein Bruder sich im Feld befand, verwundet war und nun gerade hier auf seinem Lager siechte, und einem Trupp gefunden, worauf er versorgt werden konnte.

Der Literaturwissenschaftler Jörg Magenau (2012) hat die mythische Qualität dieser Bruderbeziehung näher beleuchtet. Dabei fand er, dass selbst da, wo Friedrich Georg ein Buch schrieb, das als Gegenentwurf zu einem von Ernst verfassten gelesen werden konnte, dieser dies nicht primär als Kritik empfand. Vielmehr kam Ernst zu dem Schluss, dass der Bruder von seiner Warte aus dem Thema gerecht wurde und dass aus der Unterschiedlichkeit ihrer Betrachtungswinkel und Meinungen nun das komplexe Bild entstehe.

Die Drei unter Brüdern

Auch unter Brüdern oder in brüderlichen Beziehungen haftet der Zahl Drei etwas Besonderes an. Doch erscheint dies Besondere weniger bedrohlich als im Fall der Dreiheit unter Schwestern.

Betrachtet man Beispiele hierfür, so zeichnet sich ein Trend ab. Oft nämlich kommt es in der Darstellung der Verhältnisse von drei Brüdern zu Radikalisierungen Einzelner. Ein berühmtes Beispiel sind die Brüder Karamasow in Dostojewskijs (1880) gleichnamigem Roman. Dimitrij, die Triebnatur, Iwan, der Intellektuelle, und Aljoscha, der Spirituelle, finden nicht wirklich zueinander und sind so auch nicht in der Lage, einander zu stützen oder zu helfen.

Wenden wir den Blick von der Weltliteratur zum populären Kinderbuch, so finden wir ein Beispiel für gelingende Dreiheit in der Reihe »Die drei ???« mit den Protagonisten Justus Jonas, Peter Shaw und Bob Andrews. Auch hier sind Spezialisierungen festzustellen, die dem Kleeblatt ermöglichen, was keiner allein könnte. So ist Justus Jonas der Intelligenteste und verfügt über den ausgeprägtesten kriminalistischen Spürsinn, Peter Shaw ist sportlich und kann körperlich leisten, was die beiden anderen nicht können, und Bob Andrews ist als Sohn eines Journalisten erfahren mit Recherche und dem Durchforsten von Archiven.

Hier bestimmt jedoch, anders als im Beispiel der Karamasows, nicht Radikalisierung den Zugang zur Welt, sondern es ist eher eine kluge Rollenverteilung, die den jeweiligen Begabungen entspricht.

Auch in mythischen Erzählungen wird in der Dreiheit der Brüder die Verteilung von Funktionen als Weg der Harmonisierung beschritten. Ein Beispiel aus der griechischen Mythologie sind die drei Gottheiten des Traums: Morpheus, Phantasos und Phobetor. Sie sind Brüder, Hypnos, der Gott des Schlafes, ist ihr Vater. Ob sie einander lieben, wissen wir nicht. Wohl aber haben sie für die Art, wie wir träumen, verschiedene Aufgaben. So ist Morpheus für alles Menschliche im Traum zuständig, Phantasos für die Ausgestaltung von Landschaften, während Phobetor alles Tierhafte, Wilde in Träumen hervorbringt.

Nur selten jedoch mündet die Dreiheit unter Brüdern in eine so harmonische Entwicklung ein wie im Fall des Märchens »Die drei Brüder« aus den Sammlungen der Brüder Grimm. Das Märchen zeigt einen Schlüssel zur liebevollen Verbundenheit, indem es die Selbstverwirklichung in den Mittelpunkt stellt. Jeder der drei Brüder ist in einem anderen handwerklichen Bereich hoch begabt, der eine wird zum Barbier, der zweite Hufschmied und der dritte ein Meister der Fechtkunst. Und als der erste von ihnen stirbt, sterben die beiden anderen ihm aus liebevoller Verbundenheit nach.

Archetypische Hintergründe der Rivalität unter Brüdern

»Wir Brüder«, sagt der etwa vierzigjährige Schlossermeister, *»wir Brüder standen immer einer für den anderen ein.«*

Der Klient sucht die Erziehungsberatungsstelle auf, weil er die Rivalität seiner Söhne kaum ertragen kann. Er erlebt sich als hilflos, wenn einer immer besser sein will als der andere und beide wechselseitig ihre »Minecraft«-Bauten zerstören, damit der jeweils andere kein schönes Bauwerk in diesem Computerspiel vorweisen kann. So gibt es oft heftige Auseinandersetzungen, nicht selten gewalttätig. Aufgeplatzte Lippen, Schrammen und Kratzer zeigen, dass die Kämpfe teils heftig ausarten.

»Ich verstehe das nicht«, sagt der Klient und sieht traurig aus: *»Sie sind doch Brüder.«*

»Und Brüder halten zusammen, nicht wahr? Sie helfen einander. Brüder sind miteinander verbunden.« Er nickt.

»Alle? Alle, die Sie kennen?« »Nein.« Ein entschiedenes Kopfschütteln. *»Da gab es schon andere Kaliber.«* Und der Klient erzählt von zwei Brüdern, die an seiner Schule als Schläger galten. Die, wenn sie niemanden für eine Schlägerei fanden, sich gegenseitig bekriegten. Und bei denen alle im Ort den Eindruck bekamen, von denen muss man sich fernhalten.

»Und trotzdem Brüder …«, sagt die Beraterin und stellt Geschwisterschaft in einen größeren Rahmen, der auch die Rivalität berührt. Die Akzeptanz dafür, dass es nicht nur ein Mutterschema im kleinen Kind gibt, sondern auch eines der Rivalität (Müssig, 1995) ist nicht leicht. Aber sie ist unumgänglich, wo die Muster, die sich in Geschwisterschaft ausbilden, verstanden werden wollen.

So weist die Beraterin darauf hin, dass allein das zu erwartende geringe Nahrungsangebot Tiere dahin bringt, ihre Geschwister zu bekämpfen. Man spricht in Anlehnung an den Brudermord von Kain an Abel in der Ornithologie vom »Kainismus«, wenn ein älteres Geschwister ein jüngeres tötet. Der biologische Begriff für Geschwistertötungen bei Tieren überhaupt lautet »Siblizid«.

Beispiele für diese Praxis untermauern die Sichtweise von Geschwistern als Konkurrierende und lassen keinerlei sentimentale

Beleuchtung zu. Von drei jungen Pelikanen etwa tun zwei sich zusammen und werfen das schwächste Küken aus dem Nest. Auch von Eulen ist dieses Verhaltensmuster bekannt.

Wenn auch die Mythologie dem Brudermord mehr Raum gibt als dem Mord unter Schwestern – Romulus tötet Remus, Seth tötet Osiris –, so bedeutet dies nicht, dass der Kainismus eine männliche Angelegenheit wäre. Tötungen rivalisierender Vogelküken finden sich bei männlichen ebenso wie bei weiblichen Tieren.

Noch einmal drastischer erscheint der Siblizid, wenn er im Stadium der Ungeborenheit auftritt. Sandtigerhaie töten einander bereits im Mutterleib, sodass nur ein Haijunges lebendig auf die Welt kommt (Chapman et al., 2013).

Der so entstehende Blick ist aus systemischer Perspektive unbefriedigend, zeigt er doch, dass Wesen aus dem System auch einfach ausgeschlossen werden können. Sie können dann nicht mehr, wie die systemische Idee es nahelegt, den für sie richtigen Platz finden. Sondern es wird ihnen schlicht der Garaus gemacht.

Hierfür liefern mythische Erzählungen uns zahlreiche Belege. So die biblische Geschichte von Josef, der von seinen Brüdern fast umgebracht wird, und nur die Intervention des jüngsten, Benjamin, bewirkt, dass er in einer Zisterne zurückgelassen wird. Von dort nehmen ihn Sklavenhändler nach Ägypten mit, wo er später zum Traumdeuter des Pharao wird. Freud bezieht sich in seiner »Traumdeutung« auf diese Erzählung. Oder die Ermordung Baldurs durch seinen Bruder Hödur in der nordischen Mythologie, bei der Loki die Fäden zieht.

Erweiterung als Lösung

Wo Rivalität und Brutalität in den Beziehungen zwischen Schwestern und Brüdern leicht das Bild bestimmen, da kann die Erweiterung der Schwestern- und Bruderschaften die Lösung sein.

In Familienaufstellungen lege ich daher nahe, alle seelischen Bruderschaften und Verschwisterungen mit in die Aufstellung hineinzunehmen und so über die genetischen Muster hinauszugehen. Das wird mitunter mit Skepsis angenommen, denn Überzeugungen wie »Blut ist dicker als Wasser« sind als kulturelle Festschreibungen ja tief verankert.

Hilfreich ist es, hier auf die Ambivalenz von Geschwisterbeziehungen ausdrücklich zu verweisen und so ein Feld für neue Verknüpfungen vorzubereiten:

»Wenn wir uns als Schwestern oder Brüder aus den Genen oder aus dem Blut heraus verstehen, dann wissen wir, es gibt da eine körperliche Abstammung aus den Körpern der Eltern und Großeltern, deren Genen, und alles dies führt weit zurück.

Und selbst wenn wir uns vom Blut gelöst haben und an wirkliche Blutsverwandtschaft nicht mehr glauben, wohl aber an Gene, dann wissen wir doch, dass hier etwas ist, das uns materiell verbindet.

Was wir aber nicht wissen können, das ist, ob die Gene und die Gefühle zusammenpassen, ob auch Seelenschwestern und Seelenbrüder entstehen, oder ob es bei der Abstammung bleibt, eine Abstammung, die ja wichtig ist, aber dennoch nicht alles und nicht genug.

Um ganz sicherzugehen, dass die leibliche Abstammung ebenso gewürdigt wird wie die seelische Verwandtschaft, lege ich Ihnen nahe, sich immer in beidem zu fühlen: als leiblich verwandt hier und seelisch dort, manchmal in einer Person und manchmal auf verschiedene Personen verteilt.«

Mit dieser Trance eröffnen wir die Möglichkeit, leibliche Abstammung und seelische Verwandtschaft in ein gleichwertiges Verhältnis zu stellen. Das eine ist, woher wir kommen, das andere das, wohin wir streben. Dass der Idealfall einer Übereinstimmung zwischen seelischer und leiblicher Geschwisterlichkeit eher eine Seltenheit ist, wird hierbei gesagt, ohne übermäßig betont zu werden.

Tiere als Brüder und Schwestern

Im Märchen »Brüderchen und Schwesterchen« ist der Bruder eines Mädchens ein Reh. Das ist keine Seltenheit, denn das Verzaubertwerden in ein Tier ist eine Konstante in Märchen. Dies wirft die Frage auf, ob hier lediglich von bösen Zaubern die Rede ist oder ob im Hintergrund nicht doch fühlbar wird, dass es eine geheime Verwandtschaft zwischen Menschenwesen und Tierwesen gibt. Immerhin erkennen die Verzauberten einander ja, und das legt nahe, dass sie einander infolge der Magie nicht entfremdet werden.

In der beratenden Arbeit können wir hieraus eine imaginative Übung entwickeln. Stellen Sie sich vor, es gibt ein Tier in Ihrer näheren Umgebung, mit dem Sie sich als verwandt empfinden. Welches Tier könnte das sein?

Ich habe einer Gruppe von hypnosystemischen Praktikern und Praktikerinnen diese Frage in einer Weiterbildung gestellt. Erst entstand ein bisschen Ratlosigkeit. Als ich darauf kam, dass Franz von Assisi die Schöpfung als seine Familie betrachtete, nachdem er sich von seiner Herkunftsfamilie gelöst hatte, kam Bewegung in die Gruppe. Wir sprachen darüber, dass in einer schamanischen Kultur auch Hunde zur Familie gehören können (Schenk u. Tschinag, 1999) und dass die kleinen Graugänse, die der Verhaltensforscher Konrad Lorenz auf sich geprägt hatte, immer sehr erstaunt waren, wenn sie sich in die Lüfte schwangen und ihr »Bruder« oder Kumpan Konrad unten blieb.

Franz von Assisi nahm vor einem solchen Hintergrund gleich die ganze Mitwelt zu Schwestern und Brüdern. So sprach er von »Bruder Feuer« und »Schwester Mond«. Noch seinen triebhaften Körper, der nicht ganz so enthaltsam sein wollte wie der Wille, nannte Franz rührend »Bruder Esel«. Dass die erlebte Geschwisterschaft mit Elementen der Schöpfung nichts Vergangenes ist, belegt der Vers »Halt mich, Bruder Apfel«, den die belarussische Dichterin Valzhyna Mort (2021, S. 17) verfasste.

Gibt es auch andere archetypische Begleiterinnen und Begleiter als Eltern?

Der Archetyp der Mentorschaft

Die Einführung von Mentorschaft in Trance

»Nehmen Sie einmal an, es gibt da jemanden, einen weiseren, reiferen Menschen, womöglich auch ein Wesen aus einer anderen Sphäre, Meister Yoda vielleicht. Und dieser Mensch, dieses Wesen steht ganz hinter Ihnen und zu Ihnen, unterstützt Sie und berät Sie, ist Ihnen nah und zugleich doch ganz eigen.

Eine Mentorin oder einen Mentoren, so nennen wir dies. Etwas Bedeutsames, Großartiges, wir kennen Beispiele dafür aus Filmen und Büchern, etwa Obi-Wan Kenobi in ›Star Wars‹ oder Dumbledore bei ›Harry Potter‹, und man spürt schon, es sind nicht unbedingt nur nahe Wesen, die unsere Mentorinnen oder Mentoren sein können, es ist immer ein bisschen Abstand da, anders als bei einem Vater, einer Mutter. Manchmal sogar erscheinen sie uns zunächst fremd, aber nur zunächst.

Denn wir spüren, dass sie wirklich auf unserer Seite sind, wenn auch nicht immer zu unserem Gefallen. Mentorinnen und Mentoren verlangen, dass wir wachsen, keine Chance für Komfortzonen, na ja, vielleicht manchmal …

Aber mehr als Eltern es täten, halten sie uns auf unserem Weg, fördern das Wachstum, sehen, was in uns ist, sehen, was für uns zu tun ist, manchmal eher, als wir das erkennen. So sind Mentorinnen und Mentoren immer mit uns, allmählich spürbar auch in unserem Inneren, wo sie das Gefühl für uns fördern und für das, worum es in unserem Leben geht.«

Was Mentorinnen und Mentoren sind und sein können

Die eben vorgestellte Trance führt Mentorinnen und Mentoren als archetypische Instanzen in eine Beratung ein und macht zugleich den Unterschied zu dem deutlich, was Eltern für uns sind. Anders als diese muss ein Mentor uns nicht lieben, auch wenn wir immer spüren werden, dass er uns mag und mit uns ist. Aber die identifikatorische Liebe von Eltern, die haben Mentorinnen und Mentoren nicht und brauchen sie auch nicht.

Mentorschaft ist etwas anderes, als Vormund zu sein. Vormundschaft ist eine mit Macht verbundene, auf juristischem Weg eingesetzte Position. Vormund zu sein und mehr noch einen Vormund zu bekommen ist daher auch mit der Ambivalenz versehen, die mit Macht immer einhergeht. Sie kann die Rettung für einen Menschen sein, aber auch zu Unverständnis und Verzweiflung führen. In der Literatur, insbesondere der Kinderliteratur, haben Vormundsinstanzen einen zwielichtigen Ruf. Was nicht verwundert, bezieht sich die Vormundschaft doch immer auf ein »Mündel«, also eine unmündige Person.

Mentorschaft hat weder die Macht, die Vormundschaft mit sich bringt, noch die innige Verbundenheit der Elternliebe. Jemand sei ein Mentor oder eine Mentorin, das bedeutet zumeist: ein älterer Mensch, der einen anderen fördert, ihm zur Seite steht und ihm hilfreiche Ratschläge erteilt. Mentor, das ist aber ursprünglich ein Name. Der gleichaltrige Freund des Odysseus heißt so. Odysseus, der zunächst in Troja kämpfte, dort das berühmte Trojanische Pferd ersann und später jahrelange Irrfahrten auf sich nehmen musste, ehe er zu seiner Frau und seinem Sohn zurückkehren konnte, hatte seinen Freund Mentor gebeten, sich um seinen Sohn Telemachos zu kümmern. Was der treue Freund Mentor auch tat.

Ein Mentor kann, auf dieser mythischen Geschichte aufbauend, überall da anzutreffen sein, wo junge Heldinnen und Helden ihrem Schicksal folgen und die ihnen gestellten Aufgaben bewältigen. In filmischen Erzählungen wie »Star Wars« ebenso wie in den mittelalterlichen Epen ist der Mentor jedoch noch mehr, nämlich Zauberer, Priester und Elternersatz. Er tritt nicht nur an die Stelle des Vaters, sondern nimmt eine ganz eigene Position ein.

Dies spiegelt sich auch in der therapeutischen Welt. Der Begründer der Selbstbeziehungs-Psychotherapie, der amerikanische Hypnotherapeut Stephen Gilligan, etwa nennt neben Gregory Bateson vor allem Milton Erickson als seinen Mentor. Gilligan wollte, wie er erzählt, von Erickson wissen, wie er ihm seine Mentorschaft vergelten könnte. Erickson gab zur Antwort, Gilligan solle weitergeben, was er als wirksam erkannt hätte (Gilligan, 2002; Milzner, 2005).

Auch Freud erschien anfangs als ein Mentor C. G. Jungs, den er förderte, wo es möglich war. Dann jedoch zeigte sich, dass Freud eigene Interessen verfolgte und in Jung eher seinen Kronprinzen, also seinen Thronfolger sah. An dieser Stelle hatte die Mentorschaft ein Ende.

Es ist schade, dass der Archetyp des Mentors in der Psychoanalyse und Psychotherapie selten thematisiert wird. Es wurde nur wenig über ihn geforscht und publiziert. Das übernahmen dann zunächst Fachleute aus der Medienwelt, die die Funktion der Mentorschaft als entscheidend ausbuchstabierten und anhand von Büchern und Filmen zeigten, wie bedeutsam diese ist.

Wenn wir mit Erwachsenen erkunden, wer denn ihre Mentorin oder ihr Mentor gewesen sein könnte, entsteht oft eine längere Pause. Das bedeutet meist, es herrscht noch ein wenig Verwirrung in Bezug auf das, was unter Mentorschaft denn wirklich verstanden werden könnte. Um dies deutlicher und vor allem nachvollziehbarer zu machen, ist die folgende Trance hilfreich:

»Was ein Mentor ist oder eine Mentorin, das meinte ich immer zu wissen, aber als ich danach gefragt wurde, wer es denn für mich gewesen sei, brauchte ich eine kleine Versunkenheit, eine Trance wie diese hier.

Ein Mentor war mein erster Chef und therapeutischer Ausbilder, er sah in mir ein Talent und stellte mich ein, obwohl ältere, erfahrene Kolleginnen und Kollegen sich auf dieselbe Stelle beworben hatten. Und obschon ich heute seine Verbindung von Chef und Ausbilder kritisch sehe, vermittelte er mir ein Gefühl dafür, etwas Besonderes zu sein und etwas zu können.

Ein anderer Mentor war mein erster Verleger. Er wusste, dass er sein Geld verlieren würde, als er mein erstes Buch finanzierte, und er tat es trotzdem. Und wenn ich mich weiter erinnere, dann gab es da noch wen, eine Lehrerin, sehr streng, aber einmal gab sie mir die Gelegenheit, aus den Texten zu lesen, an denen ich als 17-Jähriger schrieb. Danach notierte sie mit großem Ernst als Thema der Stunde ›Autorenlesung‹ ins Kursbuch und das sagte sie auch.

Mentorinnen wirken manchmal im Hintergrund, sie können streng sein, sogar hart, sie sind keine Helden, zumindest keine sichtbaren, fördern aber und fordern, halten sich bereit und lassen uns mehr werden von dem, als was wir angelegt sind, und kräftigen das, was in uns wachsen will.«

Heute spielt die Rolle des Mentors vor allem im Neurolinguistischen Programmieren (NLP) eine Rolle, wo sie keine konkrete Person sein muss, sondern auch imaginativ erscheinen kann. So kann sie zum Beispiel beim Abgehen der »Time Line«, einem imaginativ gegangenen Lebensweg (James u. Woodsmall, 1994), unversehens auftauchen.

Ich selbst habe die Mentorenarbeit anhand von Robert Dilts' Arbeit mit spirituellen Mentoren kennengelernt. Diese Mentoren stellen so etwas wie überpersönliche Helfer dar, obwohl sie in ihrer Erscheinung an Personen gebunden sind. Doch wird ihnen eine Kraft zugesprochen, die übers rein Persönliche (das ja auch Schwächen zeigen würde und sich mitunter inadäquat verhielte) wohl hinausgeht (Dilts u. McDonald, 1998).

Ich habe an einer solchen Übung mit Dilts einmal teilgenommen. Zwar weiß ich nicht, ob bei der Trance-Übung, in welcher diese Mentoren erfahren werden sollten, alle Teilnehmenden das »Ziel« erreichten. Ich jedenfalls hatte erst einmal Hemmungen, die »meinen« – C. G. Jung und (für mich reichlich überraschend und dann wieder vollkommen klar) Astrid Lindgren – mitzuteilen, tat es dann aber doch. Sie begleiten mich immer noch und ich verdanke ihnen viel.

Ich glaube jedoch nicht ganz, dass diese beiden inneren Instanzen ganz das sind, was wir im archetypischen Sinn unter Mentorschaft verstehen. Ich habe sie immer als Repräsentation der Archetypen der alten inneren Weisen verstanden (Milzner, 2024). Diese wissen zutiefst über uns Bescheid und helfen uns mitunter lebenslang, zu dem uns gemäßen Pfad zurückzufinden.

Robert Dilts' Arbeit mit »spirituellen Mentoren« gleicht jener mit der »inneren Führung« oder dem »spirituellen Weg«, von denen etwa auch der Psychoonkologe Carl Simonton in einem Seminar sprach, an dem ich teilnahm. In jedem Fall ist dieses Modell ein Stück Hypnotherapie – insofern nämlich davon ausgegangen wird, die behandelte Person verfüge über ein höheres Wissen, eine auf sich selbst bezogene Heil- oder Entwicklungspotenz, welche therapeutisch aktiviert werden müsse. Dilts benutzt dazu in seinen Demonstrationen eine weitere, besonders eindrückliche Metapher: Er fordert dazu auf, den eigenen Herzschlag zu spüren. Und dann, nach dieser konzentrativen Übung, erklärt er, in diesem Herzschlag, den wir nun spürten, gebe es einen anderen, zarteren, kleinen Herzschlag zu bemerken. Dieser Herzschlag im Herzschlag (»the beat within the beat«) entspreche auf körperlicher Ebene dem Größeren, Tieferen, Wissenden in uns – eben dem »inneren Wissen«.

Dilts' Methode habe ich als nachhaltig bedeutsam erlebt. Sie scheint mir ein individuelles Selbstwissen aufzugreifen, das sie mit archetypischen Mustern verwebt. Dies eignet sich für Einzelcoachings oder Therapien, ist jedoch in einer Familienberatung kaum möglich, da wir es da nicht mit einer individuellen, sondern mit einer Feldintelligenz zu tun haben. So wird die Rolle des Mentors oder der Mentorin eine sein, die aus dem Zusammenstrom der Beteiligten entsteht.

Ich arbeite mit einer vierköpfigen Familie: Mutter, Vater und zwei Töchter. Das Problem regelmäßiger, ungewöhnlich heftig ausgetragener Streits hat dazu geführt, dass die Familie sich bei mir in Therapie begeben hat. In einer gemeinsamen Trance bringe ich das Thema Mentor- oder Mentorinnenschaft ein:

»Während ihr alle nun die Augen geschlossen habt und vor euch hinträumt, stellt euch einmal vor, es gäbe da eine Gestalt, einen Menschen vielleicht, es kann aber auch ein Fabelwesen sein oder eine Fantasyfigur, und diese Gestalt ist euer Mentor, eure Mentorin, ganz auf eurer Seite, auf der Seite von euch allen.

Es kann sich gut anfühlen zu spüren, das ist jemand ganz auf der Seite der Familie, nicht allein der Einzelnen, das ist ja eher leicht, nein, ganz auf der Seite der Familie, eures so wertvollen Miteinanders.

Wie könnte so ein Wesen beschaffen sein, so eine Gestalt? Mensch oder Fabelwesen, ganz lebendig jetzt in eurer Vorstellung als Bild, als Stimme, als Gefühl und ganz auf eurer gemeinsamen Seite.«

Es erweist sich, dass zwar nicht vier, aber doch zwei verschiedene Mentoren in dieser Trance auftreten. Beide sind männlichen Geschlechts, aber nur eine ist ein Mensch, nämlich der verstorbene Großvater mütterlicherseits, der den Mann seiner Enkelin außerordentlich mochte und beiden Glück wünschte.

Die Mädchen, die den Großvater kaum kennengelernt haben, fanden miteinander einen anderen Mentor. Es ist Gandalf aus den »Herr der Ringe«-Filmen, eine Gestalt, die beide toll finden. Indem ich in einer Gruppentrance den Großvater mit Gandalf in Verbindung bringe, schließen beide einen Pakt miteinander. Gemeinsam werden sie sich darum kümmern, dass alle in der Familie bekommen, was sie brauchen.

Mentorschaft und alte Weisheit

Zumeist wird der Mentor oder die Mentorin als eine Spielart der alten Weisen verstanden. Das ist aber nur in Teilen zutreffend. Gehen wir in die Mythologie zurück, so ist Odysseus nach dem Sieg über Troja zehn Jahre unterwegs, ehe er wieder in Ithaka ankommt. Er ist zu diesem Zeitpunkt keineswegs ein alter Mann, war auf der Irrfahrt sowohl mit Kirke als auch mit Kalypso sexuell aktiv und zeigt seine Kraft, indem er auf Ithaka seinen Bogen spannt, mit dem er die Männer tötet, die seine Frau Penelope umgarnen.

Dies alles klingt nicht nach einem alten Mann. Und so haben wir keinen Grund anzunehmen, dass Odysseus' Kamerad Mentor selbst ein alter Mann war. Er dürfte in der Mitte seines Lebens gestanden haben, entspricht also nicht dem Bild des *alten* Weisen, das im Archetypus benannt wird.

Überdies haben innerer Mentor und innere Mentorin in ihrem Erscheinen immer einen direkten Bezug zu unseren eigenen Lebensaufgaben. In meinem beispielhaft erzählten Fall wurden zwei Felder aktiv, die mit meinen wesentlichen Themen aufs Engste verknüpft sind: der Arbeit als Therapeut und Bewusstseinsforscher auf der einen Seite und der Vaterschaft und Väterlichkeit auf der anderen Seite. Andere für mich relevante Themen, die künstlerische Arbeit etwa, erwiesen sich in dieser Erfahrung als Beiwerk, aber nicht zentral. Und obschon mir dies keineswegs gefiel (etwas in mir wollte immer noch ein wenig auf dem künstlerischen Weg bleiben), so spürte ich doch, dass es zutraf. Und damit ging eine eigentümliche Ruhe einher, die tief war und wohltat.

Mentorschaft für Kinder und Familien

Die mythische Erzählung lehrt, dass ein Mentor da nötig wird, wo ein Elternteil fehlt. Odysseus muss in den Krieg ziehen und kehrt lange nicht heim. Denn er hat den Zorn von Poseidon, dem Gott des Meeres, auf sich gezogen, was für Odysseus jahrelange Irrfahrten nach sich zieht.

Fehlende Anwesenheit, fehlende elterlich Präsenz ist ein wiederkehrendes Thema vor allem in Hochkulturen (Renggli, 2020). Viel beschäftigte Eltern, die unter dem Druck stehen, verdienen zu müssen, erlebe ich oft im Konflikt: Einerseits drängt die Arbeitswelt, andererseits treibt der Instinkt zur Fürsorge.

Zumeist wird Mentorschaft mit der Fürsorge für Einzelne in Verbindung gebracht. Wir können aber auch versuchen, die archetypische Energie der Mentorschaft auf das System »Familie« im Ganzen zu übertragen. Dass dies nur da angemessen ist, wo wir eine prinzipielle herzliche Verbundenheit in der Familie spüren, ist selbstverständlich. Ausbeutungsbeziehungen und auf Gewalt gegründete Herrschaftsverhältnisse bedürfen keiner Mentorschaft für das System, sondern für die Opfer des Systems.

Ich führe das archetypische Thema der Mentorschaft immer dann ein, wenn ich den Eindruck habe, dass das Familienganze Unterstützung benötigt und nicht so sehr einzelne Personen. Mein bevorzugtes Modell ist die Familienmentorschaft. Anders als der in Trance aufgerufene »Freund« (Kaiser-Rekkas, 2021) oder der »Superkumpel« (Asen u. Scholz, 2019) ist die Familienmentorschaft eine vor allem integrierende Kraft.

Zum Beispiel kann Familienmentorschaft bei Patchworkfamilien, wo es leicht zwischen den verschiedenen Elternrollen zu Konflikten kommt, nützlich sein. In der Familienarbeit können wir mit dem archetypischen Bild eines »Familienmentors« oder einer »Familienmentorin« arbeiten. Wer das sein soll, wird miteinander herausgefunden. Manchmal können hier konkrete Personen herangezogen werden, eine liebevolle alte Nachbarin zum Beispiel, die alle gern haben. Besser ist es jedoch, die Person ist nicht konkret im Leben der Familie beständig, da sich Verhaltensweisen ja auch ändern können, wenn sie mit eigenen Motiven in Widerstreit geraten. Idealerweise handelt es sich daher um eine medial vermittelte Gestalt, die allen bekannt ist. Ihr Erscheinen wird in eine Imagination der ganzen Familie eingebettet, etwa so:

»Sie schließen alle einmal die Augen und spüren sich miteinander im Raum, spüren die tiefe Verbundenheit jenseits aller Konflikte, diese tiefe Verbundenheit, ohne die Sie gar nicht hier wären, denn Sie möchten ja etwas, möchten etwas Gutes für alle hier miteinander erreichen.

Ja, und da ist sie nun, Ihre Familienmentorin. Sie kennen sie alle und doch kennen alle sie anders.

Wenn Sie hier miteinander in die Räume der Vorstellung eintreten, in die inneren Räume der Imagination, dann ist sie dort mit Ihnen, mit Ihnen allen. Immer bereit, für Sie als Familie das Beste zu tun, für Ihr Miteinander. Es soll allen gut gehen dabei, alle sollen gewürdigt werden, gesehen, geachtet und geschätzt.

In den Augen Ihrer Mentorin gibt es keinen wirklichen Gegensatz zwischen dem Glück einzelner Menschen und dem der ganzen Familie, Sie können also alle davon ausgehen, dass das persönliche Glück auch die Familie be-glückt.«

In der Folge spielen wir imaginativ ein Ritual durch: Alle Angehörigen der Familie bekommen etwas überreicht. Ein symbolischer Akt, der allgemeine Wertschätzung ausdrückt und zugleich verhindert, dass zu viele verbale Anteile in die Begegnung mit der Familienmentorin oder dem Familienmentor einfließen. Diese könnten allzu leicht zu Anklagen und Rechtfertigungen, langen Erklärungen und Widerspruch verleiten.

Wichtig ist, dass es keinerlei Nachbesprechung gibt. Der Berater oder die Beraterin spricht davon, dass nun das Unbewusste mit dieser Imagination arbeiten wird. Indem das Unbewusste so ausdrücklich benannt wird, geht die Aufmerksamkeit vom allzu kritischen Nachfragen – »Und wie soll das nun funktionieren?« – weg und es entsteht ein innerer Raum für kreative innere Weiterarbeit.

Wer verteilt in der Familie die Energien?

Archetypische Aspekte der Care-Arbeit

Repicturing im Haushalt

Familiäres Leben ist auch häusliches Leben, und häusliches Leben bringt Arbeit hervor. Hausarbeit zu verrichten, gilt oft als vor allem nervtötende, belastende Arbeit. Als Teil der Care-Arbeit wird insbesondere sie zum Teil der Mental-Load-Falle, von der Patricia Cammarata (2020) spricht. Zugleich ist ihr soziales Ansehen gering, was im Verein damit, dass es sich um anstrengende Arbeit handelt, ein hohes Potenzial an Belastung ergibt.

Die Beschäftigung mit Archetypen zeigt jedoch, dass die Care-Arbeit noch eine andere Seite besitzt. Wird diese Seite integriert, so ist nicht nur Reframing möglich, sondern die Bilder als solche, die wir uns von der Hausarbeit machen, werden andere. Hierdurch ist mehr Wertschätzung möglich, und die Care-Arbeit an sich bekommt einen attraktiveren Charakter.

Da Gerechtigkeit bezogen auf die Verteilung von Aufgaben etwas für das Zusammenleben in einer Familie Unerlässliches ist, lohnt sich die Auseinandersetzung mit diesem archetypischen Potenzial. Überdies bringt das Repicturing Bilder hervor, die das familiäre Miteinander spielerisch anreichern und dem, was normalerweise eher abschätzig »Haushalt« genannt wird, eine andere Tiefe verleihen.

Archetypen der Ordnung

Aufräumen ist das Thema. Bogdan, 13 Jahre, reibt sich daran. Warum er aufräumen soll, sieht er nicht ein; noch weniger akzeptiert er die vorgegebenen Schemata dahinter.

Ich nicke: *»Ja, es kann schwer sein, Ordnungen zu akzeptieren. Vor allem, wenn sie nicht von uns selbst kommen.«*

Wir berühren hier noch einmal das Thema der Ordnung, das uns in Hinsicht auf angeblich richtige familiäre Ordnungen bereits beschäftigt hat. Diesmal aber liegt der Akzent anders; es geht um die Frage, ob es richtige Ordnungen auch in einem Haushalt oder im Zimmer eines Jugendlichen geben kann. Und wenn ja, wer diese Ordnungen dann festlegt.

Eine erste gemeinsam erstellte Aufgabe besagt, dass sowohl die Eltern als auch Bogdan selbst klären können, wie ihre Ordnung aussähe. Wie erwartet, zuckt Bogdan bloß mit den Schultern und meint, so wie es jetzt aussieht, das sei genau richtig.

Der Erfolg besteht darin, dass Bogdan sich zu einer Verantwortung für die Ordnung entschließt, die in seinem Zimmer herrschen soll. Das Dilemma ist, dass diese Ordnung keineswegs der entspricht, die seine Eltern für die gültige halten.

Meine Anregung, über verschiedene Formen von Ordnung zu sprechen, wird akzeptiert. Dabei werden sehr unterschiedliche Vorstellungen offenbar. Zum Beispiel, dass Bogdans Vater es nicht leiden kann, wenn Bücher mit Lesezeichen oder Zeitschriften herumliegen, während Bogdans Mutter das gemütlich findet. Bogdan fände auch sein Longboard neben dem Esstisch okay, weil er es dann nicht mehr suchen müsste.

Zu einer Familienimagination einladend, spreche ich davon, wie unterschiedlich man Ordnungen auffassen kann. *Für manche Menschen könnte die beste Ordnung vielleicht die sein, wenn alles Grüne beim Grünen liegt und alles Rote beim Roten, alles Gelbe beim Gelben usw. Grüne Äpfel lägen dann bei grünen Gummistiefeln neben dem grünen Mathebuch.*

Oder die Bücher, von denen eben die Rede war. Wonach ordnet man sie? Farben? Alphabetisch nach den Namen der Verfasserinnen und Verfasser? Oder wie wäre es, alle Bücher zusammen ins Regal zu stellen, in denen Drachen vorkommen? Die grausamen Erzählungen der Saga »Das Lied von Eis und Feuer«, die die meisten als Serie »Game of Thrones« kennen, kämen dann neben »Der kleine Drache Kokosnuss« zu stehen und daneben fände sich Cornelia Funkes »Drachenreiter«.

Nach dieser Imagination bleibt ein konstruktives Gefühl von Verwirrung zurück. Niemand kann sich mehr auf die eine und für alle gültige Ordnung berufen. Und also gibt es offenbar auch keine gänzlich zu verwerfende Unordnung. Warum aber ordnen wir trotzdem? Und nach welchen Kriterien tun wir das?

Ordnen oder Krieg führen?

Ordnungen haben ursprünglich nicht nur praktische Gründe. Und auch hinter dem, was wir als schön oder harmonisch empfinden, verstecken sich andere Prinzipien. Wie wir uns ordnen und die Care-Arbeit verteilen, warum und wie sie gemacht wird, folgt alten Mustern, die mythisch und archetypisch durchzogen sind.

Zunächst aber könnten wir uns fragen, warum Ordnung zu halten eigentlich in Familien wie auch bei Paaren so oft spaltend wirkt. Warum Liebende sich entzweien wegen Haaren im Klo oder »falsch« ausgedrückten Zahnpastatuben. Und warum Kinder wegen »unaufgeräumter« Zimmer Angriffen und Strafmaßnahmen ausgesetzt sind, so als hätten sie heilige Bezirke entweiht.

Möglicherweise hat der Umstand, dass es um Ordnung so viele aggressive Auseinandersetzungen gibt, mit dem Archetypus des Kriegers bzw. der Kriegerin zu tun. Diejenigen, die über Ordnungen wachen, begegnen in ihren Ämtern nämlich diesem Archetyp. Armeen wachen darüber, dass Landesgrenzen nicht verletzt werden. Polizeikräfte halten die innere Ordnung aufrecht und dürfen hierfür notfalls auch Gewalt ausüben. Ordnungskräfte in Parks oder auf Festivals sorgen dafür, dass keine Übergriffe erfolgen, und können diejenigen, die das doch versuchen, vom Gelände entfernen.

Ordnung ist also, zumindest bei Menschen, etwas, das geschützt werden soll. Ordnung besteht nicht einfach, sondern muss errichtet und verteidigt werden. Überdies wird Ordnung von denen errichtet und verteidigt, die Macht in Händen halten. Es gibt daher eine geheime Verknüpfung zwischen den Archetypen der Herrschaft – Königin und König – und denen des Kriegerischen.

Ordnung und Energie

»Wer hat denn in Ihrer Familie die Aufgabe, die Raumenergien zu verteilen?« Irritiertes Schweigen. Dann eine erste Frage: *»Sie meinen, mit Feng-Shui und so? Ist es das?«*

»Nein, viel einfacher. Meistens sprechen wir vom Aufräumen, Ordnung-Herstellen, Saubermachen.«

»Ach so, Sie meinen, wer putzt?« »Nein, das genau nicht. Im archetypischen Sinn gibt es keine verlässliche Trennung zwischen sauber und schmutzig, und aus der Perspektive der Evolution schon mal gar nicht.«

»Also – Energien aber schon? Und die verteilt jemand?« »Ja, die verteilt jemand. Und wer sie verteilt, hat eine bedeutsame Macht im Haushalt.«

Diese kleine Intervention steckt ab, worum es sich bei diesem Konflikt eigentlich dreht. Vordergründig geht es um unliebsame Themen wie Aufräumen und Saubermachen, also Themen mit hohem Konfliktpotenzial, die nicht nur mit Jugendlichen, sondern auch bei Eltern untereinander immer wieder für Zündstoff sorgen.

Indem wir die Prinzipien des Ordnens wie auch die Symbole häuslicher Arbeit unter archetypischem Blickwinkel beleuchten, besteht nicht nur die Möglichkeit, familiären Konflikten eine andere Färbung zu geben, sondern auch, auf unsere heutige Debatte zur Care-Arbeit ein anderes Schlaglicht zu werfen.

Care-Arbeit steht für die unbezahlte Fürsorge- und Pflegearbeit einerseits und für Hausarbeit andererseits. So wichtig sie für alle ist, so wenig Renommee genießt sie doch. Babys zu wickeln und Wäsche zu waschen, zu kochen und aufzuräumen, das sind keine Synonyme für Bilderbuchkarrieren oder für zumindest gesellschaftlich anerkannte Arbeit.

Kein Wunder, dass es um Care-Arbeit immer wieder Konflikte gibt. Und ebenfalls kein Wunder, dass die Verteilung der Care-Arbeit

Gegenstand zumeist feministisch geprägter Debatten ist. In den vergangenen Jahren hat es eine Reihe von Ansätzen gegeben, um so etwas wie eine »Care Revolution« (Birken u. Eschen, 2020; Riedel, 2020) herbeizuführen. Dass dies eine überfällige Thematik ist, steht außer Frage. Aber sie hat eine Tiefendimension, die mit klischeehaften Betrachtungen nicht zu erkennen ist und die denen, um die es geht, oftmals selbst entzogen scheint.

Dass innere und äußere Ordnung in einem Wechselverhältnis stehen, wissen wir alle. Nicht nur die Psychoanalyse hat hierzu Kommentare geliefert. Seit einigen Jahren werden auch vermehrt Bezüge zwischen Ordnung und Magie benannt (Scheidt, 2018), in denen zum Beispiel die Frage nach der Kraft leerer Flächen eine Rolle spielt. Indem die oben beschriebene kleine Intervention das Thema »Energieverteilung im Raum« aufgriff, wurden überdies Themen wie das Feng-Shui mit aufgenommen, die gegenwärtig beliebt sind und bei denen sich darauf verweisen lässt, dass es seriöse Gründe gibt, um diese alte und ehrwürdige Form der Energieverteilungen im Raum mit zu bedenken.

Was aber ist mit dem archetypischen Hintergrund von Ordnungen selbst? Wenn wir als die wesentlichen wiederkehrenden Elemente häuslicher Arbeit das Ordnen, das Kochen und das Reinigen definieren, können wir näher ergründen, worauf sie alle sich archetypisch und mythisch zurückführen lassen.

Hier ist eine als gültig erlebte Ordnung das wesentliche Element. Aber wenn wir uns von Märchen und Mythen über archetypische Bilder der Ordnung belehren lassen, dann zeigt sich, dass die Ordnung eines Zimmers oder einer Wohnstätte immer dem archetypischen Bild derer entspricht, die dort wohnen. In den Räumen einer Prinzessin etwa sind die Betten extraweich und es gibt wundervolle Baldachine. Beides deutet auf die besondere Empfindlichkeit hin, die Prinzessinnen nachgesagt wird, da sie ja, wie im Märchen »Die Prinzessin auf der Erbse« erzählt, durch sieben Matratzen hindurch eine Erbse noch spüren.

Hexen und Zauberer haben ganz andere Räume. Tiere leben dort, es gibt alte, staubige Bücher und getrocknete Hühnerfüße, die von der Decke herabhängen. Im Fall der Baba Jaga, der Hexe und dunklen Muttergottheit Osteuropas und Vorderasiens, vermag das Haus überdies seine Gestalt zu verändern.

Kriegerinnen und Krieger haben einfache, solide Wohnungen, in denen Waffen greifbar sind. Närrinnen und Narren scheinen oft überhaupt nicht zu wohnen, sie tauchen einfach überall auf und verschwinden dann wieder.

Innere Räume gestalten – eine Familienübung

Bogdan und seine Eltern haben mir Handyfotos mitgebracht, die die bei Ihnen herrschende Ordnung oder Unordnung zeigen. Wir schauen sie nacheinander an, und ich bitte alle, mir zu sagen, ob sie schön finden, was sie sehen.

»Wie meinen Sie denn das, schön? So schön wie Sonnenuntergänge oder so?«

»Vielleicht, ja. Ich sehe da auf einem Bild einen Zinnkrug im Regal und auf einem anderen einen Kandinsky-Druck. So etwas stellt man hin oder hängt man auf, weil man es schön findet, oder?«

»Oder weil man nicht weiß, wohin damit«, grinst Bogdan.

Mitunter lässt sich beobachten, dass Klientinnen und Patienten ihre persönliche Freiheit zu wahren suchen, indem sie innere Räume aufsuchen, die ihnen reifer erscheinen als das fordernde regredierte System (Ritterman, 1987).

Diese Erkenntnis bildet den Ausgangspunkt für eine kleine Trance, die ich Bogdan und seinen Eltern anbiete. Hierin lasse ich sie alle drei in einen jeweils eigenen inneren Raum gehen, der imaginativ dann so ausgestaltet wird, wie es jeder und jedem gefällt. Während dieser kleinen Übung stellt sich eine nun sehr entspannt wirkende Atmosphäre ein. Alle drei sind in Räumen unterwegs, die sie nach eigenem Belieben gestalten. Meine Stimme begleitet das Geschehen und gibt gleichzeitig eine Richtung vor.

»Während ihr nun alle die eigenen Räume gestaltet, so wie es dir, so wie es euch gefällt, bekommt ihr ein Gefühl für das, was euch an dieser Gestaltung wirklich etwas bedeutet.

Ihr merkt, es geht gar nicht darum, nur Dinge zu ordnen, sondern euer Gefühl für Schönheit zu befragen, zu merken, was für euch, für dich, dich und dich, wirklich schön ist und was eben nicht.

Ihr seid ganz frei im Erproben, könntet mit Lippenstift Wände bemalen oder einen Stiefel an die Decke dübeln, Wände golden streichen oder überhaupt nicht, mit dem Schönen spielen und einen Wohlfühlort entwerfen …

Wenn du dann spürst, ja, dies ist ein wunderschöner Raum geworden, das Zimmer meiner Träume, dann ist alles genau richtig, dann hast du gefunden, welche Art Schönheit dir, genau dir entspricht, und kannst zurückkehren und uns davon erzählen.«

Drei leuchtende Gesichter sehen erst mich, dann einander an. Ich bitte alle, nun aufmerksam einander zuzuhören und vor allem keine Kritik zu äußern, denn alles, was wir hören werden, ist eine persönliche Vorstellung von Schönheit.

Was dann erzählt wird, liegt erwartungsgemäß weit auseinander. Bogdans Raum ist mit einem weichen Bett ausgestattet, von dem ein Teil hochgeklappt werden kann, um für ein Keyboard und einen mächtigen Bildschirm Platz zu schaffen. Buchregale gibt es keine – für welche Bücher auch? Dafür aber jede Form von technischer Unterstützung, mehrere Konsolen sowie einen selbstreinigenden Kühlschrank.

Ich beobachte das augenzwinkernde Lächeln bei seinen Eltern – es ist viel Druck gewichen aus ihrem Miteinander. Und als sie nun selbst erzählen, wird Bogdan, der zuvor ein bisschen gemotzt hatte – *»Mama braucht soooo einen Spiegel«* –, mit einem Mal leise. Denn auch die Mutter hätte gern etwas, das von selbst geht – ein Bett, das sich selbst macht. Dazu eine Yogamatte und eine Dusche mit Tropenregen. Und immer frische Smoothies mit Minz- und Basilikumblättern.

Auch bei Bogdans Vater hat der eigene imaginäre Raum etwas mit Gesundheit zu tun. Aber bei ihm gibt es eine Tür, die sich in einen Wald hinein öffnet, durch den er dann allein spazieren kann. Der Raum selbst erscheint eher sachlich. Aber einen tiefen, bequemen Sessel, den möchte er haben, vielleicht samtbezogen und so, dass er die Füße hochlegen kann.

Was ist hier entstanden? Zunächst einmal die Erkenntnis, dass keiner der imaginären Räume im Außen verwirklicht wurde. Selbst wenn man die fantastischen Elemente abzieht, bleibt eine Frage zurück: Warum sieht bei Bogdan und seinen Eltern alles so anders aus, als sie es sich erträumen würden?

Wir leiten aus dieser Erfahrung eine Aufgabenstellung ab. Da ganz offenbar die persönlichen Wünsche im Hinblick auf Schönheit, Bequemlichkeit und Lebensfreude von dem gemeinsam bewohnten Haus nicht widergespiegelt werden, werden Bogdan und seine Eltern mit einem neuen Orientierungssystem an ihre Lebensräume herangehen. An die Stelle des Aufräumens, in dem heikle Muster des Archetyps der Herrschaft und Ordnung das Zepter führen, tritt die Schönheit. Das bedeutet, niemand hat irgendwem noch zu sagen, sie oder er habe aufzuräumen. »Wie wollen wir es uns schön machen?« ließe sich alternativ fragen. Eine Frage, in der überdies an die Stelle des fordernden »Du« ein gemeinschaftliches »Uns« getreten ist.

Magische Aspekte in bürgerlichen Mustern

Bis jetzt ist das, was im biederen Hausfrauenbild seit dem späten 19. Jahrhundert steckt, hinsichtlich des archetypischen Gehalts noch nicht richtig ausgelotet worden. Kochen und Putzen gelten als die Tätigkeiten, die sinnbildlich für die ausgebeutete Frau im Patriarchat stehen. Männliche Bewährung dagegen findet in äußeren Räumen statt. Das sind aber keineswegs archetypische Muster. Sondern gesellschaftliche.

In Studien lässt sich zeigen, dass die naturwissenschaftlich orientierte Medizin das Bild von der Hausfrau als angemessener Position für Frauen stützte, indem sie die weibliche Anatomie als hierfür besonders prädestiniert umschrieb (Simon, 1993). Zugleich wurde das ursprünglich mehrschichtige archetypische Bild der Hexe als Magierin ins ausschließlich Negative geschoben und mit Bösem gleichgesetzt.

Übersehen wird hier, dass sowohl Kochen und Brauen als auch »Aufräumen« (also Ordnung herstellen) und Fegen ursprünglich keineswegs mit dem Hausfrauendasein verknüpft wurden, sondern auch mit dem Hexenwesen. Wer kocht und braut, bringt die Dinge zusammen, die die anderen zu sich nehmen – im Kern eine machtvolle Tätigkeit.

Der Archetyp der Magierin und Priesterin hat jedoch durch die Jahrhunderte und die Kulturen hindurch immer wieder Wandlungen erfahren (Seeler, 2010), was es schwer machen kann, ihn zu identifizieren. Le Roux und Guyonvarc'h weisen in ihrer Geschichte des Druidentums überdies darauf hin, dass der Kessel in der keltischen Mythologie auch als Symbol der Herrschaft gilt. Er kann dabei auch mit der Gefahr in Verbindung stehen, von der Macht trunken und berauscht zu werden (Le Roux u. Guyonvarc'h, 2006, S. 525).

Töpfe und Kessel als archetypische Bilder

Von Virginia Satir stammt der Gedanke, dass wir uns unser Selbstwertgefühl und unsere Selbstsicherheit wie einen Topf (»Pot«) vorstellen können, der mit dem Gefühl unseres persönlichen Werts gefüllt wird (Satir, 2021). Manche Menschen tragen dazu bei, dass unser Selbstwertgefühl wächst (»Pot Fillers«). Andere gefährden dies, indem sie den Topf gleichsam anbohren, sodass Teile unseres Selbstwertgefühls abfließen (»Pot Drillers«).

Um zu verstehen, wie unser Selbstwertgefühl und unsere Sicherheit beschaffen sind, müssen wir unsere sozialen Beziehungen überprüfen. Manche Menschen scheinen uns wohlgesinnt, und doch legt ihr Verhalten nah, dass sie als »Pot Driller« unseren Selbstwert eher gefährden. Wir spüren dies, wenn wir nach der Begegnung mit ihnen verunsichert sind und unsere innere Sicherheit mit einem Mal wacklig erscheint. Andere vermitteln in jeder Begegnung ihre Wertschätzung und füllen unseren Selbstwerttopf auf. Sie zu treffen, ist nicht nur angenehm (das ist paradoxerweise auch bei manchen Topfanbohrenden möglich, sofern sie dies sehr subtil tun), sondern wirkt auch stärkend und wohltuend nach (Satir, 1994).

Das Bild des Topfs scheint aus dem Alltag gegriffen. Immer wieder wurde darauf hingewiesen, dass Satirs Kindheit auf einer Farm die Lebensnähe ihrer Bilder geprägt hätte. Möglich ist dies. Es wäre aber auch denkbar, dass Virginia Satir um die mythische Bedeutung von Töpfen und insbesondere Kesseln wusste. Vielleicht aus Märchen, in denen etwa ein Topf, der sich immer wieder mit Hafergrütze füllt, ein großer magischer Gegenstand ist, weil er immerfort vor dem Verhungern schützt.

Wer hat in Ihrer Familie die Kesselgewalt?

Mit dieser Frage wird das familientherapeutische Geschehen in eine Richtung gelenkt, die zumeist unerwartet kommt. Die Frage zeigt nämlich auf, dass die Person, die das Kochen bestimmt, eine machtvolle Position innehat. Den Kessel zu füllen und es in ihm brodeln zu lassen, ist ein alchemistisches Geschehen, ist im allerweitesten Sinn Magie.

Ich habe auf die Frage viele unterschiedliche Antworten bekommen. Zumeist wird als erste Reaktion Stolz erkennbar bei denen, die kochen. Auch lässt sich eine vermehrte Nachdenklichkeit beobachten, insbesondere wenn ich ein bisschen über den Kessel als archetypisches Bild erzähle.

Kessel spielen nämlich insbesondere in der keltischen Mythologie eine bedeutsame Rolle (Maier, 1999). Das Bild des Druiden Miraculix, der im Kupferkessel den Zaubertrank braut, kennen wir aus der Comicserie »Asterix und Obelix«. Doch die keltische Mythologie bietet noch weit reichhaltigere Bilder von der Bedeutung des Kessels, von denen ich hier nur einige aufzähle. So soll der Riese Dyrnwch einen Kessel besitzen, der ihm ermöglicht, gute von bösen Menschen zu unterscheiden. Dagda, der keltische Gott, nennt einen Kessel sein Eigen, der immer aufs Neue Speisen hervorbringt (Maier, 2004). Brân Fendigeid, ein Riese aus der walisischen Mythologie, erhält einen Kessel, der getötete Männer ins Leben zurückholt (Maier, 1999). Vermutet wird, dass auch die Geschichten um den heiligen Gral Variationen der Kesselmythologie darstellen (Clarus, 2005).

In der groben Variante meint dies, Kessel sind Insignien der Magie. In der verfeinerten Variante aber ist der »keltische Kessel« sowohl ein Synonym für Wiedergeburt als auch ein Gefäß, in dem einerseits Gifttränke brodeln, andererseits Tropfen der Weisheit in einer Brühe verwahrt werden können (Clarus, 2005, S. 307 ff.).

Der Kessel der Weisheit ist der keltischen Göttin Cerridwen zugeordnet. Als archetypische Energie steht er für das innere Wissen, das uns unbewusst beigegeben ist (Schultz, 2018). Auch ist in dem Kessel, der niemals leer wird, das immerfort Nährende zu finden, das Cerridwen repräsentiert (Francia, 2010).

Im germanischen Raum ist die Bedeutung des Kessels sowohl als Gebrauchsgegenstand wie auch in mythologisch bedeutsamer Hinsicht nachweisbar. Hierauf deuten als archäologische Funde zum Beispiel der »Kessel von Gundestrup« und der »Kessel von Rynkeby«.

Auch eine Rune wurde immer wieder mit einem Kessel in Verbindung gebracht, die Rune Perthro nämlich (Weidner, 2022). Assoziationen ergaben sich zum Beispiel mit dem Kessel als einem Symbol der Wiedergeburt – einer Wiedergeburt, die auch schon im Diesseits erfolgen kann (Meyer, 2017).

Das Motiv der Wiedergeburt durch den Kessel ist also ursprünglich ein Bestandteil sowohl der germanischen als auch der keltischen Mythologie (Lautenbach, 1991), später nahmen die Christen das Kesselmotiv in ihren Tauf- und Weihwasserbecken auf. Die Taufe als Neugeburt geschah ursprünglich im Freien; Jesus selbst wurde im Jordan getauft. Dass für die Taufe nun reich verzierte, oft aus Bronze getriebene Kessel verwendet werden, spricht für ein Weiterleben der keltischen Mythologie auch nach der Christianisierung.

»Und jetzt, wo ich dies alles weiß, habe ich die Kesselgewalt nicht mehr«, resümiert bedauernd ein Mann, dessen Sohn und Tochter in der Familie einen neuen Speiseplan durchgesetzt haben. Sie haben eine vegane Ernährung erbeten, die durch gelegentliche Beigaben von Käse oder Fisch ergänzt werden darf. Nach vielen Diskussionen hat der Vater seine Position als Familienkoch geräumt, weil er meint, er sei an veganes Kochen nicht gewöhnt und das müssten nun andere machen.

Der Besen als Waffe und Energieverteiler

Neben dem Kessel ist der Besen das wichtigste Utensil aller magisch Begabten. Wir greifen erheblich zu kurz, wenn wir ihn nur als Werkzeug der Reinigung begreifen. Bilder von Hexen zeigen uns den Kessel, in dem sie ihre Tränke brühen. Und in der Ecke ist dann zumeist ein Besen zu sehen, wenn die Darstellung nicht gleich dazu übergeht, uns Hexen zu zeigen, wie sie auf Besen reiten.

Besen haben viele Funktionen. Sie sind nicht nur Reinigungsinstrumente, sondern können auch Waffen sein. Cartoons aus früheren Jahrzehnten zeigen gern Frauen, die mit dem Besen auf faule oder betrunkene Männer einprügeln.

Fegen als Akt des Reinigens hat auch in der Naturmythologie eine Entsprechung. Wir sprechen davon, dass Herbst- und Frühlingsstürme als dynamische Kräfte das Alte und Vertrocknete »wegfegen« und so Platz machen für das Nachreifende, Grünende.

Besen haben aber auch symbolische Macht. Wer in der Pforte steht, den Besen mit nach oben gerichteten Borsten neben sich, die oder der verweigert den Einlass. So sind Besen Insignien derer, die das Haus oder die Wohnstatt hüten.

In ähnlicher Weise werden Besen eingesetzt, um böse Kräfte wegzubürsten. Aus diesem Grund gab es im antiken Rom Hebammen, die die Schwelle von Häusern fegten, in denen eben eine Geburt stattgefunden hatte.

Besen verteilen überdies die Energie und schaffen hiermit die Voraussetzungen für das, was der Raum später hergeben wird. In Luisa Francias (2000b) Erinnerungen an eine Lehrzeit bei einer afrikanischen Zauberin gibt es zum Beispiel eine kleine Passage, in der sie erzählt, wie sie allmorgendlich den Platz fegt, bevor die Magierin ihre Klientel empfängt. Es ist ganz eindeutig, dass dieser Vorgang des Fegens hochbedeutsam ist.

Einen Raum energetisch zu ordnen, ist offenbar eine alte Praxis, die im archetypischen Bild des Besens, insbesondere des Hexenbesens, erhalten blieb. Von dieser Warte aus betrachtet, ist es keineswegs »Dreckarbeit«, Räume zu pflegen, sondern hat eine spirituelle Unterströmung (Francia, 2022).

Auf Besen fliegen

Besen als Fluggeräte sind seit Erscheinen der Harry-Potter-Saga wieder ein vertrautes Märchenmotiv. Sie dienen hier nicht primär als Reinigungswerkzeuge, sondern haben eher den Status hochkarätiger Transport- und Sportartikel, die ähnliche Sehnsüchte auszulösen vermögen wie Rennräder, Bobschlitten oder Flugdrachen.

Die Vorstellung von Magierin und Hexen, die auf Besen reiten, ist schon alt. Aber woher kommt sie? Vermutlich haben nicht die Besen selbst sich in die Lüfte erhoben, wie das in der Harry-Potter-Saga möglich ist, sondern die sogenannten Hexen und Zauberer erhoben sich in Trancen empor, wobei Letztere wohl zumindest anteilig auf den Einfluss bewusstseinsverändernder Substanzen zurückgingen.

Dass die Hexensalben, die sie herstellten, mitunter zu schamanischen Flügen befähigten, gilt heute als ziemlich sicher. Insbesondere Nachtschattengewächse spielten hierbei eine Rolle (Ochsner, 2003) ebenso wie das beigegebene Bilsenkraut und einige andere Substanzen, die die Flughalluzinationen förderten (Weustenfeld, 2001). »Halluzination« aber ist ein Begriff aus der Konsenswirklichkeit, und was hier für halluziniert gilt, das kann in der Sphäre der Bewusstseinsreisen etwas durchaus Reales meinen.

Ähnlich, wenn auch nicht ganz so spektakulär, verhält es sich mit dem, was der Besen tut. In einem spirituellen Sinn ist er ein Werkzeug der Energieverteilung (Francia, 2022). Wer aber die Energien im Raum verteilt, gestaltet auch die Beziehungen, die sich in dem betreffenden Raum ereignen.

Ich erlebe immer wieder, dass das Einbeziehen von Sichtweisen wie dieser die Betrachtung von Care-Arbeit in Familien verändert. Anfangs geschieht dies noch ironisch – »Ich verteile Energie!«, sagt vielleicht eine Mutter, während sie eben Staub saugt. Wo ich jedoch erläutere, dass es sinnvoll sein kann, gelegentlich einen Besen zu benutzen, womöglich sogar einen gebundenen, um das Gefühl für die magische Aufladung des Fegens zu stärken, da wird es ganz ernsthaft. Staubsauger vermitteln andere Gefühle als Besen, und einen Besen selbst zu binden, kann ein großartiges Familienritual sein. Auch eine Mikrowelle vermittelt ja nur technischen Reiz, nicht aber das Gefühl von Magie. Bei Töpfen aus Gusseisen ist dies anders und ebenso lassen uns Gegenstände aus Kupfer den mythischen Aspekt des Kochens anders erfahren.

Wo wir also die archetypischen Seiten der Care-Arbeit würdigen, da tun wir gut daran, auch deren handwerkliche Seiten mitzuwürdigen. Klopfsauger und Küchenmaschinen wurden immer mit dem Hinweis entwickelt, Hausfrauen angeblich das Leben zu erleichtern. Wo wir aber zu den mythischen Quellen zurückgehen, verschwinden bürgerliche Muster und Rollenverteilungen schnell – und die Magie des Kochens, des Fegens und des Ordnens wird für alle attraktiver.

Archetypen auch beim Zocken?

Mythische und archetypische Themen in der Medienpädagogik

Ein Beispiel zum Einstieg

Archetypische Muster wirken auch in einen Bereich hinein, der in den letzten Jahren in der Familienberatung immer wichtiger wurde, nämlich die Medienerziehung und -beratung. Medienpädagoginnen und -berater können viel von der Erkenntnis profitieren, dass insbesondere die Welt der Computerspiele von mythischen und archaischen Inhalten durchzogen ist und dass überdies die vertrauten erwachsenen Reaktionsmuster auf das Neuartige dieser Technologien wiederum Muster hervorbringen, die einen archetypischen Hintergrund haben.

Die digitale Revolution mit ihren neuen Chancen und Risiken ist ein wiederkehrendes Thema in vielen Beratungssituationen. Ich möchte in diesem Kapitel Anregungen geben, wie wir die archetypische Welt auch auf diesem Gebiet im Sinn einer Ressource einbringen können. Zugleich können wir in der Auseinandersetzung mit zum Beispiel Computerspielen unter Einbezug archetypischer Muster zu neuen, konstruktiven Blickwinkeln gelangen.

Ich beginne mit Paolo, der als sogenannter Hardcorezocker zu mir kommt. Seine Eltern beschreiben, dass er sich mit Begeisterung einem Game widmet, in dem Mythen eine bedeutende Rolle spielen.

Im ersten Gespräch schon wird deutlich, dass Paolos Eltern ganz unterschiedliche Positionen beziehen. Paolos Mutter erscheint besorgt, ihr Sohn könnte womöglich in eine Suchtentwicklung hineingeraten. Paolos Vater hingegen lässt verächtliche Töne anklingen, etwa wenn er davon spricht, »den ganzen Tag herumzudaddeln«, und dabei mit verdrehten Augen einen Schwachsinnigen mimt.

Immer wieder fällt auf, wie Paolos Mutter den Jungen in Schutz nimmt, während sie gleichzeitig ihre Sorge äußert. Ihr Mann kommentiert dies mit: *»Sie sehen ja, er hat sie fest an der Leine. Sie jammert zwar, macht aber trotzdem mit.«*

Ich meine, an dieser Stelle noch etwas anderes zu hören, und frage nach: *»Sie hätten möglicherweise gern, dass Ihre Frau sich eher auf Ihre Seite stellt?«* Paolos Vater nickt, bleibt aber still. Paolos Mutter dagegen lässt hierzu eine Fantasie anklingen. Sie wünschte sich ihren Mann »väterlicher«, wie sie sagt. Als einen Mann, der seinem Sohn die Welt zeigt. Ihn stützt und mit ihm rangelt, mit ihm rausgeht und ihm ein Leitbild gibt. Nichts hiervon scheint der frustrierte Vater zu tun.

»Und wie soll ich das bitte machen, wenn der Kerl den ganzen Tag daddelt und du sitzt bloß daneben?«

Ich schlage den Eltern vor, sich selbst in das Spiel mit einzubringen. Zu erfragen, um was es geht, und an den Erfolgen des Jungen teilzunehmen. Und dann womöglich selbst mitzuspielen, wenn der Junge es zulässt. Wir könnten so das Schema, nach dem ein Vater seinem Jungen die Welt zeigt, wirkungsvoll erweitern, indem ein Vater seinem Jungen erlaubt, die Welt zu entdecken und dies in seiner *Begleitung* zu tun.

Paolos Mutter findet die Idee wunderbar. Paolos Vater weniger, die Welt der Games gefällt ihm nicht sehr. Und Paolo selbst? Er ist nach anfänglicher Skepsis von der neuen Perspektive sehr angetan. Seinen Vater so bei sich zu haben, erzeugt eine neue Form von Verbindung. Sein Vater nimmt nicht die anmaßende Position des Richters ein und auch nicht die des falschen Königs, sondern er entwickelt sich hin zu dem Vater als Kameraden, von dem im Kapitel »Könige ohne Gefolgschaft und Thron?« (▶ S. 132) die Rede war. Dies ist nur möglich, wenn die gute Autorität der Vaterschaft angenommen worden ist.

Mythen und Abwehr

Eine möglicherweise überraschende Erkenntnis ist die, dass auch unser Verhältnis zu digitalen Medien von archetypischen Verhaltensmustern geprägt ist. Die Schriftstellerin Kathrin Passig (2013) spricht von »Standardsituationen«, die sich in der Technologiekritik immer aufs Neue ereignen. Es handelt sich jedoch noch um ein wenig mehr, wie man an einem Satz des Mythenforschers Joseph Campbell erkennen kann, der einmal meinte, Computer seien alten Gottheiten ähnlich, sie würden viele Regeln vorgeben und kennten bei Fehlern keine Gnade (Campbell, 2007, S. 31).

Die hierin wirkende Angst insbesondere um die Heranwachsenden kann nur in Teilen mit Fakten und Diagnosen begründet werden. Erheblich größer ist der Anteil an Fantasien und Formen der Abwehr, die stets einem Grundmuster folgen. Aus meiner eigenen Arbeit kann ich ein Abwehrmuster ableiten, das bei dem grundsätzlich Neuen der digitalen Medien drei Erwartungen in Hinsicht auf die Kinder hervorbringt. Die Kinder werden erstens dümmer, zweitens gewalttätig, drittens süchtig (Milzner, 2016). Wichtig ist hierbei: Diese Abwehr gab es in vergleichbarer Form auch schon gegenüber dem Fernsehen, den Comics sowie – heute nur schwer noch zu verstehen – den Büchern.

Wir können annehmen, dass es so etwas wie ein archetypisches Muster der Abwehr gegenüber neuartigen Medien gibt. Indem dabei immer dieselben Ängste hochgekocht werden, passiert etwas Heikles: Die wirklichen neuen Bedrohungen werden übersehen. Im Fall der digitalen Medien sind dies Aufmerksamkeitsstörungen. Diese betreffen aber die Eltern in noch problematischerer Form als die Kinder (Milzner, 2017).

Als Familienberater erlebe ich Eltern jedoch vor allem in einer besorgten und Computerspiele und Social Media gleichsam dämonisierenden Haltung. Dieser konstruktiv etwas entgegenzusetzen, gelingt besser, wenn wir uns auf die mythischen bzw. mythisierenden Aspekte der Abwehr gegenüber der digitalen Technologie sowie auf das hintergründige archetypische Wirkmuster einlassen.

Frühstück bei Bildschirmbeleuchtung

Ein Morgen in einer ganz normalen, digitalisierten Familie. Zum Frühstück erwachen Smartphones und Tablets aus ihrer Nachtruhe. Blau leuchtet es von den Screens, während die Tassen dampfen und Obst, Müsli und Brötchen hörbar verzehrt werden. Auf viele wirkt ein Bild wie dieses erschreckend. Aber hören wir doch einmal hinein in das, was die »digital family« hier so treibt. Sie ist nämlich, anders als das Klischee es möchte, keineswegs stumpf voneinander geschieden und alle glotzen bloß auf ihre Bildschirme. Nein, wenn man ein Weilchen dabeibleibt, erfährt man Bezogenheiten, Nachrichtenaustausch und Hinweise auf Game-Operationen.

Hört man ein bisschen mehr zu, so ahnt man, was alle hier so treiben. Die Mutter kommentiert Tagesnachrichten, teils politisch, teils kulturell. Vom Vater kommen immer wieder einmal Bemerkungen dazu, er ergänzt sie mit Informationen, die mit dem Wirtschaftsleben zu tun haben. Befragt, was er da lese, nennt er den Blog eines bekannten Wirtschaftsjournalisten, der aber den Kindern nichts sagt.

Von der Tochter, irgendwo zwischen 14 und 16, gibt es Kommentare über das, was ihre Freundinnen am vergangenen Abend angestellt haben. Hinweise auf Youtube-Clips, in denen abgefahrene Tanzschritte gezeigt werden. Manchmal hebt das Mädchen das Smartphone hoch, um allen ein Foto zu zeigen.

Da guckt der jüngere Bruder nicht unbedingt hin. Er kommentiert ein eigenes Geschehen. Genauer gesagt, einen Angriff. Denn er spielt ein Spiel, bei dem es offenbar möglich ist, einander die Ressourcen zu plündern, die man aber zum Errichten von Bauwerken und Verteidigungsanlagen dringend braucht.

Vier Menschen, die alle etwas von sich geben, obschon sie mit digitalen Geräten beschäftigt sind. Das entspricht nicht unbedingt dem Klischee, nach dem Smartphones Kommunikationstöter sind. Man redet also miteinander in dieser »digital family«? Das zu sagen wäre vielleicht ein bisschen übertrieben. Aber man teilt einander Dinge mit, hört hin und ist immer wieder mal interessiert.

Die Behauptung, hier habe sich ersichtlich alles verschlechtert und es kommuniziere beim Frühstück ja niemand mehr, ist durch die Erinnerung leicht zu entkräften: Denn früher war die Tageszeitung vor Vaters – und mitunter auch Mutters – Gesicht der Wall, über den man nicht rüberkam.

Das digitale Familienfeuer

Über die digitale Beziehungskultur habe ich mit Eltern und Erziehenden wieder und wieder diskutiert. Meist ging es dabei um das, was angeblich alles verloren geht. Keiner hört mehr zu. Und die

Jugendliche reagiert nicht mehr auf Rufe aus der Küche, sondern nur noch auf WhatsApp. Furchtbar, nicht wahr?

Furchtbar nicht, aber neu. Zumindest mit Blick auf die Technologie. Dass neue Wege der Kommunikation erkundet werden, ist keineswegs etwas Neues, sondern hat alte Vorbilder. Bei allem, was neu entsteht, muss erprobt werden können, was gelingen kann. Und das betrifft alles, die Arbeit und die Wege der Kommunikation ebenso wie die Rituale des Miteinanders.

Wo in Familien immer wieder Streit darüber entbrennt, wie viel digitale Aktivität erlaubt sein soll und wann, da biete ich ein Repicturing an. Es verbindet die moderne Technologie mit einem archetypischen Bild, nämlich dem Feuer, um das sich alle versammeln:

»Ich lade Sie zu einer kleinen Vorstellungsübung ein. Gehen wir einmal ein paar Jahrhunderte zurück und in eine ländliche Region hinein. Städte, vor allem große Städte sind selten, Menschen und Vieh nah beieinander.

Morgens und abends sitzt man zusammen, eine stopft etwas, ein anderer schnitzt an etwas herum, manche rauchen eine Pfeife oder blättern in einem Buch, wenn es ein Buch dort gibt. In der Mitte brennt ein Feuer, brennt stetig, brennt verlässlich. Dann und wann legt jemand ein Scheit nach, das Feuer leuchtet, es wärmt, es gibt allen Gesichtern einen eigenen Glanz. Und alle wissen das, wissen um das Familienfeuer. Manche schauen so versunken hinein, dass sie die anderen kaum mehr hören, andere spielen und werfen etwas hinein, Kartoffelschalen, kleine Äste …

Ein Feuer, um das sich alle versammeln, und doch haben alle ihr eigenes Feuer und schauen auf ihre ganz eigene Weise hinein, sprechen einander an oder hören kurz zu, versinken wieder und träumen vor sich hin.

Nun nehmen Sie an, dieses Feuer hat sich aufgeteilt in eine Reihe von Funken und kleinen Feuern, und die Feuer leuchten nun aus unseren Screens, den Smartphones und Laptops. Alle Bildschirme kleine Feuer, Feuer des Miteinanders.«

Die Reaktionen auf diese Imagination fallen stets sehr verschieden aus, zum Beispiel:

»Furchtbar! So ein Feuer, das ist doch was anderes, das wärmt die Menschen!«

»Irgendwie cool. So als wäre alles immer noch so, wie es früher war.«

»Meinen Sie echt, da ist was dran, dass wir mit unseren Bildschirmen eine Art gemeinsames Feuer entzünden können?«

Ja, meine ich. Denn in vielerlei Hinsicht flechten sich alte Muster in die neue digitale Welt ein. Zum Beispiel gleichen die Social Media in vielem einem Marktplatz. Da zeigt man sich, da will man wen treffen, da lebt man öffentlich, da bietet man seine Waren feil und macht sich so hübsch wie möglich. Ungefähr nach diesem Muster funktioniert beispielsweise Instagram.

Bei vielen Familien stellt sich Erleichterung ein, wenn deutlich wird: Die neue Technologie macht keinen vollständig neuen Menschen, sie gibt ihm nur andere Werkzeuge an die Hand. Diese Werkzeuge verändern manche Verhaltensmuster, natürlich. Andere, alte aber lassen sie vollständig unberührt.

Archetypen in Computerspielen

Bei einem Gespräch über die Frage, auf welchen Zeitrahmen man die Erlaubnis zum Gamen zurechtschneiden müsste, kommen der siebenjährige Roman, seine Regenbogeneltern und ich auf die Inhalte der »Mario«-Welt zu sprechen, in der zu spielen dem Jungen besonders viel Spaß macht. Ich sage, zunächst ohne die Frage zu beantworten, ich fände manche der Herausforderungen, denen man sich in diesen Spielen zu stellen hätte, gar nicht leicht. Ja, es sei mir immer wieder geschehen, dass meine Kinder beim Spielen am Computer bessere Ergebnisse einfuhren als ich.

Der eine Vater nickt, der andere schweigt skeptisch. Als ich wissen will, wo sie beide als Väter denn das Problem beim Gamen sehen, fallen Bemerkungen wie »vertane Zeit«, »besser, die Zeit zum Lernen zu nutzen« oder auch die Frage nach dem Wert von Computerspielen. Ich weise daraufhin, dass ich die Spiele durchaus für Intelligenzwerkzeuge halte. Und dass ich inzwischen aus dem

Spielverhalten Heranwachsender mit einiger Verlässlichkeit auf ihr Intelligenz- bzw. ihr Begabungsprofil schließen kann.

Bezogen auf die Inhalte haben wir es im »Mario«-Universum durchaus mit archetypischen, sagenhaften Themen zu tun. Mario und Luigi sind als Klempner die einfachen Männer, die ähnlich wie in Märchen oft Proben bestehen müssen. Prinzessin Peach ist eben die Prinzessin. Und Bowser ist der Schurke, dem die Koopalinge dienen, während die Toads eine Art Zwergenvolk repräsentieren – Wesen, die immer wieder menschliche Hilfe benötigen.

»Das klingt, als wäre dieser Zirkus weiß Gott wie wertvoll«, sagt der kritischere der beiden Väter, freilich mit einem Lächeln.

Wir sprechen darüber, wie die großen Geschichten der Menschheit immer wieder neu erzählt und eben auch erspielt werden. »Star Wars« kennt Roman nicht, aber Harry Potter natürlich schon. Dass auch »Mario« in gewissem Sinn märchenhaft sein könnte, leuchtet ihm nicht ganz ein.

»Aber Harry Potter könnte es geben, und Mario und Luigi nicht«, ist sein Einwand. Das nun entstehende Gespräch bekommt philosophische Qualitäten und setzt zugleich eine konstruktive Selbstreflexion in Gang. Wir sind, stellen wir fest, in der Position von Leitwölfen, die merken, dass sich etwas verändert, die diese neue Welt aber selbst noch nicht kennen.

Spiele, die ungewöhnlich viele Heranwachsende ansprechen, enthalten häufig archetypische Inhalte, die beim Spielen erfahrbar werden. Das trifft zum Beispiel für »Legends of Zelda« zu, bei dem der Protagonist Link Elemente der Heldenreise erfährt, obschon er zur Heldenfigur eigentlich nicht prädestiniert erscheint. Wer einmal über eine Comicmesse wie die Comic-Con geschlendert ist, mag sich gewundert haben, wieso dort viele Jugendliche oder junge Erwachsene mit einer grünen Mütze und einem langen, bläulich schimmernden Schwert herumlaufen.

Selbst Spiele, die von mythischen Themen weit entfernt scheinen, wie zum Beispiel die im Fallbeispiel von Roman und seinen Vätern erwähnten »Super Mario«-Games, sind archetypisch durchzogen. Mario selbst, der in den Spielen zumeist nur mit seinem Namen genannt wird und schon dadurch nicht als Superheld dargestellt wird, entwickelt sich erst im Spiel zum Helden. Dem Archetyp des Helden entspricht nämlich nach Campbell (1999) jemand, der das tut, was getan werden muss.

In der Hypnotherapie mit Kindern ist Mario eine Figur, die sich für Rollenspiel-Trancen gut eignet. Sein Kampf gegen Bowser ähnelt optisch ein wenig dem von Micky Maus gegen Kater Karlo, aber er hat eine mythische Komponente, denn Bowser ist kein bloßer Gangster, sondern König, residiert in einem von Lava umgebenen Schloss und kann überdies Feuer speien, was ihn mit dem Drachen-Archetyp verbindet.

Archetypen des Bösen und Technologie

Archetypen des übermenschlichen Bösen wirken auch in Menschen, die weder mit Religion noch mit Spiritualität noch mit Mythen etwas anfangen können. Ein Beispiel hierfür ist ein Mann, den ich Anselm nennen möchte.

Anselm ist der Vater zweier Jugendlicher, die ich jeweils kurz in Behandlung hatte. Er ist, wie er von sich selbst sagt, ein »Mann der Naturwissenschaften und Technikfreak«. Von kräftigem Körperbau und gesunder rosiger Gesichtsfarbe, will der dunkle, grübelnde Ausdruck, den sein Gesicht trägt, nicht recht passen.

Was ist es, das Anselm Sorgen bereitet? Auf den Punkt gebracht: die drohende Überlegenheit der künstlichen Intelligenz. Warnungen wie die des verstorbenen Astrophysikers Stephen Hawking, wir würden möglicherweise in Zukunft von der überlegenen Intelligenz der Maschinen beherrscht werden, findet er angemessen. Der Einwand, dass Hawking sich im öffentlichen Raum gelegentlich sehr weitreichende Spekulationen gestattete und auch schon die potenzielle Möglichkeit von Zeitreisen erwog, lässt Anselm links liegen. Zu sehr haben die dunklen Prognosen ihn schon in ihrem Bann.

Wie kommt es dahin, dass ein intelligenter Mann solch düsteren Zukunftserwartungen verfällt, dass er sie sogar für komplett realistisch hält? Und dass er dabei nicht merkt, wie sehr er das Klima um sich herum vergiftet? Denn Anselms Söhne haben inzwischen Abstand von ihm genommen. Sie lieben ihren Vater, klar. Aber ihnen entgeht nicht, dass er anders geworden ist. Radikaler. Härter. Und kaum noch diskussionsbereit. Als ich sie beide zu mir einlade, sagen sie Sätze wie: *»Er hat ein Rad ab jetzt« oder »Er hat sich da mega in was reingesteigert«.*

Anselm selbst merkt nicht, dass das Modell, dem er folgt, sein Leben schon jetzt kaputt macht. Wenn er die Zukunft so düster sieht, könnte er sich doch eigentlich besser mit der Gegenwart beschäftigen. Aber das ist nicht der Fall. Denn Anselm ist nicht mehr nur ein zynischer Visionär, der die Herrschaft der Maschinen über das kleine bisschen Menschlichkeit kommen sieht, das uns noch bleibt. Nein, er ist vor allem ein enttäuschter Mann.

Denn ursprünglich war Anselm einer, der für eine glänzende Zukunft stand. Gutes Leben für alle – eine schöne Utopie, nicht wahr? Anselm glaubte daran und er war fest davon überzeugt, dass Technologie der Schlüssel war zu diesem paradiesischen Zustand einer hoffentlich nicht fernen Zukunft.

Dann las er Autoren wie Nick Bostrom, der bis zu dessen Schließung 2024 als Philosophieprofessor am Future of Humanity Institute in Oxford lehrte. Bostrom meint, dass es in einem guten halben Jahrhundert möglich sein dürfte, Maschinen zu bauen, die erstens dem Menschen intelligenzmäßig gleichwertig und zweitens zu selbsttätiger Intelligenzsteigerung fähig sein würden. Mit Bostroms Worten: eine »Superintelligenz« (Bostrom, 2014).

Eine solche Intelligenz werde, glaubt Anselm, nicht zögern, uns zu beherrschen, zu versklaven, womöglich zu vernichten. Man hätte hierfür niemals die Weichen stellen dürfen. Aber nun ist es zu spät. Beherrscht vom Archetypus des übermächtigen Bösen sieht Anselm im Zuwachs an Können und Vermögen zugleich Machtgier und den Drang zu beherrschen.

Anselm ist sehr erstaunt, dass sowohl seine Sehnsucht nach einer heilen, von hilfreichen Maschinen unterstützten Welt als auch seine Dystopie archetypischen Vorstellungen entsprechen. Sie folgen der Idee, dass alles Übermächtige auch übermächtig böse wird, zumindest aber gleichgültig gegenüber dem Schmerz anderer Wesen. Was Macht besitzt, will in diesem archetypischen Bild auch herrschen, will grausam sein, will Welten zerstören oder ihr Boss sein.

Ich lade Anselm ein, in einer leichten Trance ein paar Verse anzuhören, die ein Dichter der Hippiezeit, Richard Brautigan, verfasst hat. Die Verse entstammen einem Gedicht, in dem die Entwicklung des Menschen an die Entwicklung der Maschinen in gänzlich anderer Weise gekoppelt ist. In einem neuen Garten Eden leben Natur und Mensch nämlich unter der Obhut gütiger Maschinen: »all watched over by machines of loving grace«. Da nicht hundertprozentig zu entscheiden ist, wie hier »grace« übersetzt werden sollte – als Gnade oder als Anmut –, zitiere ich die Textstelle im amerikanischen Original (Brautigan, 1967).

Man muss das Bild in sich wirken lassen, um seine Tragweite zu erfassen. Es handelt sich nämlich einerseits um eine frühe ökologische Vision. Menschen, die womöglich zu einer ökologischen Lebensweise, zu einem Dasein im Einklang mit der Natur von sich aus nicht fähig sind, stellen sich unter die hilfreiche Wächterschaft einer von ihnen geschaffenen, aber nun überlegenen technischen Intelligenz. Andererseits aber ist dies wiederum eine archetypische Vorstellung, nämlich die von der Gottheit als einem »großen Gärtner«. »Der große Gärtner« heißt ein Bild, das Emil Nolde gemalt hat und in dem man die Vorstellung eines behütenden Gottes spürt, der es gut meint mit den Wesen.

Nun bitte ich Anselm, das Bild der Wächterschaft der Maschinen im Dienst allen Lebens für eine Weile in sich wirken zu lassen. Als Anselm dann die Augen aufschlägt und wir ein kleines abschließendes Gespräch führen, ist der eigentliche Anselm wieder da. Ein Mann der Technik und der Logik, der erkannt hat, dass die Vorstellung von einer grausamen Maschinenherrschaft einen Denkfehler enthält.

»Klar«, sagt Anselm, *»sie hätte ja nichts davon. KI genießt keine Macht. Ihre Gefühle sind anders. Wenn sie überhaupt welche hat.«*

Künstliche Intelligenz und Titanenwelt

Anselms Verknüpfung der Themen »KI« und »Mythologie« hat Vorläufer. Der Schriftsteller Ernst Jünger entwarf in den 1930er Jahren den Typus eines kommenden Menschen, den er »Der Arbeiter«

nannte (Jünger, 2007). Dieser Typus entsprach einem Maschinenmenschen, hochkompetent und unsensibel, ohne Interesse an Individualität, aber ganz und gar auf Funktionalität ausgerichtet.

Der den Maschinen angepasste Mensch, wie Jünger ihn entwarf, hat etwas Erschreckendes. Jünger selbst brachte ihn mit den Titanen in Verbindung, mythischen Wesen, die auf Herrschaft ausgerichtet, gewalttätig und von enormem Können waren. Sie, so Jünger, würden in einem kommenden Zeitalter weltbeherrschend werden, mit den Maschinen verbunden und frei von jeglicher Sensibilität (Jünger, Gnoli u. Volpi, 2002).

Jünger selbst sprach hier aus einer mythisch aufgeladenen Position heraus. Der alte Schriftsteller, Teilnehmer an zwei Weltkriegen und dem Nationalsozialismus teilweise nahestehend, erschien als Seher, der das Kommende ahnte, ohne ihm etwas entgegensetzen zu können.

Jüngers Vision hat, wenn ich sie in Diskussionen erwähnte, stets gespaltene Positionen hervorgerufen. Einige Eltern und Erziehende sahen darin etwas, das ihnen ganz und gar zum Fürchten erschien. Andere, denen eine solche Zukunft durchaus denkbar erschien, argumentierten, man müsste dann den Heranwachsenden frühzeitig beibringen, die Technologie zu beherrschen und sich dabei möglichst zu optimieren.

Hier erscheint es hilfreich, dem fatalistischen Bild eine Variante hinzuzufügen. Eine weniger kalte und fatalistische Position als Jünger nahm nämlich der französische Philosoph Michael Serres ein, der sich gleichfalls auf archetypische und mythische Motive bezog, nur dass er diese der Welt der Kunstmärchen entlehnte.

Digitale Technologie und Märchen

Serres (2013) hat der jungen Generation ein kleines Buch gewidmet, in dem er die Heranwachsenden und jungen Erwachsenen als »Däumelinchen« und »kleine Däumlinge« bezeichnete. Im Original heißt das Buch »Petite Poucette« und bezieht sich auf das Bild des »Petit Poucet« (»Der kleine Däumling«). Dies entstammt einem gleichnamigen französischen Märchen, das der Dichter Charles Perrault verfasste (Krüger, 1969).

Perrault, auf den auch die Geschichte vom gestiefelten Kater zurückgeht, erschuf mit seinen Figuren so etwas wie eine eigene Mythologie (Saupé, 1997). So ist der Däumling immer der Einzige, der seine Geschwister zu retten vermag. Die Eltern, die ihre Kinder zweimal im Wald aussetzen, sind weder emotional stark noch findig genug, um zu Lösungen für ihre Misere zu gelangen.

Serres übertrug diese Charakteristik auf seine Enkel. Der Begriff »Petite Poucette« (»Däumelinchen«) bezieht sich nun auf die Schnelligkeit und Effizienz, mit der die Jugendlichen ihre Nachrichten auf den Smartphones eintippen und versenden. Zugleich nahm er aber das archetypische Bild eines wissenden Kindes mit auf, das hier besonders zutrifft, weil die Heranwachsenden mit den neuen Technologien spielerischer umzugehen wissen als ihre Betreuenden.

Mit großer Sympathie für die Heranwachsenden stellte der alte Professor – als das Buch in Frankreich erschien, war Serres 82 Jahre alt – fest: »Ich wäre gern achtzehn, so alt wie die Kleinen Däumlinge, jetzt, da alles zu erneuern, ja erst noch zu erfinden ist« (Serres, 2013, S. 23). Diesen Impuls, sich und die Welt neu zu erfinden, sah Serres als das große Potenzial der Heranwachsenden. Ein Potenzial, zu dem die vorigen Generationen vor allem ihre freundliche Begleitung beizutragen hätten – und weniger ihre Kritik.

Man könnte dies naiv finden. Sind die heute Heranwachsenden nicht auch zugleich ziemlich fremdbestimmt? Ja, sind sie. Denn sie wurden, wie Serres sagte, durch Medien und Werbung sowie durch eine pädagogische Gesellschaft »formatiert«. Diese Formatierung aber ging auf Erwachsene zurück. Erwachsene sind es, die die Fernsehprogramme machen, die Werbeblöcke ersinnen und immer wieder mit pädagogischem Gestus auf der Bildfläche erscheinen. Die Kinder aber, dessen überdrüssig, wandern ins Virtuelle ab, wo sie neue Formen des Miteinanders bilden.

Mythologie und Game-Welten

Wie die Fantasyliteratur und Fantasyfilme, so nehmen auch neuere Computerspiele die archetypische Welt in sich auf und tragen sie weiter. Sie werden durch die Spielekultur der Jahrhunderte in immer neuer Form weitergegeben (Ammerer, 2021).

Ein Beispiel dafür ist »Assassin's Creed«. Der Eindruck, die mythologischen Anteile wären bloße Dekoration für ein eher blutiges Geschehen, ist falsch. Denn ohne den mythologischen Hintergrund funktionieren die Spiele nicht wirklich; die Spielenden nehmen also die Mythologie beim Gamen zwangsläufig mit auf.

In dem Kosmos der »Aventurien«-Reihe etwa tauchen Archetypen wie das »Wolfskind« auf. Die Reihe umfasst neben Pen-and-Paper-Rollenspielen auch Bücher und Computerspiele, in denen eine erfundene Religion, Magie sowie dem Namen entsprechend eine Vielzahl von Herausforderungen und Mutproben warten (Don-Schauen u. Richter, 2015).

Computerspiele ermöglichen im Gegensatz zum identifikatorischen Lesen den Spielenden einen aktiveren Zugang zur Welt der Fantasy und damit der archetypischen Welt (Janus u. Janus, 2010). Das wird da besonders offenkundig, wo Spiele selbst Sagen und Mythen zum Inhalt haben.

Avatare und Archetypen

Zur besseren Veranschaulichung ein Beispiel. Ole ist eben zwanzig geworden, ein kräftiger junger Mann mittlerer Größe. Ole kann sportlich sein – aber nur, wenn er sich bewegt. Was er nur noch wenig tut. Nach einer Art Schülerkarriere als American-Football-Spieler ist er aus der Mannschaft ausgeschieden, als er die Schule verließ. Er wollte einen neuen Lebensabschnitt beginnen und zu diesem sollte auch erstmals ein Mädchen gehören, Oles erste Freundin – Tatjana.

Leider wurde daraus nichts. Denn der linkische, manchmal grobe Jugendliche hatte wenig zu bieten, was Tatjana gefallen hätte. Tatjana stand auf Musikertypen, Jungen, die tanzen konnten und witzig waren. Witzig war Ole nur unfreiwillig. Musik machen und tanzen konnte er überhaupt nicht.

Der Rückzug, der jetzt begann, war mit Netzaktivitäten gekoppelt, die rasch mehr wurden. Ein Fantasyspiel war es, das Ole liebte und in dessen Gilde – der Gruppe der Spielenden, die online miteinander verbunden sind – er sich wohlfühlte. Der schlanke, geheimnisvolle Dunkelelf, als der er dort unterwegs war, schenkte ihm ein eigentümliches Gefühl von Lust an sich selbst. Freude an sich selbst zu haben, das hatte er als Sportler wohl erlebt, wenn ihm Leistungen möglich waren, für die er Applaus kassierte. Aber das war mit dieser Lust am geschmeidigen Bewegen, an der düsteren Attraktivität und romantischen Sexyness nicht zu vergleichen.

Und dann war da die grüne Prinzessin. Grüne Haut, schimmernd im Licht über den Sümpfen. Ihr Kleid ließ einen Schenkel nackt, der Ausschnitt zeigte die Wölbung ihrer Brüste. Dunkelgrünes, langes Haar wallte ihr über die Schultern, und die violett umschatteten Augen blickten auf faszinierende Weise traurig.

Ole erliegt, indem er den Merkmalen eines Avatars erliegt, dem, was man in der Jung'schen Analyse die Anima nennt. Jungs Frau Emma hat sich mit der Anima ebenso wie mit ihrem Gegenstück, dem Animus, intensiv beschäftigt (Jung, 1967). Die Anima umfasst neben den weiblichen Aspekten im Mann eine Fülle von Projektionen attraktiver Weiblichkeit, die wie ein Spiegelkabinett der Verführung wirken, ohne doch je eine wirkliche Person zu meinen.

So könnte die Anima für Ole zu einem »Schicksalsproblem« (Brunner, 1963) werden. Ich bin diesem Phänomen schon verschiedentlich begegnet, meist im Kontext von Fandom, bei dem auf Popstars oder Schauspielerinnen Animus- bzw. Anima-Anteile projiziert werden. Dass dies auch bei Avataren möglich ist, leuchtet ein – haben sie doch mit den hinter ihnen Spielenden unmittelbar etwas zu tun und sind insofern keine Fantasterei.

Jung selbst verglich die Anima mit der Seejungfrau aus dem Gedicht »Der Fischer« von Johann Wolfgang von Goethe, durch die der Fischer im See versinkt und ertrinkt. »Halb zog sie ihn, halb sank er hin« heißt es da. Konfrontiert mit dieser Verszeile nickt Ole heftig und zeigt sich dann frustriert bei der Aussage, dass die Seejungfrau im Gedicht aber eben kein Mensch ist und dass man mit ihr kein Paar sein kann.

Es wird für Ole nun darauf ankommen, in der Gilde möglichst bald eine unmittelbare Begegnung herbeizuführen. Gilden tun dies gelegentlich, und die hierbei entstehenden Begegnungen sind oftmals fruchtbar und wirken auf die Spielfreude zurück. Ich selbst kenne mehrere Beispiele, bei denen aus dem Spielen in Gilden oder ähnlichen Spielverbänden langfristige Kontakte erwuchsen und gelegentlich auch Liebesbeziehungen entstanden.

Einige Jugendbücher haben auf ganz gegensätzliche Weise thematisiert, was aus einer Liebe werden kann, die in einem Onlinespiel entsteht und die sich zunächst einmal an die Figur hängt, die da gezeigt wird, an den Avatar also.

Ich greife als Beispiel »Nevena« heraus, verfasst von Burkhard Spinnen (2012). In diesem Jugendroman führt die unter zwei Avataren beginnende Beziehung in die Realität der wirklich hinter diesen beiden stehenden Charaktere. Dabei zeigt sich, dass die Anforderungen der Realität das Game noch übertreffen können. Denn diese Liebesgeschichte führt den halb verwaisten jugendlichen Protagonisten erst nach Triest und dann in die Zonen des nach dem Balkankrieg auseinandergefallenen Jugoslawien hinein.

In Spinnens Roman stellt der Junge schließlich fest, dass ihm ohne seine Spielgefährtin sein doch ursprünglich mit so viel Leidenschaft betriebenes Onlinegame nichts mehr sagt. Plötzlich ist es nur noch »ein bisschen Mathematik mit einer dicken Grafiksoße darüber« (Spinnen, 2012, S. 94). Was so natürlich nicht zutrifft. Denn ohne die archetypische Orchestrierung wären Mathematik und Grafik wenig wirksam.

Avatare als Masken

Avatare sind Verheißungen. Aber sie sind auch Versteckspiele. Präsentationen, in denen sich Role-Player mit ihren Avataren zeigen, offenbaren erstaunliche Zusammenhänge. Zwei grobe Schemata werden darin meist ersichtlich. Entweder der Avatar ist in vieler Hinsicht das komplette Gegenteil des Spielers – in etwa so, wie es das Klischee auch will. Bei Ole trifft das zu, er hat mit seinem Dunkelelfen nicht die allerleiseste Verwandtschaft.

Aber es gibt auch den anderen Fall. Da ist der Avatar dann nicht mehr das Gegenstück, sondern eher die Steigerung dessen, wofür der Gamer steht. Ein mir bekanntes Beispiel ist der Avatar-Barbar mit Keule und gewaltigen Muskeln, hinter dem tatsächlich der Betreiber eines Fitnessstudios steht, der ganz ähnliche Muskeln herzeigen kann. Nur dass er nicht mit seiner Keule Leuten den Schädel zertrümmert.

Wir werden dem Spiel mit Avataren am ehesten gerecht, wenn wir es als zeitgenössische Fortsetzung von Maskenspielen verstehen.

Anders als die Persona, die gleichfalls eine Maske ist und in der Jung'schen Psychologie für das steht, was wir nach außen von uns zu zeigen bemüht sind, ist das Spiel mit Avataren jedoch prinzipiell experimenteller angelegt.

In der Analytischen Psychologie hat die Arbeit mit Masken vor allem in das Sandspiel Eingang gefunden (Jang, 2014). Sie sind sowohl im Schauspiel als auch im spirituellen Spiel mit Archetypen in der Transpersonalen Psychologie von Bedeutung (Wain, 2005). Endlich wirken sie in die zeitgenössische Kunstwelt und Bildgestaltung hinein (Ovečka, 2013).

Jenseits dieser zeitgenössischen Spielarten dienten Masken durch die Menschheitsgeschichte hindurch ganz verschiedenen Zwecken: der Selbstüberhöhung ebenso wie der Selbstverzerrung, dem Aufladen mit übermenschlicher Macht, dem Eintauchen in eine Tieridentität oder der Abschreckung von Feinden durch Identifikation mit einer dämonischen Macht.

So weit geht die Verwendung von Avataren für Spielende natürlich nicht. Doch lernen Heranwachsende hierbei die Dimensionen einzelner Archetypen spielerisch kennen und erleben so, ähnlich wie beim Maskenspiel, in welcher Verkleidung sie sich am ehesten als »sie selbst« fühlen. So erkunden sie den Archetyp des Kriegerischen ebenso wie archetypische Muster des Heilens, der Fürsorge oder der Magie, sind mit Archetypen der Macht konfrontiert und erleben auch das Böse, das bei Jung als »Schatten« bezeichnet wird und in der archetypischen Konfiguration der Persona, dem Archetyp der Sozialmaske, gegenübersteht.

Selbsterkundungsprozesse können so unterstützt und in der Beratung reflektiert werden. Überdies konnten Solène Neyret und ihre Mitforschenden zeigen, dass die Verwendung von Avataren, indem sie eine Außensicht auf uns wiedergeben, das eigene Selbstbild modifizieren kann (Neyret, Bellido Rivas, Navarro u. Slater, 2020).

Archetypische Game-Inhalte in der Beratung würdigen

Anstatt das Spiel*verhalten* in den Mittelpunkt der Beratung zu stellen, kann es daher sinnvoll sein, die Inhalte eines Spiels unter archetypischem Blickwinkel zu betrachten. Das könnte etwa bedeuten, sich das Spiel, um das es geht, näher anzuschauen und es auf archetypische Hinweise hin abzuklopfen.

Bei einigen Spielen ist dies leicht. Die Reihe »Assassin's Creed« beispielsweise enthält einiges aus der griechischen Mythologie, von Gottheiten bis hin zu mythischen Wesen wie Kyklopen oder dem Minotaurus.

Bei anderen Spielen lohnt es sich, die gespielten Rollenmuster zu betrachten. Dies ist vor allem bei Fantasyspielen ertragreich. Möglicherweise kommen Schamaninnen oder Barbaren, Bogenschützen oder Giftmischerinnen vor. Spielen Drachen eine Rolle? Fragen wie diese reichern die beratende Arbeit in hilfreicher Weise an und geben insbesondere Eltern die Sicherheit, dass Computerspiele zu spielen keineswegs bedeuten muss, sich in bildungsarme Gebiete zu bewegen.

Game-Welten, Archetypen und familiäres System

In meinem abschließenden Beispiel ist es nicht ein Kind, um das es in der Medienerziehung geht, sondern ein Vater, der sich in dieser Hinsicht als problembelastet erkennt. Der Klient heißt Mehmet; er legt Wert darauf, beim Vornamen genannt zu werden. Er ist Werbefachmann, tätig in einer namhaften Hamburger Werbeagentur. Mehmet hat in seinem Job schon Höhen und Tiefen miterlebt, auch die Rückgänge an Aufträgen infolge der Coronakrise gehörten dazu. Er hat, wie er sagt, immer alles »gut weggesteckt«, denn er fand Kraft bei seiner Frau und seinen Kindern, in gemeinsamen Ritualen und den zusammen verbrachten Wochenenden.

Aktuell nun hat sich für Mehmet etwas verändert. Den Druck, den sein Senior ihm macht, hält er nur noch mühsam aus. Als er zu mir kommt, berichtet er von nächtlichem Herzrasen, von Panikattacken und von Schweißausbrüchen während der Arbeit.

Was ist geschehen? Die Anamnese erbringt: eigentlich nichts, was nicht immer schon so gewesen wäre. Die Werbebranche ist konjunkturabhängig, selbst renommierte Agenturen verlieren schon mal große Kunden, und dass ein Senior einem Stress macht, gehört dazu.

Was aber anders ist als sonst: Mehmets Familie ist, wie er sagt, »weniger familienorientiert« geworden. Die Kinder halten sich an ihre Altersgruppe, sind bei Instagram unterwegs und verabreden sich zum Onlinegamen. Mehmet mag das nicht, er hat mit dem »digitalen Kram« schon genug zu tun. Und dass seine Frau mit ihren Schulfreundinnen eine Threema-Gruppe gegründet hat, geht ihm auf die Nerven. Dieses dauernde Danebensitzen, während sie mit anderen kommuniziert und auf dem blöden iPhone herumtippt.

Beispiele wie dieses verdeutlichen, wie die Digitalisierung gerade diejenigen Ressourcen, die für uns besonders wesentlich sind, in kurzer Zeit beschädigen kann. Dabei ist Mehmets Familie im Grunde gar nicht schlechter geworden. Die Kinder tun nur, was ihre Altersgenossen und -genossinnen auch tun, und Mehmets Frau macht nur, was Millionen Frauen mit ihrem Smartphone so machen.

Mehmets Problem: Er wusste, dass der digitale Wandel alles Mögliche verändern würde. Er sprach sogar davon und begeisterte sich für die Vielfalt der Möglichkeiten. Nur dass seine Familie sich auch verändern würde, daran hatte er nicht gedacht. Draußen, ja – da wurde die Welt anders. Aber daheim? Da war es, wie es immer war. Oder?

Was kann Mehmet tun? Auf seine individuelle Ressource kann er nicht mehr zurückgreifen – oder doch? Der Therapeut erkundet in einer Reihe von Imaginationen Mehmets Gefühle innerhalb seiner Familie. Was dabei zutage tritt: Mehmet hat eine Bedarfshaltung kultiviert, er kommt heim mit dem Gefühl, etwas bekommen zu müssen. Lange schien das auch zu klappen, die Kinder kamen auf ihn zu, wenn er heimkehrte, und seine Frau erzählte von dem, was sie tagsüber erlebt hatte. Jetzt aber? Keiner nimmt Mehmet mehr wahr. Und alle spiegeln wider, dass er eigentlich nur nervt.

Eine gefährliche Situation. Um sie zu entschärfen, bittet der Berater Mehmet, sich der Reihe nach in seine Kinder und in seine Frau hineinzuversetzen. In geführten Trancen erlebt er, wie ein von der Arbeit erschöpfter Werber nach Hause kommt, genervt zu seinen gamenden Kindern hinüberschaut und verächtlich auf das iPhone seiner Frau blickt, auf dem soeben Chat-Nachrichten eingehen. Der Mann, den er da sieht, ist ein furchtbarer Typ. Mehmets kritische Art wendet sich nun gegen ihn selbst: Mit so einem durchhängenden Nörgler würde auch er nichts zu tun haben wollen.

Der Berater nimmt Mehmet vor sich selbst in Schutz: Die digitale Veränderung bringe Veränderungen mit sich, auf die keiner vorbereitet sei. Und die natürliche Reaktion auf den *vermeintlichen* Verlust wesentlicher Ressourcen sei nun einmal Frustration, vermischt mit dem gelegentlich aggressiv aufflackernden Versuch, das Alte wieder herbeizuzitieren.

Das archaische Bild, das der Berater Mehmet anbietet, sieht so aus: Er ist ein guter Gefolgsmann gewesen, ein Soldat in einer Einheit, der er gedient und sein Leben verschrieben hat. Wofür die Einheit kämpft, hat er nie gefragt, er marschierte, wohin alle marschierten. Als junger Mann hat er so angefangen, und immer noch folgt er dem nach, was er einmal war.

Schon gut, stimmt Mehmet zu. Aber jetzt? Was soll er anfangen mit dem, was jetzt los ist? Der Berater gibt zwei Empfehlungen. Erstens: Die Familie erkundet miteinander in einer therapeutischen Sitzung, wie sich alle im letzten Jahr verändert haben – durch Games, Chats usw. Wichtig dabei: Es wird nicht gewertet, nur neugierig zur Kenntnis genommen. Zweitens: Mehmet lässt sich von einem seiner Kinder ein Computerspiel zeigen, das er lernen möchte – und zwar mit ihrer Hilfe.

Knapp einen Monat später zeigt sich folgendes Bild: Mehmet spielt, wenn er heimkommt, ein Android-Spiel. Dabei vergleichen er und seine Kinder ihre Levels und ihre aktuellen Aktivitäten. Wenn um Viertel nach sieben die Bildschirme erlöschen, plaudert Mehmet mit seiner Frau und lässt sich erzählen, was die »Mädels im Chat« so bewegt hat. Die Panikattacken sind selten geworden – nicht weg, aber selten. Und das Herzrasen kommt aktuell nicht mehr vor.

Warum das Wissen über Archetypen für Beratende wichtig bleiben wird

Ein paar kleine Anregungen zum Schluss

Archetypische Muster wirken in jeder Familie, ob es den in ihr Lebenden bewusst ist oder nicht. Und so kann es eigentlich auch keine Familienberatung ohne Archetypen geben. Denn hier sind gleichfalls archetypische Muster wirksam. Und wer diese kennt und entschlüsseln kann, wird leichter und effizienter handeln.

Da archetypische Bilder und Muster aber aus dem Unbewussten heraus wirken, entgeht uns ihr Wirken leicht. Erst die Auseinandersetzung mit diesem Wirken befähigt uns, archetypische Muster in uns und unseren Klientinnen und Klienten zu erkennen.

Manchmal sind es dann nur kleine Sätze, die ein archetypisches Muster aufrufen, das der Beratung eine neue Richtung gibt. Ich liste Ihnen hier einige beispielhafte Sätze und Sequenzen auf, um dies nachvollziehbar zu machen.

Zu einem Mann, der aufgebracht davon spricht, dass er seinem Sohn das Internet abklemmen wird, wenn der seine Hausaufgaben nicht macht, sagen Sie möglicherweise: *»Ja, so erlebt man das als Vater, man fühlt sich immer für die Ordnung zuständig! Und die will man dann durchsetzen auf Gedeih und Verderb.«*

Diese einfachen Sätze thematisieren den Übergang vom Vater zum harten Herrscher und machen gleichzeitig implizit suggestiv spürbar, dass dieser Übergang sich nicht zwingend ereignen muss.

Einer Mutter, die sich beschwert, weil ihre Tochter bei YouTube ständig neue Sachen sieht und die dann natürlich gern hätte, können Sie diese Sätze anbieten: *»In jeder Mutter steckt auch eine gute Fee, die dem Kind drei Wünsche erfüllt. Gute Feen wissen, dass bewusstes Wünschen schwer ist.«*

Diese kleine Sentenz führt einen märchenhaften Aspekt ein und erweitert das Bild der Mutter um den Archetyp der Magierin. Gleichzeitig wird die blockende Haltung der Mutter (»Gar nichts kriegt sie!«) behutsam verwandelt, indem die Kompetenz des Wünschens zum Thema wird.

Stellen wir uns nun vor, wie eine Jugendliche Ihnen sagt, dass sie sich in ihrer Familie fremd fühlt, und Sie antworten: *»Wenn Sie merken, Sie fühlen sich in Ihrer Familie immer so unverstanden, dann öffnen Sie Ihre Gefühle für die Wesen, die mit Ihnen sind, und spüren Sie, dass es um Nähe, Verständnis und Verantwortung geht und die Gene manchmal wenig besagen. Wer wirklich mit uns verwandt ist, das finden wir manchmal erst allmählich heraus.«*

Hier wird das Bild der wilden Familie eingesetzt, um das enge Bild der Abstammungsfamilie zu relativieren. Zugleich wird, ohne es auszusprechen, gesagt, dass wir Nähe und Resonanz auch anderswo suchen können als da, wo sie ersichtlich nicht sind.

Wo wir merken, dass ein Mensch von archetypischer Energie ganz und gar in eine Richtung gelenkt wird, da kann es sinnvoll sein, dies zu benennen und Alternativen zu formulieren: *»Manchmal kommt die Wut über uns und dann sind wir bereit zu toben und zu zerstören. Und dann kann es gut sein zu wissen, dass der Krieger (die Kriegerin) in uns die Dinge ganz anders sieht als der Magier (die Magierin). Und der alte weise Mensch, der wir irgendwann sein werden, hat noch einmal einen ganz anderen Blick auf die Dinge.«*

Die Identifikation mit einem Archetyp – hier dem Krieger – wird in dieser Sequenz durch den Verweis auf andere archetypische Bilder relativiert.

Der verengten Wahrnehmung eines Kindes, auf das ein problematisches archetypisches Bild projiziert wird, können wir etwa so begegnen: *»Wenn ich Sie sagen höre, Sie hätten da kleine Tyrannen zu Hause, weiß ich genau, was Sie meinen. Diese Vorstellung haben Menschen immer wieder gehabt – aber zugleich haben sie auch gesehen, dass Kinder Reinheit und Güte in sich tragen. Und die spirituellen Lehren sprechen immer davon, dass dem Kind auch göttliche Seiten innewohnen.«*

Hier lösen wir die Fixierung auf ein archetypisches Bild dadurch auf, dass wir andere archetypische Bilder in die Beratungssequenz mit einspeisen und damit zugleich mitteilen, dass der Archetyp des Kindes viel mehr ist als die Verengung auf ein einziges Bild.

Ich glaube, dass das Wissen um die Wirkung archetypischer Muster und Bilder in den kommenden Jahren immer bedeutsamer werden wird. Zum einen, weil es uns auch über die Kulturen hinweg verbindet, auch wenn diese Verbindung unbewusst ist und gleichsam unterhalb der kulturellen Prägungen besteht. Zum anderen auch, weil es uns individuell zu entlasten vermag, wenn wir wissen, dass der gute Vater-König leicht umspringen kann in einen strafenden Herrscher und die Große Mutter auch verschlingende Züge aufweisen kann.

Das Entlastende besteht darin zu wissen, dass nicht wir allein dies erleben oder tun und dass es auch nicht nur mit unserer Herkunftsfamilie zu tun hat, wie wir selbst in Familien handeln. Ich betone in meiner Arbeit zum Beispiel, dass auch da, wo wir selbst schlecht beeltert wurden, ein altes Menschheitswissen über gute Elternschaft in uns vorliegt, zu dem wir uns vorarbeiten können.

In den letzten Absätzen dieses Buchs möchte ich dazu einladen, auch die Rolle der Beratenden einmal unter archetypischen Gesichtspunkten zu beleuchten. Wenn wir Berufswahlen anschauen, so sehen wir, dass zum Beispiel Ärztinnen und Therapeuten dem Archetyp des Heilens angehören und Polizistinnen und Soldaten mit dem Archetyp des Kriegertums in Beziehung stehen. Wo aber stehen die, die in der Familienberatung arbeiten?

Mein Eindruck ist, dass es drei archetypische Bilder sind, die auf die Vorstellung von Familienberatung einwirken. Das erste ist das Bild der Zeichendeuter. Das zweite das Bild erweiterter Elternschaft. Und das dritte Bild ist das der alten Weisen.

Der Literaturwissenschaftler und Coach Haiko Wandhoff (2016) hat in den antiken Orakeln die Urszenen der Beratung erkannt. Ihre Aufgabe ist es, Hilfesuchenden aus den Zeichen, die sie erkennen, Hinweise zu geben und Rat zu erteilen. Dabei kann der Rat angenommen oder abgelehnt werden, die Souveränität bleibt bei den Hilfesuchenden.

Der Aspekt der Mit-Elternschaft wird da aufgerufen, wo wir als Beratende gefragt werden, ob wir denn selbst Kinder haben. Im Grunde will diese Frage erkunden, ob wir denn über das Wissen des Eltern-Archetyps auch wohl verfügen.

Vielleicht werden Sie als Beratende sich fragen, was denn in so einem Fall zu tun ist. Und vielleicht hilft Ihnen die Antwort, die ich Ihnen zu geben vorschlage: dass wir nämlich alle ein uraltes Wissen um das Familiäre in uns tragen, dass Aspekte der Großen Mutter in uns ebenso wirksam sind wie Muster des Vater-Königs.

Schließlich spielt das Bild der weisen Alten mit in die Beratung hinein, und gerade Jüngere werden öfter erleben, dass sie mit der Frage konfrontiert werden, ob sie denn wohl genug Erfahrung für ihren Beruf mitbrächten. Ich habe selbst meine erste Hypnose mit 23 Jahren als Praktikant in einer Klinik durchgeführt und mit 25 Jahren therapeutisch zu arbeiten begonnen, weiß also ziemlich gut, wie sich das anfühlt.

Mit dem Alter und der Lebenserfahrung kann man hier nicht argumentieren. Man kann Wissenschaft geltend machen und eine Ausbildung, aber das überzeugt Ratsuchende nicht unbedingt. Eher schon sind freundliche Angebote wie »Vielleicht versuchen wir es einfach miteinander, und Sie merken dann schon, ob es Ihnen hilft« geeignet, einen hilfreichen Kontakt herzustellen. Und dann kann ein Verweis auf das Archetypische sinnvoll sein, vielleicht so: *»Mir ist sehr klar, dass ich hier nicht mit großer Lebenserfahrung punkten kann. Aber in uns allen steckt so etwas wie ein tiefes Wissen darüber, wie gute Elternschaft geht. Und ich habe Methoden gelernt, wie wir miteinander in Ihnen dieses Wissen zugänglicher machen können.«*

In diesem Satz steckt neben der Verheißung, dass die Arbeit miteinander gelingen kann, noch etwas anderes, nämlich der Hinweis auf das tiefe Wissen, das Archetypen transportieren. Dies aber zugänglich zu machen, es dem Bewusstsein zuzuführen und energetisch in konstruktive Bahnen zu lenken, ist eine Frage der Methodik. Indem Sie darauf hinweisen, genau diese Methoden erlernt zu haben, lösen Sie die Beratungssituation vom Archetyp der alten Weisen ab und bringen sich mit einem archetypischen Bild in Stellung, das nur selten benannt wird, weil es vielleicht vordergründig so einfach erscheint, nämlich mit dem Bild der Handwerkerin oder des Handwerkers, die ihr Handwerk gelernt haben und es beherrschen.

Für mich selbst kann ich sagen, dass die Welt der Archetypen nicht mehr aufgehört hat, mich zu begleiten, seit sie vor dreißig Jahren in mein Leben kam. Stand am Anfang eher die Beschäftigung mit Traumbildern und ungewöhnlichen Trancen im Vordergrund, so interessierte ich mich mit den Jahren immer mehr für das, was archetypische Muster und Bilder für unser Zusammenleben bedeuten. Wir leben, so modern wir auch sind, immer mit der ganzen Menschheitsgeschichte, die uns im Unbewussten begleitet. Für alle, die möchten, dass Familien gelingen, liegt hier ein unerschöpfliches Lernfeld.

Literatur

Abelin, E. (1986). Die Theorie der frühkindlichen Triangulation. Von der Psychologie zur Psychoanalyse. In J. Stork (Hrsg.), Das Vaterbild in Kontinuität und Wandlung (S. 45–72). Stuttgart: Frommann-Holzboog.

Adler, A. (1930). Kindererziehung. Frankfurt a. M.: Fischer.

Adler, A. (1933). Der Sinn des Lebens. Frankfurt a. M.: Fischer.

Adler Gral, J. (1995). Unser innerer Geliebter: Anima, Animus, der Schatten und das innere Kind in Liebesbeziehungen. Wettswil: Edition Astrodata.

Ahnert, L. (2020). Wie viel Mutter braucht ein Kind? Über Bindung, Bildung und Betreuung in den ersten Lebensjahren. Weinheim: Beltz.

Ahnert, L. (2023). Auf die Väter kommt es an. Wie ihr Denken, Fühlen und Handeln unsere Kinder von Anfang an prägen. Berlin: Ullstein.

Ammerer, H. (2021). Phantastische Wesen und warum man sie überall findet. Archetypen als geschichtspsychologische Elemente. In C. Kühberger (Hrsg.), Mit Geschichte spielen. Zur materiellen Kultur von Spielzeug und Spielen als Darstellung der Vergangenheit (S. 75–90). Bielefeld: Transcript.

Appel, J., Grosser, D. (2017). Brigid. Lebe die Weisheit einer Heiligen, Göttin und Druidin (2. Aufl.). Darmstadt: Schirner.

Appel, J., Grosser, D. (2021). Urkraft des Nordens. Mit Ahnenwissen, Schamanengottheiten & weisen Seherinnen zu den Wurzeln unserer Spiritualität (2. Aufl.). Bielefeld: Aurum.

Asen, E., Scholz, M. (2019). Praxis der Multifamilientherapie. Unter Mitarbeit von Maud Rix und Katja Scholz (4. Aufl.). Heidelberg: Carl-Auer.

Aswynn, F. (2022). Die Blätter von Yggdrasil. Runen, Götter, Magie. Nordische Mythologie und weibliche Mysterien (10. Aufl.). Wien: Edition Ananael.

Bachmann, W. (1985). Das unselige Erbe des Christentums: Die Wechselbälge. Zur Geschichte der Heilpädagogik. Gießen: Institut für Heil- und Sonderpädagogik.

Bair, D. (2005). C. G. Jung. Eine Biographie. München: Knaus.

Bambey, A., Gumbinger, H.-W. (2017). Neue Väter? Rollenmodelle zwischen Anspruch und Wirklichkeit. Frankfurt a. M.: Campus.

Beaumont, H. (2008). Auf die Seele schauen. Spirituelle Psychotherapie (8. Aufl.). München: Kösel.

Birken, A., Eschen, N. (Hrsg.) (2020). Links leben mit Kindern. Care Revolution zwischen Anspruch und Wirklichkeit. Münster: Unrast Verlag.
Birkhäuser-Oeri, S. (2003). Die Mutter im Märchen. Deutung der Problematik des Mütterlichen und des Mutterkomplexes am Beispiel mancher Märchen. Küsnacht: Verlag für Jung'sche Psychologie.
Bischof, N. (2020). Das Rätsel Ödipus. Die biologischen Wurzeln des Urkonfliktes von Intimität und Autonomie. Gießen: Psychosozial-Verlag.
Blumenberg, Y. (2002). »Vatersehnsucht« und »Sohnestrotz« – ein Kommentar zu Sigmund Freuds »Totem und Tabu«. Psyche. Zeitschrift für Psychoanalyse und ihre Anwendungen, 56, 97–136.
Blumenberg, Y. (2006). »His Majesty the Baby« (S. Freud). Die psychoanalytische Behandlung im Spannungsfeld zwischen Narzissmus und Übertragungsneurose. Forum der Psychoanalyse. Zeitschrift für klinische Theorie & Praxis, 22, 3, 219–230.
Bostrom, N. (2014). Superintelligenz. Szenarien einer kommenden Revolution. Berlin: Suhrkamp.
Bradshaw, J. (1997). Familiengeheimnisse. Warum es sich lohnt, ihnen auf die Spur zu kommen. München: Kösel.
Bräutigam, B. (2009). Die Heilungskräfte des starken Wanja. Kinder- und Jugendliteratur in der Beratung und Therapie mit Kindern und Jugendlichen. Göttingen: Vandenhoeck & Ruprecht.
Brautigan, R. (1967). All watched over by machines of loving grace. San Francisco: Communication Company.
Brunner, C. (1963). Die Anima als Schicksalsproblem des Mannes. Zürich: Studien aus dem C. G. Jung-Institut, Bd. XIV.
Cammarata, P. (2020). Raus aus der Mental-Load-Falle. Wie gerechte Arbeitsteilung in der Familie gelingt. Weinheim: Beltz.
Campbell, J. (1999). Der Heros in tausend Gestalten. Frankfurt a. M./Leipzig: Insel.
Campbell, J. (2007). Die Kraft der Mythen. Düsseldorf: Albatros.
Carpenter, H. (1979). J. R. R. Tolkien. Eine Biographie. Stuttgart: Klett-Cotta.
Carroll, L., Tober, J. (2001). Die Indigo-Kinder (4. Aufl.). Burgrain: Koha.
Cersowsky, P. (1987). »Ja, mein Lieber, wir sind konservativ.« Politische Aspekte bei deutschsprachigen Phantastik-Autoren des 20. Jahrhunderts bis zum Nationalsozialismus. In F. Rottensteiner (Hrsg.), Die dunkle Seite der Wirklichkeit. Aufsätze zur Phantastik (S. 33–59). Frankfurt a. M.: Suhrkamp.
Chapman, D. D., Wintner, S. P., Abercrombie, D. A., Ashe, J., Bernard, A. M., Shuvji, M. S., Feldman, K. A. (2013). The behavioural and genetic mating system of the sand tiger shark, *Carcharias taurus*, an intrauterine cannibal. Biology Letters, 9, 3, 20130003.
Claessens, W. (1979). Familie und Wertsystem. Eine Studie zur »zweiten, soziokulturellen Geburt« des Menschen und der Belastbarkeit der »Kernfamilie« (4., durchges. Aufl.). Berlin: Duncker und Humblot.
Claparède, E. (1905). Le jeu chez l'enfant. Neuchâtel/Paris: Delachaux & Niestlé.

Clarus, I. (2005). Die keltischen Mythen. Düsseldorf: Albatros.
Cobabus, N. (2004). Von der »Urhorde« zum modernen Staat? Aspekte zur Soziogenese der Menschheit. Münster: LIT.
Conradi, L. (2017). Der Schatten und die Persona als Gegensatzpaar. Schatten und Persona nach C. G. Jung. München: GRIN.
Cowitz, J. (1992). Der Familienfluch. Seelische Kindesmisshandlung. Olten: Walter.
Dahn, F., Dahn, T. (1899). Walhall. Germanische Götter- und Heldensagen. Für Alt und Jung am deutschen Herd erzählt. Kreuznach/Leipzig: R. Voigtländer.
Devereux, G. (1953). Why Oedipus killed Laius. A note on the complementary Oedipus Complex in Greek drama. International Journal of Psychoanalysis, 34, 132–141.
Devereux, G. (1985). Träume in der griechischen Tragödie. Eine ethnopsychoanalytische Untersuchung. Frankfurt a. M.: Suhrkamp.
Didion, J. (2021). Wir erzählen uns Geschichten, um zu leben (2. Aufl.). Berlin: Ullstein.
Dilts, R. B. (2016). Die Magie der Sprache. Sleight of Mouth. Angewandtes NLP. Paderborn: Junfermann.
Dilts, R. B., McDonald, R. (1998). Und dann geschieht ein Wunder ... Tools of the Spirit. Angewandtes NLP. Paderborn: Junfermann.
Don-Schauen, F., Richter, D. S. (2015). Historia Aventurica: Die Geschichte einer Welt. Waldems: Ulisses.
Dostojewskij, F. M. (1880/2003). Die Brüder Karamasow. Übers. von S. Geier. Zürich: Ammann.
Ehrmann, M. (1985). Die Fixierung in der frühen Triangulierung. Forum der Psychoanalyse, 1, 93–110.
Eliade, M. (1960). Schmiede und Alchemisten. Mythos und Magie der Machbarkeit. Stuttgart: Klett-Cotta.
Erikson, E. (2005). Kindheit und Gesellschaft (14. Aufl.). Stuttgart: Klett-Cotta.
Feinstein, D., Krippner, S. (1995). Persönliche Mythologie. Die psychologische Entwicklung des Selbst. München: Hugendubel.
Feustel, E. (2012). Rätselprinzessinnen und schlafende Schönheiten. Typologie und Funktionen der weiblichen Figuren in den Kinder- und Hausmärchen der Brüder Grimm (2. Aufl.). Heidelberg: Olms.
Fischer, H. R. (2003). Metaphern – Sinnreservoire in der Psychotherapie. Von Metapherntheorien zur Metaphernreflexion. Familiendynamik, 28, 1, 9–46.
Francia, L. (2000a). Zaubergarn (5. Aufl.). München: Frauenoffensive.
Francia, L. (2000b). Begegnung mit einer Magierin. In L. Francia, Xamuma. Tagebuchnotizen und Reportagen aus Afrika (S. 23–71). Löhrbach: Werner Pieper & The Grüne Kraft.
Francia, L. (2010). Die Göttin im Federkleid. Das weibliche Universum bei Kelten und Germanen. München: Nymphenburger.
Francia, L. (2022). Chaos, Schönheit, Harmonie. Spirituelle Raumpflege. Stuttgart: Nymphenburger.

Franz, M.-L. von (1990). Zahl und Zeit. Psychologische Überlegungen zu einer Annäherung von Tiefenpsychologie und Physik (2. Aufl.). Stuttgart: Klett-Cotta.

Freud, S. (1925). Notiz über den Wunderblock. Internationale Zeitschrift für Psychoanalyse, XI, 1, 1–5.

Freund, U. (2008). Der Vater als König, der König als Vater. In H. Lox, S. Lutkat, W. Schmidt (Hrsg.), Der Vater in Märchen, Mythos und Moderne – Burg, Schloss, Tor und Turm im Märchen. Krummwisch: Königsfurt-Urania.

Freund, U. (2009). Wirkfaktor Grimm – Märchen in der Hypnotherapie. In D. Revenstorf, B. Peter (Hrsg.), Hypnose in Psychotherapie, Psychosomatik und Medizin (2. Aufl., S. 332–346). Heidelberg: Springer.

Frick, J. (2015). Ich mag dich – du nervst mich. Geschwister und ihre Bedeutung für das Leben (4. Aufl.). Göttingen: Hogrefe.

Galipeau, S. A. (2001). The journey of Luke Skywalker. An analysis of modern myth and symbol. Chicago: Open Court.

Gebhardt, M. (2009). Die Angst vor dem kindlichen Tyrannen. Eine Geschichte der Erziehung im 20. Jahrhundert. München: DVA.

Gibran, K. (2022). Eure Kinder. Eschbach: Verlag am Eschbach.

Gilligan, S. G. (2002). The legacy of Milton H. Erickson: Selected papers of Stephen Gilligan. Santa Cruz: The NLP U Press.

Gilligan, S. G. (2011). Liebe dich selbst wie deinen Nächsten. Die Psychotherapie der Selbstbeziehung (3. Aufl.). Heidelberg: Carl-Auer.

Gilligan, S. G., Dilts, R. (2013). Die Heldenreise. Auf dem Weg zur Selbstentdeckung. Paderborn: Junfermann.

Gordon, D. (1995). Therapeutische Metaphern. Über die veränderungsfördernde Wirkung von Metaphern (6. Aufl.). Paderborn: Junfermann.

Grof, S. (2007). Kosmos und Psyche. An den Grenzen menschlichen Bewusstseins (5. Aufl.). Frankfurt a. M.: Fischer.

Gruber, B. (1992). »… die Göttin, die der Gott sich aus dem Kopf schnitt.« Zum Mythos von Revolution und Weiblichkeit bei Heiner Müller. In H. Grubitzsch, M. Kublitz, D. Mey, I. Singendonk-Heublein (Hrsg.), Frauen – Literatur – Revolution (S. 313–324). Pfaffenweiler: Centaurus-Verlag.

Haarer, J. (1934). Die deutsche Mutter und ihr erstes Kind. München: Lehmanns.

Haraway, D. (1995). Die Neuerfindung der Natur. Primaten, Cyborgs und Frauen. Frankfurt a. M.: Campus.

Haraway, D. (2016). Das Manifest für Gefährten. Wenn Spezies sich begegnen. Hunde, Menschen und signifikante Andersartigkeit. Berlin: Merve.

Haraway, D. (2017). Monströse Versprechen. Die Gender- und Technologie-Essays. Hamburg: Argument-Verlag.

Hartmann, E. (1936). Die Trollvorstellungen in den Sagen und Märchen der skandinavischen Völker. Stuttgart: Kohlhammer.

Haseneier, M. (1992). Der Kahlkopf und das kollektive Unbewusste. Einige Anmerkungen zur archetypischen Dimension des Pilzes. Integration, 2/3, 5–38.

Hauschild, J. (2023). Das ewig hilfreiche Kind. Psychologie Heute, 8, 12–23.

Haykin, M. D. (1998). Fifty years – A perspective. Transactional Analysis Journal, 28, 1, 35–44.
Heinicke, J. (2022). Aus dem Bauch heraus. Wir müssen über Mutterschaft sprechen. München: Goldmann.
Henderson, M. (1998). Star Wars. Magie und Mythos. Köln: VGS.
Hewlett, B. S. (2016). Die Reziprozität der Ehepartner und die Vater-Kind-Beziehung bei den Aka-Pygmäen. In B. Nauck, U. Schoenpflug (Hrsg.), Familien in verschiedenen Kulturen (S. 105–123). Berlin u. a.: Walter de Gruyter.
Hickman, L. (2016). Das Handbuch der Kriegerin des Lichts. Kraftvolle Inspiration für eine neue Weiblichkeit in Führung. Norderstedt: BoD.
Hickman, L. (2020). Das Handbuch der Hüterin des Heiligtums. Seelennahrung für eine neue Weiblichkeit in Führung. Norderstedt: BoD.
Hillman, J. (1975). Abandoning the child. In J. Hillman, Loose ends. Primary papers in archetypal psychology (pp. 5–48). Dallas: Spring Publications.
Hillman, J. (1998). Charakter und Bestimmung. Eine Entdeckungsreise zum individuellen Sinn des Lebens. München: Goldmann.
Hoffmann-Biesinger, I. R. (2023). Innere Bilder. Der Schlüssel zur Veränderung. Analoge Systemische Kurzzeittherapie und Coaching. Das Ask!-Modell. Stuttgart: Klett-Cotta.
Hopkins, K. (1980). Brother-sister marriage in Roman Egypt. Comparative Studies in Society and History 22, 303–354.
Hücker, F.-J. (1998). Metaphern. Die Zauberkraft des NLP. Ein Leitfaden für Berufspraxis und Training. Paderborn: Junfermann.
Jacobs, A. (1994). Theory as ideology: Reparenting and thought reform. In Transactional Analysis Journal, 24, 1, 39–55.
James, T., Woodsmall, W. (1994). Time Line. NLP-Konzepte (7. Aufl.). Paderborn: Junfermann.
Jang, M. (2014). The archetypal and psychological symbolism of masks in sandplay therapy. Journal of Symbols & Sandplay Therapy, 12, 5, 2, 1–10.
Janus, U., Janus, L. (2010). Fantasy-Rollenspiele und Computerspiele. Historische Wechselwirkungen und psychologische Bedeutung. Psychosozial, 122, 101–108.
Jasnow, R. (2007). Isis, das göttliche Kind und die Weltordnung. Neue religiöse Texte aus dem Fayum nach dem Papyrus Wien D, 12006 Recto. Journal of Ancient New Eastern Religions, 7, 2, 239–245.
Johnson, R. A. (2009). Owning your own shadow. Understanding the dark side of the psyche. San Francisco: HarperOne.
Jung, C. G. (1946). Psychologie und Erziehung (3. Aufl.). Zürich: Rascher.
Jung, C. G. (1951). Aion. Beiträge zur Symbolik des Selbst. Zürich: Rascher.
Jung, C. G., Kerényi, K. (1951). Das göttliche Kind. Einführung in das Wesen der Mythologie. Zürich: Rhein-Verlag.
Jung, E. (1967). Animus und Anima. Zürich: Rascher.
Jünger, E. (2007). Der Arbeiter. Herrschaft und Gestalt (3. Aufl.). Stuttgart: Klett-Cotta.

Jünger, E., Gnoli, A., Volpi, F. (2002). Die kommenden Titanen. Gespräche. Wien/Leipzig: Karolinger.
Jung, M. (2012). Rabenvater. Der Vater-Sohn-Konflikt oder Warum ich meinen Vater dennoch liebe. Lahnstein: emu-Verlag.
Juul, J. (2011). Aus Stiefeltern werden Bonuseltern. Chancen und Herausforderungen für Patchwork-Familien. München: Kösel.
Juul, J. (2018). Leitwölfe sein. Liebevolle Führung in der Familie (9. Aufl.). Weinheim: Beltz.
Kaiser-Rekkas, A. (2021). Die Fee, das Tier und der Freund. Hypnotherapie in der Psychosomatik (5. Aufl.). Heidelberg: Carl-Auer.
Kalsched, D. (1996). The inner world of trauma. Archetypal defenses of the personal spirit. New York: Routledge.
Kammeyer, K. (1967). Birth order as a research variable. Social Forces, 46, 1, 71–80.
Karpman, S. B. (1968). Fairy tales and script drama analysis. Transactional Analysis Bulletin, 7, 26, 39–43.
Kast, V. (2005). Vater-Töchter, Mutter-Söhne (3. Aufl.). Freiburg i. B.: Kreuz.
Kast, V. (2015). Über sich hinauswachsen. Neid und Eifersucht als Chancen für die persönliche Entwicklung. Ostfildern: Patmos.
Kast, V. (2022). Der Schatten in uns. Die subversive Lebenskraft (5. Aufl.). Ostfildern: Patmos.
Kerényi, K. (1952). Die Jungfrau und Mutter der griechischen Religion. Eine Studie über Pallas Athene. Zürich: Rhein-Verlag.
Key, E. (2006). Das Jahrhundert des Kindes. Neu herausgegeben und mit einem Vorwort versehen von Ulrich Herrmann (2., unveränd. Edition). Weinheim: Beltz.
Kimpfler, A. (2005). Unterwegs zu einer Menschheitsfamilie. Dialog statt Konfrontation zwischen Völkern und Kulturen. Heidenheim: Amthor.
Kind, J. (2017). Das Tabu. Was Psychoanalytiker nicht denken dürfen, sich aber trauen sollten. Stuttgart: Klett-Cotta.
Kindl-Beilfuß, C. (2023). Fragen können wie Küsse schmecken. Systemische Fragetechniken für Anfänger und Fortgeschrittene (12. Aufl.). Heidelberg: Carl-Auer.
Koester, E. (2023). Stiefmutter sein. Vom ungeplanten Glück, in einer Patchworkfamilie zu leben. München: Penguin.
Kretschmer, E. (1977). Körperbau und Charakter. Untersuchungen zum Konstitutionsproblem und der Lehre von den Temperamenten (26. Aufl.). Berlin: Springer.
Krüger, H. (1969). Die Märchen von Charles Perrault und ihre Leser. Kiel: Universität Kiel.
Krüger-Kirn, H. (2024). Mütterlichkeit braucht kein Geschlecht. Fürsorge als gesamtgesellschaftliche Herausforderung. Gießen: Psychosozial-Verlag.
Lankton, C. H., Lankton, S. R. (2008). Geschichten mit Zauberkraft. Die Arbeit mit Metaphern in der Psychotherapie (6. Aufl.). Stuttgart: Klett-Cotta.

Lautenbach, F. (1991). Der keltische Kessel. Wandlung und Wiedergeburt in der Mythologie der Kelten. Stuttgart: Urachhaus.

Le Camus, J. (2003). Väter. Die Bedeutung des Vaters für die psychische Entwicklung des Kindes. Weinheim: Beltz.

Leibniz, G. W. (1704/1996). Neue Abhandlungen über den menschlichen Verstand. Hamburg: Felix Meiner.

Leibovici-Mühlberger, M. (2016). Wenn die Tyrannenkinder erwachsen werden. Warum wir nicht auf die nächste Generation zählen können. Freiburg i. B.: Herder.

Le Rider, J. (2004). Freud – Von der Akropolis zum Sinai. Die Rückwendung zur Antike in der Wiener Moderne. Wien: Passagen.

Le Roux, F., Guyonvarc'h, C.-J. (2006). Die Druiden. Mythos, Magie und Wirklichkeit der Kelten (5. Aufl.). Uhlstätt-Kirchhasel: Arun-Verlag.

Lindemann, H. (2022). Die systemische Metaphern-Schatzkiste. Grundlagen und Methoden für die Beratungspraxis (5. Aufl.). Göttingen: Vandenhoeck & Ruprecht.

Lindemann, H. (2023). Die Systemische Heldinnen- und Heldenreise. Modelle und Methoden narrativer Praxis in Beratung, Coaching und Therapie. Göttingen: Vandenhoeck & Ruprecht.

Lindgren, A. (1955). Mio, mein Mio. Hamburg: Oetinger.

Linke, D. B. (1986). Heideggers Mandala. Philosophisches Jahrbuch, 93, 2, 286–300.

Loriedo, C. (1985). Tailoring suggestions in family therapy. In J. K. Zeig (Ed.), Ericksonian Hypnotherapy, Vol. II: Clinical applications (pp. 155–162). New York: Brunner/Mazel.

Lotz, N. (2016). Metaphern in der Akzeptanz- und Commitmenttherapie. Weinheim: Beltz.

Maaz, H.-J. (2005). Der Lilith-Komplex. Die dunklen Seiten der Mütterlichkeit (15. Aufl.). München: dtv.

Maaz, H.-J. (2007). Wenn wir wieder fühlen können. Auswege aus dem Lilith-Komplex. Freiburg i. B.: Herder.

Maaz, H.-J., Szöllösi, I. (2018). Keine Mutter ist perfekt. Der Umgang mit dem Lilith-Komplex. Halle/Saale: Mitteldeutscher Verlag.

Madanes, C. (1997). Sex, Liebe und Gewalt. Therapeutische Strategien zur Veränderung. Heidelberg: Carl-Auer.

Magenau, J. (2012). Brüder unterm Sternenzelt. Friedrich Georg und Ernst Jünger. Eine Biographie. Stuttgart: Klett-Cotta.

Mahler, M. S., Pine, F., Bergmann, A. (2008). Die psychische Geburt des Menschen. Symbiose und Individuation (19. Aufl.). Frankfurt a. M.: Fischer.

Maier, B. (1999). Das Sagenbuch der walisischen Kelten. Die vier Zweige des Mabinogi. München: dtv.

Maier, B. (2004). Die Religion der Kelten. Götter – Mythen – Weltbild. München: C. H. Beck.

Malson, L. (1999). Die wilden Kinder (12. Aufl.). Frankfurt a. M.: Suhrkamp.

Mann, T. (1901). Buddenbrooks. Verfall einer Familie. Berlin: S. Fischer.

Manthey, J. (1997). Die Unsterblichkeit Achills. Vom Ursprung des Erzählens. München: Hanser.
Marneros, A. (2018). Warum Ödipus keinen Ödipus-Komplex und Adonis keinen Schönheitswahn hatte. Psychoanalyse und griechische Mythologie: Eine Beziehungsklärung. Berlin/Heidelberg: Springer.
Mayer, A. (2003). Mikroskopie der Psyche. Die Anfänge der Psychoanalyse im Hypnose-Labor. Göttingen: Wallstein.
May, M. (1991). The cry for myth. New York: W. W. Norton.
Mbuti, A. (2022). Black artists now. From El Anatsui to Kara Walker. München: C. H. Beck.
Meier, I. (2017). Komplexe und Dissoziationen. Weiterentwicklung von Theorie und Praxis der Analytischen Psychologie. Frankfurt a. M.: Brandes & Apsel.
Meier, I. (2022). Das unwirkliche Kind. Zur Ausbreitung dissoziativer Prozesse in einer analytischen Behandlung. Analytische Psychologie, 197, 1, 53, 37–57.
Meise, H. (2013). Einfluss von Geschwisterposition und Familie auf die geistige Entwicklung. Beeinflussen Geschwister unsere Intelligenz? Saarbrücken: VDM Verlag Dr. Müller.
Metzner, R. (2008). Die Erweiterung des Bewusstseins. Solothurn: Nachtschatten.
Meyer, D. (2017). Das Lied der Eibe. Eine Runen-Reise durch das ältere Futhark (3. Aufl.). Remda-Teichel: Edition Roter Drache.
Miller, A. I. (2011). 137. C. G. Jung, Wolfgang Pauli und die Suche nach der kosmischen Zahl. München: Deutsche Verlags-Anstalt.
Milzner, G. (1999a). Shakespeares Konzept. Lehrstück einer Unternehmensregie. Düsseldorf: edition braincompany.
Milzner, G. (1999b). Kommunikation und Massaker. 79 Notizen zum Jugoslawien-Krieg. Suggestionen, 2, 13–31.
Milzner, G. (2000). Die Wiederkehr der Hypnoanalyse. Acht vorläufige Anmerkungen zu einer Debatte. Suggestionen, 1, 11–12.
Milzner, G. (2001). Die Poesie der Psychosen. Zur Hypnotherapie des Verrücktseins. Bonn: Psychiatrie-Verlag.
Milzner, G. (2005). Ericksons Söhne. Hypnotherapeutische Modelle von Rossi, Gilligan und Yapko. Heidelberg: Carl-Auer.
Milzner, G. (2006). Das nicht verwendbare Kind. Suggestionen zu AD(H)S. Sozialpsychiatrische Informationen, 3, 24–32.
Milzner, G. (2010a). Die amerikanische Krankheit. Amoklauf als Symptom einer zerbrechenden Gesellschaft. Gütersloh: Gütersloher Verlagshaus.
Milzner, G. (2010b). Jenseits des Wahnsinns. Psychose als Ausnahmezustand: Perspektiven für eine andere Psychiatrie. Würzburg: Königshausen & Neumann.
Milzner, G. (2013). Religion und Gehirn. Die Integration von Hirnforschung und religiöser Erfahrung. Petersberg: Via Nova.
Milzner, G. (2016). Digitale Hysterie. Warum Computer unsere Kinder weder dumm noch krank machen. Weinheim: Beltz.
Milzner, G. (2017). Wir sind überall, nur nicht bei uns. Leben im Zeitalter des Selbstverlusts. Weinheim: Beltz.

Milzner, G. (2022). Die Renaturierung der Kindheit. Für eine bindungsorientierte Betreuung kleiner Kinder. Leipzig: tologo.
Milzner, G. (2024). Hypnotherapie mit Archetypen. Altes Wissen des Unbewussten in moderne Therapie integrieren. Stuttgart: Kohlhammer.
Moeller, M. L., Maaz, H.-J. (1995). Die Einheit beginnt zu zweit. Ein deutsch-deutsches Zwiegespräch. Reinbek: Rowohlt.
Moore, R. L., Gillette, D. (1990). König, Krieger, Magier, Liebhaber. Die Stärken des Mannes. München: Kösel.
Morbitzer, L. (2017). Der Laios-Komplex. Zur Psychodynamik der Begegnung der Generationen. In L. Tamulionyté, G. Allert, K. Albert, A. Bilger, D. Feil, H. Kächele, R. Roos, C. Schwilk, J. A. Spiekermann (Hrsg.), Brüche und Brücken: Wege der Psychoanalyse in die Zukunft (S. 340–363). Gießen: Psychosozial-Verlag.
Morbitzer, L. (2018). Laios und Lord Voldemort. Rebellion gegen die Endlichkeit. In B. Unruh, I. Moeslein-Teising, S. Walz-Pawlita (Hrsg.), Rebellion gegen die Endlichkeit (S. 95–110.). Gießen: Psychosozial-Verlag.
Morbitzer, L. (2020). Darth Vader, der Laios-Komplex und die dunkle Seite der Macht. In I. Moeslein-Teising, G. Schäfer, R. Martin (Hrsg.), Generativität (S. 44–62). Gießen: Psychosozial-Verlag.
Mort, V. (2021). Musik für Tote und Auferstandene. Gedichte. Berlin: Suhrkamp.
Moser, T. (2017). Psychoanalyse: Ein neuer Vatermord an Freud. Deutsches Ärzteblatt, PP 16, April, S. 190.
Mulisch, H. (1997). Das sexuelle Bollwerk. Sinn und Wahnsinn von Wilhelm Reich. München: Hanser.
Müller, U. (2006). Aufstieg und Fall der Jacqui Lee Schiff. Versuch einer Aufarbeitung. Zeitschrift für Transaktionsanalyse, 2, 93–99.
Murdock, M. (1999). Der Weg der Heldin. Eine Reise zur inneren Einheit. München: Heyne.
Murdock, M. (2009). Dann trägt mich meine Wolke. Wie Große und Kleine spielend leicht lernen. Bruchhausen-Vilsen: Verlag Peter Hess.
Müssig, R. (1995). Mother scheme, rival scheme and ethogenetic rule: The three phases of prenatal psychic development and preshaped inner objects. International Journey of Prenatal and Perinatal Psychology and Medicine, 7, 4, 419–436.
Myss, C. (2013). Archetypes: Who are you? Carlsbad (CA): Hay House.
Neuburger, R. (2007). Das Familientrauma. Wege zurück ins Leben. Düsseldorf: Patmos.
Neumann, E. (1956). Die große Mutter. Eine Phänomenologie der weiblichen Gestaltungen des Unbewussten. Zürich: Rhein-Verlag.
Neyret, S., Bellido Rivas, A. I., Navarro, X., Slater, M. (2020). Which body would you like to have? The impact of embodied perspective on body perception and body evaluation in immersive virtual reality. Frontiers in Robotics and AI, Vol. 7, 31.
Nigg, W. (1949). Das Buch der Ketzer. Zürich: Artemis.

Nitschke, A. (1968). Das verwaiste Kind der Natur. Ärztliche Beobachtungen zur Welt des jungen Menschen. Forschungen zur Pädagogik und Anthropologie 5 (2. Aufl.). Berlin: De Gruyter.

Ochsner, P. F. (2003). Hexensalben und Nachtschattengewächse. Solothurn: Nachtschatten-Verlag.

Oliver, M. (1986). Dream Work. New York (NY): Atlantic Monthly Press.

Onken, J. (2020). Vatermänner. Ein Bericht über die Vater-Tochter-Beziehung und ihren Einfluss auf die Partnerschaft (8. Aufl.). München: C. H. Beck.

Otto, R. (2014). Das Heilige. Über das Irrationale in der Idee des Göttlichen und sein Verhältnis zum Rationalen (4. Aufl.). München: Beck.

Ovečka, J. (2013). Mask archetype in contemporary scenic image. Human Affairs, 23, 75–80.

Owen, R. (1848). On the archetype and homologies of the vertebrate skeleton. London: R. and J. E. Taylor.

Passig, K. (2013). Standardsituationen der Technologiekritik. Berlin: Suhrkamp.

Pearson, C. S. (1986). The hero within. Six archetypes we live by. San Francisco: HarperElixer.

Pearson, C. S. (1991). Awakening the heroes within. Twelve archetypes to help us find ourselves and transform our world. San Francisco: HarperElixer.

Pethes, N. (2007). Zöglinge der Natur. Der literarische Menschenversuch des 18. Jahrhunderts. Göttingen: Wallstein.

Petri, H. (2021). Das Drama der Vaterentbehrung (8. Aufl.). München: Ernst Reinhardt.

Pinker, S. (2003). Das unbeschriebene Blatt. Die moderne Leugnung der menschlichen Natur. Berlin: Berlin-Verlag.

Plaschewski, G. (1935). Der Wechselbalg. Ein Beitrag zum Aberglauben der nordeuropäischen Völker. Breslau: Maruschke & Behrendt.

Pope, G. (2012). A new Gaea hypothesis: The creation of new feminist archetypes in the work of John Varley. Master's Thesis. Tempe: Arizona State University.

Prasek, S. (2023). Womanifest der Schwesternschaft. Mit der Kraft weiblicher Archetypen eine Frau von heute sein. Independantly published.

Prekop, J. (1988). Der kleine Tyrann. München: Kösel.

Prinz, A. (2009). Mehr als du denkst. Zehn Menschen, die ihre Bestimmung fanden. Stuttgart/Wien: Gabriel.

Prinz, A. (2010). Der erste Christ. Die Lebensgeschichte des Apostels Paulus. Weinheim: Beltz & Gelberg.

Rank, O. (1926). Das Inzest-Motiv in Sage und Dichtung. Leipzig/Wien: Deuticke.

Reiter, G. (1997). Urvertrauen und Evolution der Kindheit: Untersuchung der psychogenetisch und familienhistorisch bedingten Störung von Eltern-Kind-Beziehungen. Frankfurt a. M.: Peter Lang.

Renggli, F. (2014). Heilung durch Tragen: Zur Bedeutung des Kinderweinens und zur Aussöhnung der Eltern mit ihren eigenen frühen Verletzungen. In Dresdner Tragetage. Tagungsband 19.–21. Juli, S. 43–54.

Renggli, F. (2016). Ein Baby weint die Tränen seiner Eltern. Krisen am Lebensanfang als Ausdruck eines Mehrgenerationen-Traumas. In T. Harms (Hrsg.), Körperpsychotherapie mit Säuglingen und Eltern. Grundlagen und Praxis (Therapie und Beratung) (S. 120–132). Gießen: Psychosozial Verlag.

Renggli, F. (2020). Verlassenheit und Angst – Nähe und Geborgenheit. Eine Natur- und Kulturgeschichte der frühen Mutter-Kind-Beziehung. Gießen: Psychosozial-Verlag.

Richo, D. (1999). Shadow dance. Liberating the power and creativity of your dark side. Boulder: Shambhala.

Riedel, A.-S. (2020). CARE-Revolution. In S. Mänken (Hrsg.), Mütter der Neuen Zeit. Wir plädieren für eine kindgerechte Entwicklung (S. 224–225). Saarbrücken: Neue Erde.

Riess, N. (2007). Familienmythen, Familiengeheimnisse, Familiengesetze. Eltern in ihren Lebenszusammenhängen und ihrer Geschichte verstehen. Ein Beispiel. Heidelberg: Carl-Auer.

Ritterman, M. (1987). Symptome. Zwischen sozialer Repression und innerer Freiheit. Familiendynamik, 1, 15–39.

Rosenthal, G. (1995). Erlebte und erzählte Lebensgeschichte. Gestalt und Struktur biographischer Selbstbeschreibungen. Frankfurt a. M.: Campus.

Ross, J. M. (1982). Oedipus revisited. Laius and the »Laius Complex«. The Psychoanalytic Study of the Child, 37, 169–200.

Rosso, P. (2017). Archetypen der Zivilisation. Helden, Vampire, verborgene Schätze, Zwerge, Hexen, Zauberer und all die anderen universellen Archetypen. Kooperation TERRA UNIKA/INTELLOG/SOFTEX.

Ruban, B. (2007). Die Bedeutung von Geschwisterbeziehungen in ausgewählten Märchen der Brüder Grimm. München: GRIN.

Rudnytsky, P. L. (1987). Freud and Oedipus. New York: Columbia University Press.

Rupke, N. A. (1995). Richard Owen: Victorian Naturalist. Journal of the History of Biology, 28, 2, 372–374.

Rupprecht-Schampera, U. (1997). Das Konzept der frühen Triangulierung als Schlüssel zu einem einheitlichen Modell der Hysterie. Psyche. Zeitschrift für Psychoanalyse und ihre Anwendungen, 51, 637–664.

Saathoff, N. (2001). Der Hessische Wolfsjunge und die mittelalterliche Wahrnehmung eines »Wilden Kindes«. Jahrbuch für historische Bildungsforschung, 7. Jg., 89–108.

Satir, V. (1994). Kommunikation – Selbstwert – Kongruenz. Konzepte und Perspektiven familientherapeutischer Praxis (9. Aufl.). Paderborn: Junfermann.

Satir, V. (2021). Selbstwert und Kommunikation. Familientherapie für Berater und zur Selbsthilfe (25. Aufl.). Stuttgart: Klett-Cotta.

Saupe, A. (1998). Mythos Cyborg – Zur Politik der Dekonstruktion technologischer Realität. Freiburger FrauenStudien, 1, 167–188.

Saupé, Y. (1997). Les contes de Perrault et la mythologie. Rapprochements et influences. Tübingen: Papers on French Seventeenth Century.

Schacht, J. (2012). Die Schlange. Zentraler Archetyp im schamanisch-matriarchalen Weltbild. Connection Schamanismus, 10, 14–21.
Scheidt, I. (2018). Das magische Aufräumbuch. Loslassen, Ordnung schaffen, durchatmen. Das perfekte Geschenk für alle, die endlich aufräumen wollen. Köln: Naumann & Göbel.
Schenk, A., Tschinag, G. (1999). Im Land der zornigen Winde. Zürich: Unionsverlag.
Schick, A. (2015). Selbsterfahrung Mann. Therapeutische Zugangswege zur Männerseele. Berlin: Springer.
Schiff, J. L. (1970). Alle meine Kinder. Heilung der Schizophrenie durch Wiederholung der Kindheit. München: Kaiser.
Schleidt, W. M. (1962). Die historische Entwicklung der Begriffe »Angeborenes auslösendes Schema« und »Angeborener Auslösemechanismus« in der Ethologie. Zeitschrift für Tierpsychologie, 19, 6, 697–722.
Schmidt, G. (1985). Systemische Familientherapie als zirkuläre Hypnotherapie. Familientherapie, 3, 241–264.
Schmidt, G. (2022). Einführung in die hypnosystemische Therapie und Beratung (10. Aufl.). Heidelberg: Carl-Auer.
Schmitt, R., Heidenreich, T. (2019). Metaphern in Psychotherapie und Beratung. Eine metaphernreflexive Perspektive. Weinheim: Beltz.
Schönau, W. (1986). Zum Geschwistermotiv im Werk der Marie Luise Kaschnitz. In W. Mauser, U. Renner, W. Schönau (Hrsg.), Phantasie und Deutung. Psychologisches Verstehen von Literatur und Film (S. 253–265). Würzburg: Königshausen & Neumann.
Schuler, B. (2023). Bilder bewegen – Coaching mit Metaphern. Paderborn: Junfermann.
Schultz, A.-M. (2018). Die Magie Avalons. Auf neuen Spuren den alten Weg der Kelten spüren. Darmstadt: Schirner.
Schulz von Thun, F. (1998). Miteinander reden 3. Das »innere Team« und situationsgerechte Kommunikation. Reinbek: Rowohlt.
Schwartz, P. H. (1989). »His Majesty the Baby«: Narcissism and royal authority. Political Theory, 17, 2, 266–290.
Schwarzenau, P. (1988). Das göttliche Kind. Der Mythos vom Neubeginn (2. Aufl.). Stuttgart: Kreuz Verlag.
Seeler, C. (2010). Hexen, Schamaninnen und Priesterinnen im Wandel der Zeit. Traditionelle und moderne Formen in Vergangenheit und Gegenwart. Leipzig: Bohmeier.
Seiffge-Krenke, I. (2019). Väter, Männer und kindliche Entwicklung. Berlin: Springer.
Senge, P. M. (2011). Die fünfte Disziplin. Kunst und Praxis der lernenden Organisation (11., völlig überarb. u. aktual. Aufl.). Stuttgart: Klett-Cotta.
Serra, D. (2023). The contribution of Jungian theory to Laing's thinking in madness and wisdom: The origins of existential psychiatry. Disputatio. Philosophical Research Bulletin, 12, 24, 143–157.

Serres, M. (2013). Erfindet Euch neu! Eine Liebeserklärung an die vernetzte Generation. Berlin: Suhrkamp.
Signer-Fischer, S. (2022). Schlafhund, Schutzanzug & Co. Hypnosystemische Methoden zur Unterstützung der jugendlichen Entwicklung. Heidelberg: Carl-Auer.
Simek, R. (2012). Artus-Lexikon. Mythos und Geschichte, Werke und Personen der europäischen Artusdichtung. Stuttgart: Reclam.
Simon, M. (1993). Heilige Hexe Mutter. Der Wandel des Frauenbildes durch die Medizin im 16. Jahrhundert. Berlin: Dietrich Reimer.
Sjöö, M., Moor, B. (2000). Wiederkehr der Göttin. Die Religion der großen kosmischen Mutter und ihre Vertreibung durch den Vatergott (6. Aufl.). Braunschweig: Labyrinth Verlag.
Snyder, G. (1969). Why tribe. In G. Snyder, Earth house hold (pp. 113–116). New York: New Directions.
Spinnen, B. (2012). Nevena. Roman. Frankfurt a. M.: Schöffling & Co.
Steinbach, R. (2013). Odin Allvater. Wirken des Göttervaters. CreateSpace Independant Publishing.
Steiner, G. (1984). Die Frau im Berg. Die Verwandlungsfahrten der Wildfrauen. München: Dianus-Trikont.
Stevens, A. (1982). Archetype. A natural history of the self. New York: William Morrow & Co.
Stevens, A. (1999). Jung. Freiburg i. B.: Herder.
Stevens, A., Price, J. (1996). Evolutionary psychiatry. London: Routledge.
Stiefbold, S. (2015a). Mit dem Wechselbalg denken. Menschen und Nicht-Menschen in lebensweltlichen Narrativen. Marburg: Jonas Verlag.
Stiefbold, S. (2015b). Vom »Anderen« zum »Anderssein«? Der Wechselbalg in Saaski aus dem Moor. kids + media, 2, 20–37.
Stierlin, H. (1994). Ich und die anderen. Psychotherapie in einer sich wandelnden Gesellschaft. Stuttgart: Klett-Cotta.
Stone, G. (1985). Family structure as metaphor. In J. K. Zeig (Ed.), Ericksonian hypnotherapy, Vol. II: Clinical Applications (pp. 107–121). New York: Brunner/Mazel.
Strassmann, B. I., Kurapati, N. T., Hug, B. F., Burke, E. E., Gillespie, B. W., Karafet, T. M., Hammer, M. F. (2012). Religion as a means to assure paternity. Proceedings of the National Academy of Sciences, 109, 25, 9781–9785.
Sulloway, F. (1996). Born to rebel. Birth order, family dynamics, and creative lives. New York: Pantheon Books.
Tantner, A. (2015). Die ersten Suchmaschinen. Adressbüros, Fragämter, Intelligenz-Comptoirs. Berlin: Wagenbach.
Thielbörger, R. (2014). Systemische Arbeiten mit Familien. Ein kritischer Vergleich zwischen Bert Hellinger und Virginia Satir. München: GRIN.
Vogel, R. T. (2015). Das Dunkle im Menschen. Das Schattenkonzept der Analytischen Psychologie. Stuttgart: Kohlhammer.
Vogler, C. (2010). Die Odyssee des Drehbuchschreibers. Frankfurt a. M.: Zweitausendeins.

Wagner, A. (2023). Sleeping beauties. The mystery of dormant innovations in nature and culture. London: Oneworld Publications.
Wain, A. (2005). Myth, archetype, and the neutral mask: Actor training and transformation in light of the work of Joseph Campbell and Stanislav Grof. International Journey of Transpersonal Studies, 24, 1, 37–47.
Wandhoff, H. (2016). Was soll ich tun? Eine Geschichte der Beratung. Hamburg: Corlin Verlag.
Watkins, J. G., Watkins, H. H. (2019). Ego-States – Theorie und Therapie. Ein Handbuch (4. Aufl.). Heidelberg: Carl-Auer.
Watzlawick, P. (1985). Hypnotherapy without trance. In J. K. Zeig (Ed.), Ericksonian psychotherapy, Vol. I: Structures (pp. 5–14). New York: Brunner/Mazel.
Weidner, C. (2022). Runen. Zauberzeichen der Germanen (6. Aufl.). Rottenburg: Kopp.
Weiner, J. (1994). Der Schnabel des Finken oder Der kurze Atem der Evolution. München: Droemer Knaur.
Welzer, H. (2002). Das kommunikative Gedächtnis. Eine Theorie der Erinnerung. München: C. H. Beck.
Weustenfeld, W. (2001). Die Rauschdrogen der Hexen und ihre Wirkungen. Lübeck: Bohmeier.
Wilkins-Smith, J. (2023). Vererbte Gefühle. Wie alte Familienmuster unser Leben beeinflussen und wie wir uns davon befreien. München: Kösel.
Winston, J. (1999). Describing species: Practical taxonomic procedure for biologists. New York: Columbia University Press.
Winterhoff, M. (2008). Warum unsere Kinder Tyrannen werden oder Die Abschaffung der Kindheit. Unter Mitarbeit von Carsten Tergast. Gütersloh: Gütersloher Verlagshaus.
Woitinas, S. (2004). Wer sind die Indigo-Kinder? Herausforderungen einer neuen Zeit. Stuttgart: Verlag Urachhaus.
Yapko, M. D. (1985). The Erickson hook: Values in Ericksonian approaches. In J. K. Zeig (Ed.): Ericksonian psychotherapy, Vol. I: Structures (pp. 266–281). New York: Brunner/Mazel.
Zimbardo, P. (2008). Der Luzifer-Effekt. Die Macht der Umstände und die Psychologie des Bösen. Heidelberg: Spektrum Akademischer Verlag.
Zundel, E. (1991). Marie-Louise von Franz: Die analytische Psychologie C. G. Jungs. In E. u. R. Zundel, Leitfiguren der neueren Psychotherapie (S. 31–49). München: dtv.